中医临床必读丛书

伤科汇纂

清·胡廷光　编

胡晓峰　整理

人民卫生出版社

图书在版编目(CIP)数据

伤科汇纂/清·胡廷光编　胡晓峰整理. —北京：
人民卫生出版社,2006.6
(中医临床必读丛书)
ISBN 978-7-117-07621-0

Ⅰ.伤…　Ⅱ.①胡…②胡…　Ⅲ.中医伤科学-中国-古代
Ⅳ.R274

中国版本图书馆 CIP 数据核字(2006)第 044383 号

人卫智网	www.ipmph.com	医学教育、学术、考试、健康，
		购书智慧智能综合服务平台
人卫官网	www.pmph.com	人卫官方资讯发布平台

中医临床必读丛书
伤 科 汇 纂

撰　　者：清·胡廷光
整　　理：胡晓峰
出版发行：人民卫生出版社(中继线 010-59780011)
地　　址：北京市朝阳区潘家园南里 19 号
邮　　编：100021
E - mail：pmph @ pmph.com
购书热线：010-59787592　010-59787584　010-65264830
印　　刷：北京九州迅驰传媒文化有限公司
经　　销：新华书店
开　　本：850×1168　1/32　印张：16
字　　数：311 千字
版　　次：2006 年 6 月第 1 版　2023 年 11 月第 1 版第 8 次印刷
标准书号：ISBN 978-7-117-07621-0/R·7622
定　　价：28.00 元

打击盗版举报电话：010-59787491　E-mail：WQ @ pmph.com
(凡属印装质量问题请与本社市场营销中心联系退换)

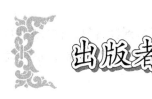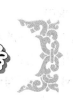

出版者的话

　　中医要发展创新,提高临床疗效是必由之路。而提高临床疗效的捷径,就是继承前人宝贵的诊疗理论和丰富的临床经验。古今大凡著名医家,无不是在熟读古籍,继承前人经验的基础上而成为一代宗师的。厚积薄发,由博返约,是读书成才的必然过程。步入21世纪,中医的发展与创新仍然离不开继承,而继承的第一步必须是熟读中医古籍,奠定基础。这好比万丈高楼,筑基必坚;参天大树,扎根必深。

　　为了在新世纪进一步发展中医,提高中医临床疗效水平,针对目前中医现状,国家中医药管理局启动了"优秀中医临床人才研修项目"。该计划首批精选培养名中医200名左右,期望在新世纪再培养一大批中医临床大家,为我国人民的医疗保健再做贡献。做临床,必读古籍;做名医,更需要熟悉古籍并能灵活应用。为了适应中医临床人才培养计划,我们从"优秀中医临床人才研修项目"必读书目中先期精选了中医各科必读的20种予以整理出版,后51种相继出版发行,《中医临床必读丛书》的出版渐臻完备。本丛书共71种,所选精当,涵盖面广,多为历代医家推崇,尊为必读经典著作,在中医学发展的长河中,占有重要的学术地位。

　　本次整理突出了以下特点:①力求原文准确,每种医籍均由各科专家遴选精善底本,加以严谨校勘,为读者提供精确的原文。②原则上只收原文,不作校记和注释,旨在使读者在研习之中渐得旨趣,体悟真谛。③每书撰写了导读,介绍该书的

1

作者生平、成书背景、学术特点,及对临床的指导意义以及如何学习运用等内容,提要钩玄,以启迪读者。为便于读者检索,书后附以索引。

期望本丛书的出版,能真正起到读古籍,筑根基,做临床,提疗效的作用,有助于中医临床人才的培养和成长,以推动我国中医药事业的发展与创新。

一、经典著作

《黄帝内经素问》

《灵枢经》

《伤寒论》

《金匮要略》

《温病条辨》

《温热经纬》

二、通用著作

《素问玄机原病式》

《素问病机气宜保命集》

《儒门事亲》

《脾胃论》

《兰室秘藏》

《格致余论》

《丹溪心法》

《景岳全书》

《医贯》

《理虚元鉴》

《慎柔五书》

《医宗金鉴》

《石室秘录》

《杂病源流犀烛》

《类证治裁》

《医林改错》

《血证论》

《本草备要》

《医方集解》

《名医类案》

《医学衷中参西录》

三、各科著作

(一)内科

《金匮钩玄》

《秘传证治要诀及类方》

《医宗必读》

《医学心悟》

《证治汇补》

《医门法律》

《张氏医通》

《张聿青医案》

《临证指南医案》　　《审视瑶函》

《症因脉治》　　　　《银海精微》

《医学入门》　　　　《目经大成》

《医醇賸义》　　　　《眼科金镜》

(二) 外科　　　　**(六) 耳鼻喉科**

《外科证治全生集》　《重楼玉钥》

《外科发挥》　　　　《口齿类要》

《疡科心得集》　　　《喉科秘诀》

《外科精义》　　　　**(七) 针灸科**

(三) 妇科　　　　《针灸甲乙经》

《妇人大全良方》　　《针灸大成》

《女科经纶》　　　　《针灸聚英》

《傅青主女科》　　　**(八) 骨伤科**

《竹林寺女科秘传》　《永类钤方》

《济阴纲目》　　　　《仙授理伤续继秘方》

(四) 儿科　　　　《世医得效方》

《小儿药证直诀》　　《正体类要》

《活幼心书》　　　　《伤科汇纂》

《幼科发挥》　　　　《厘正按摩要术》

《幼幼集成》　　　　**(九) 养生**

(五) 眼科　　　　《遵生八笺》

《秘传眼科龙木论》　《老老恒言》

人民卫生出版社

2006 年 5 月

序

  中医药学是具有中国特色的生命科学,是科学与人文融合得比较好的学科,在人才培养方面,只要遵循中医药学自身发展的规律,只要把中医理论知识的深厚积淀与临床经验的活用有机的结合起来,就能培养出优秀的中医临床人才。

  近百余年西学东渐,再加上当今市场经济价值取向的作用,使得一些中医师诊治疾病,常以西药打头阵,中药作陪衬,不论病情是否需要,一概是中药加西药。更有甚者不切脉、不辨证,凡遇炎症均以解毒消炎处理,如此失去了中医理论对诊疗实践的指导,则不可能培养出合格的中医临床人才。对此,中医学界许多有识之士颇感忧虑而痛心疾首。中医中药人才的培养,从国家社会的需求出发,应该在多种模式多个层面展开。当务之急是创造良好的育人环境。要倡导求真求异,学术民主的学风。国家中医药管理局设立了培育名医的研修项目,首先是参师襄诊,拜名师制订好读书计划,因人因材施教,务求实效。论其共性则需重视"悟性"的提高,医理与易理相通,重视易经相关理论的学习;还有文献学、逻辑学,生命科学原理与生物信息学等知识的学习运用。"悟性"主要体现在联系临床,提高思想思考思辩的能力,破解疑难病例获取疗效。再者是熟读一本临证案头书,研修项目精选的书目可以任选,作为读经典医籍研修晋阶保底的基本功。第二是诊疗环境,我建议城市与乡村、医院与诊所、病房与门诊可以兼顾,总以多临证多研讨为主。若参师三五位以上,年诊千例以上,必有上乘学问。第三是求真务实,"读经典做临床"关键在"做"字上苦下功夫,敢于置疑而后验证、诠释进而创新,诠证创新自然寓于继承之中。

中医治学当溯本求源,古为今用,继承是基础,创新是归宿,认真继承中医经典理论与临床诊疗经验,做到中医不能丢,进而才是中医现代化的实施。厚积薄发、厚今薄古为治学常理。所谓勤求古训、融汇新知,即是运用科学的临床思维方法,将理论与实践紧密联系,以显著的疗效、诠释、求证前贤的理论,寓继承之中求创新发展,从理论层面阐发古人前贤之未备,以推进中医学科的进步。

综观古往今来贤哲名医均是熟谙经典,勤于临证,发遑古义,创立新说者。通常所言的"学术思想"应是高层次的成就,是锲而不舍长期坚持"读经典做临床"在取得若干鲜活的诊疗经验的基础上,应是学术闪光点凝聚提炼出的精华。笔者以弘扬中医学学科的学术思想为己任而决不敢言自己有什么学术思想,因为学术思想一定要具备有创新思维与创新成果,当然是在继承为基础上的创新;学术思想必有理论内涵指导临床实践,能以提高防治水平;再者学术思想不应是一病一证一法一方的诊治经验与心得体会。如金元大家刘完素著有《素问玄机原病式》,自述"法之与术,悉出《内经》之玄机",于刻苦钻研运气学说之后,倡"六气皆从火化",阐发火热症证脉治,创立脏腑六气病机、玄府气液理论。其学术思想至今仍能指导温热、瘟疫的防治。非典型传染性肺炎(SARS)流行时,运用玄府气液理论分析证候病机,确立治则治法,遣药组方获取疗效,应对突发公共卫生事件造福群众。毋庸置疑刘完素是"读经典做临床"的楷模,而学习历史,凡成中医大家名师者基本如此,即使当今名医具有卓越学术思想者,亦无例外,因为经典医籍所提供的科学原理至今仍是维护健康防治疾病的准则,至今仍葆其青春,因此"读经典做临床"具有重要的现实意义。

值得指出,培养临床中坚骨干人才,造就学科领军人物是当务之急。在需要强化"读经典做临床"的同时,以唯物主义史观学习易经易道易图,与文、史、哲,逻辑学交叉渗透融合,提高"悟性"指导诊疗工作。面对新世纪东学西渐是另一股潮流,国外学者研究老聃、孔丘、朱熹、沈括之学,以应对技术高速发展与理论相对滞后的矛盾日趋突出的现状。譬如老聃是中国宇宙论的开拓者,惠施则注重宇宙中一般事物的观察。他解释宇宙为总包一切之"大一"与极微无内之"小一"构成,大而无外小而无内,大一寓有小一,小一中又涵有大一,两者相兼容而为用。如此见解不仅对中医学术研究具有指导作用,对宏观生物学与分子生物学的链接,纳入到系统复杂科学的领域至关重要。近日有学者撰文讨论自我感受的主观症状对医学的贡献和医师参照的意义;有学者从分子水平寻求直接调节整体功能的物质,而突破靶细胞的发病机制;有医生运用助阳化气,通利小便的方药能同时改善胃肠症状治疗幽门螺杆菌引起的胃炎,还有医生使用中成药治疗老年良性前列腺增生,运用非线性方法,优化观察指标,不把增生前列腺的直径作为惟一的"金"指标,用综合量表评价疗效而获得认许,这就是中医的思维,要坚定地走中国人自己的路。

人民卫生出版社为了落实国家中医药管理局设立的培育名医的研修项目,先从研修项目中精选20种古典医籍予以出版,余下50余种陆续刊行,为我们学习提供了便利条件,只要我们"博学之,审问之,慎思之,明辩之,笃行之",就会学有所得、学有所长、学有所进、学有所成。治经典之学要落脚临床,实实在在去"做",切忌坐而论道,应端正学风,尊重参师,教学相长,使自己成为中医界骨干人才。名医不是自封的,需要同行认可,而社会认可更为重要。让我们互相勉励,为中国中医名医战略实施取得实效多做有益的工作。

王永炎

2005 年 7 月 5 日

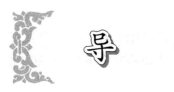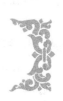

导　读

一、《伤科汇纂》与作者

胡廷光，字晴川，号耀山，浙江萧山人。三世为医，尤精伤科。博览医书，以《正骨心法要旨》为基础，节录伤科方药诸论，增附接骨入臼诸法，并家藏《陈氏接骨书》及祖传手法秘方，历时7年，三易其稿，于清嘉庆二十年乙亥（1815）辑成《伤科汇纂》。

书分12卷。首绘人身部位穴位图、外科器械图、伤科治疗手法图共44幅，尤以治疗手法图生动形象，附以手法歌诀，一目了然，易学易记。卷一为经义、脉要、针灸基础理论，载有病源歌诀、脉证歌诀、宜忌歌诀、针灸歌诀。卷二论骨度、骨脉、骨节、骨格、部位、经筋。卷三载手法总论和器具总论，均录自《正骨心法要旨》。另有陈氏接骨歌诀及胡氏自编上髎歌诀。卷四论伤损内证的诊断、治法。卷五、卷六论诸骨生理病理、诊断治法。卷七卷八载伤科方剂340余首，按方名字数排列，便于检索；每方先列主治证候，次为方药服法。卷九至卷十二为续编，载伤科应用药，以病名分类，每类列应用药物名称、主治、服用方法。后补金疮、闪挫、跌磕、虫兽、咬伤等44类病证治法，每类附有大量单验方，共千余首。

本书集清代以前伤科文献之大成，有论有方有图，引文注

1

明出处，载方 1340 余首，附验案 120 余例，绘图 44 幅，资料丰富，理论与临证相结合，具有实用价值，是一部重要的伤科著作。

书成后未能刊刻，现存版本为清嘉庆二十三年戊寅（1818）博施堂抄本，1962 年人民卫生出版社排印本。本次出版以博施堂抄本为底本。

二、主要学术特点及临床指导意义

1. 主要学术特点

书中论述各种骨伤疾病的证治，记载了骨折、脱位、筋伤的检查复位法，集清以前中医骨伤科学术成就之大成。胡氏尤其重视手法复位的重要性，认为"治跌闪折骨出臼，先用手法，按摩推拿，端提摸接，然后方可用器具夹缚，至用方药，又在其后。"

总结大量骨折及脱位的复位手法，至今仍在临床广泛应用。根据临床经验编撰的接骨歌诀、上髎歌诀，具有实用价值。首次提出用腹部枕缸法的屈曲法治疗脊椎过伸型骨折脱位，由此形成牵引、旋转、过伸、屈曲等系统的整脊疗法。有些复位手法结合急救特点便于实施，例如手牵足蹬法。对于各种脱位手法复位后的检验法，符合科学原理，至今仍有临床指导意义。

针对上髎手法文字易懂，具体手法实施不易的特点，胡氏专请绘画高手创作 16 幅手法复位图，生动形象，是中医骨伤科史上第一套比较完整的复位图谱。附以手法歌诀，易学易记，对骨伤科手法复位加以总结，便于初学者掌握。

方药应用强调验、便、廉，不以药物贵贱论成败，不以药味多寡定规则，重视单味药治疗功效，记载大量单秘验方。"药有单行独效者，其功胜倍，其药最广。盖以群药而疗一症，不若一味而治多病为简便也。古云：多品合丸，其力不专。俗云：

2

识得单方一味，可以气杀名医。""药之贵者犀角、牛黄，药之贱者，鼠屎、马勃，不拘贵贱，皆有用之药也。然庶民之家用药，一则取其贱，二则取其便。"

编写体例以《正骨心法要旨》为经，以诸子百家为纬，节录伤科方药诸论，增附接骨入臼诸法。所引各家之说，均注明出处，是本书的一个重要特点，具有很高的文献价值。一卷在手，诸书在目，集清以前伤科著作之大成，便于读者对清以前伤科成就全面了解。有些引用著作，例如《可法良规》，是一部重要的外科书，现今已失传，只能通过本书了解其原书内容，更加显现了本书的文献价值。

2. 临床指导意义

手法复位是本书精华所在，具有重要的临床指导意义。手法的应用，必须在大量临床经验的基础上总结提高，正如书中引《医宗金鉴》言："必素知其体相，识其部位，一旦临证，机触于外，巧生于内，手随心转，法从手出。"

书中记载多种复位手法，需要结合现代临床疾病加以掌握，手法复位16图，有助于理解掌握。有些复位手法，简便易行，适合骨伤科急救的特点。例如手牵足蹬法，"令患人仰卧于地，医人对卧于患人之足后，两手将患脚拿住，以右足伸牮患人胯下臀上，两手将脚拽来，用足牮去，身子往后仰倒，手足身子并齐用力，则入窠臼矣"。此法适用于有移位的股骨颈骨折。

有关复位效果的检验法，例如肩关节脱位复位诊断法，通过被动运动肩关节的前屈、后伸和内外旋转检查是否复位："上至脑后"是肩关节外旋上举的活动；"下过胸前"是内收活动；"反手于背"是后伸和内旋活动；这些活动及所至的范围，都是肩关节复位后或正常的肩关节运动部可以达到的活动范围。又如肘关节脱位复位后合掌检查法：将伤侧手掌和健侧手掌的两掌心相对，五指对齐；这一动作，需要上肢等长，前臂外中立

3

位；这都是肘关节脱位后无法达到的要求。这些复位效果检验法，是符合科学原理的方法，至今仍在指导临床实践。

用药方面，胡氏主张根据药物性味及民间经验而有所创新，不必拘泥是否方书所载，例如独创椒糖膏等。"恒见杭州捶锡箔者，每伤拇指，以青麻片缚之而愈。按麻性破瘀活血，亦取其贱其便也。大凡能察其性，得奏其功，何往非药，岂必尽出于方书，而后始能用耶？"胡氏观点，对于临床用药的创新，不无启迪。

三、如何学习应用《伤科汇纂》

1. 学习方法

本书引用古代医书众多，大都标有出处，有些标有书名，有些标有人名，有些书名或人名加以简化。这就要求阅读时应该了解本书编纂体例，对所引各书书名、作者名、成书时间及主要内容有所了解。也就是说，对中医外科伤科发展史有大致了解，对中医外科伤科主要著作相对熟悉，这样才能更好地阅读理解本书。例如《正体类要》为明代薛己所著伤科著作；《鬼遗方》为晋朝刘涓子所撰《刘涓子鬼遗方》，是我国现存最早的外科专著；《得效方》是指元代危亦林编纂的《世医得效方》；《准绳》、《证治准绳》即明代王肯堂所著《外科证治准绳》；《启玄》为明代申拱宸所著《外科启玄》；《选粹》是指明代陈文治辑《疡科选粹》；《金鉴》、《医宗金鉴》是指清代吴谦等编撰的《医宗金鉴·正骨心法要旨》；《陈氏秘传》即是作者本人家藏的伤科著作。此外，《病源》是指隋代巢元方编纂的《诸病源候论》；还有妇科书如《胎产心法》；儿科书如《保婴撮要》；药书如《纲目》（《本草纲目》）；方书如《集验良方》、《指迷方》等各科医药著作。

有些引文标注医家的名字，也应有所了解。例如"顾世澄曰"，是指顾世澄所辑《疡医大全》的内容："耀山云"，即是本书作者胡廷光的论述。

了解以上相关知识，掌握本书编纂体例，有助于理解书中内容，增强对中医药古籍的阅读能力。

2. 学习重点

在了解整体内容基础上，应该重点阅读《陈氏秘传》和"耀山云"项下的内容，这些都是较前人著作创新的部分，很多是作者本人独到的心得体会及家传秘法秘方。例如"陈氏三方"：内伤脏腑方、外伤肿痛方、外伤见血方，有歌诀，有加减应用，是《陈氏秘传》的方剂，虽然没有标明每味药的用药剂量，可以根据临床主治及临床经验予以定量应用。

各种复位手法是本书的重点内容，上髎手法16图为本书作者请绘画高手创作，生动形象，附以手法歌诀，易学易记，是对骨伤科手法复位的总结。应该在背诵歌诀的基础上，反复揣摩绘图中展示的复位手法，掌握要点，在临床实践中加以运用。接骨歌诀、上髎歌诀，是对接骨和手法复位的概括总结，也应该重点阅读。

卷四"辨生死篇"中的陈氏《决疑秘法》，对骨伤科疾病的预后有详细描述，后附赵除瑛秘本验症五法，为初学者判断病情轻重必须掌握的要点："一看两眼，眼白有血筋，腹内必有瘀血，筋多瘀多，筋少瘀少；两眼活动有神易治，两眼无神难治。二看指甲，以我指按其指甲，放指即还原血色者易治，少倾后还原者难治，紫黑色者不治。三看阳物，不缩可治，缩者不治。四看脚趾甲，红活者易治，色黄者难治。五看脚底，红活者易治，色黄者难治。"

卷五"治验篇"，为作者多年临床经验的医案总结，有论有方，真实生动，不同于其他摘录的医案，实用性强，有借鉴意义，可以重点阅读。

3. 注意事项

本书写成后未能刊刻，现存清嘉庆二十三年戊寅（1818）博施堂抄本在北京大学图书馆。目前流行的版本是 1962 年人民卫生出版社根据博施堂抄本出版的排印本，该版本有删改，例如上髎手法 16 图删去 2 图，仅存 14 图。其 1961 年的出版说明说："凡内容玄虚无稽或宣扬封建迷信而于学术上毫无参考价值的，概予删节"。本次出版以博施堂抄本为底本，保持原书原貌，无删节，以补诸多不足。

胡晓峰

2006 年 4 月

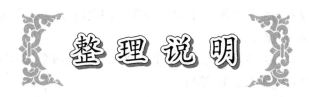

整理说明

　　清代伤科名家胡廷光以《正骨心法要旨》为基础，节录伤科方药诸论，增附接骨入臼诸法，并家藏《陈氏接骨书》及祖传手法秘方，辑成《伤科汇纂》。现存版本为清嘉庆二十三年戊寅（1818）博施堂抄本，1962年人民卫生出版社排印本。

　　本书写成后未能刊刻，现存清嘉庆二十三年戊寅（1818）博施堂抄本在北京大学图书馆。目前流行的版本是1962年人民卫生出版社根据博施堂抄本出版的排印本，该版本有删改，例如上髎手法16图删去2图，仅存14图。其1961年的出版说明说："凡内容玄虚无稽或宣扬封建迷信而于学术上毫无参考价值的，概予删节"。本次出版以博施堂抄本为底本，保持原书原貌，无删节。

　　原书竖排改为横排，繁体字、异体字均改为通行简化字，不出注。原书表示上下之意的"右"、"左"字，直接改为"上"、"下"字，不出注。

　　书中药名不规范者，如"白及"作"白芨"、"白蔹"作"白敛"、"黄柏"作"黄檗"等，直接改正，不出注。

　　底本正文七字膏内容在七字散内容之前，今据目录调整到七字散内容之后，以求一致，在此说明。

　　底本卷之八定痛当归散方中"丁皮各五钱"，原脱"各五钱"三字，今据文义及人卫排印本补。

底本卷之七接骨膏方中"香油一斤",原作"香油一两",今据文义及人卫排印本改。

底本卷之十"御院药方",原作"御医院方",今据文义及人卫排印本改。

底本书末新增跋文一篇,其字体及用纸均与全书不同,显系后补,今据人卫本删除。

底本目录部分标题下用小字注明附方数目,今据正文删除,以求统一,不另加说明。

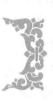

序

粤自月轮产树，号托药王，雷部遗碪效收律令。盖
药之为用，既成形成象于天文；而医必有传，经作者述
者于圣哲。是以炎晖纪物，彰收采之期；云瑞名官，察
诊候之术。与夫邠风据古，远志称薆；尔疋证今，冰台
即艾。讵惟盲史，载鞠穷麦麴之名；何止蒙庄，著鸡壅
豕零之品。然而毒尝七十，神奋赭鞭；病有亿千，谁探
金匮。纵图经证对，代出专家；而《素问》《灵枢》，难
窥秘奥。此疾除无妄，臂折九而医始称良；业贵有恒，
世历三而药才可服也。矧夫医学之有伤科也，职任疡
医，隶属天官之掌；瞻伤命理，典详月令之文。辨症则
内外分科，论治必本末兼理。乃正骨正体，书以约而欠
赅；攻腹攻心，法以繁而寡要。茫茫先正，率因陋就简
之是仍；种种疮痍，将号泣呻吟而谁救。脱令变生肘
腋，明夷占左股之残；祸甚膏肓，雷火笫右肱之折。援
手者怒偏逢彼，绝膑者戚只自贻。艮其背而厉且熏心，
驼应类橐；鼎颠趾而跛何能履，足竟如夔。嗟辅车之失
依，颐已颠而莫朵；叹籧篨之不殄，脐即噬而何功。非
无怵切如伤，隐忧徒结；转冀喜符勿药，待毙奚疑。更

或短狐嘤影，瘐狗骇人。鼠甘口而为灾，蝮蝎腕而必断。入深即密，讵豹虎之可投；见小忽微，虽蜂虿其有毒。凡诸痛苦，并在阽危；求厥方书，嗟无善本。乃吾乡晴川胡君，术究彭咸，书精和缓。缀珠囊之三洞，学本趋庭；汇玉册于庚辛，情殷悯世。凡夫药诗茶对，蜂纪龟经；均流贯于胸中，每澜翻于舌底。示枕中之秘笈，尽属完书；纂篓衍之伤科，特来问序。余也长无著述，惭朱氏之五经；幼却虚赢，类李家之百药。猥以分校木天之暇，泛寻稗海之支。蘸臼疗伤，粗识寄奴之号；吉财解蛊，闲征潜取之形。兹也阅此简编，综其崖略。绘图子细，手法与接法兼传；叙论丁宁，歌诀与丹诀并举。方以类聚，证则分门。稿经三易而始定，时更七载以犹赢。统览搜罗之包括，益征经纬之精研。允推此道专家，宜交剞劂；从此留心问世，倍显渊源。彼夫录琐事于秘辛，骋多能于遁甲；借工笔札，殊耗居诸。问鸡峰备急之抄，未免口呿而舌缛，拾兔园册子之慧，无非貌合而神离。未见书只是娇花宠柳，干腰子纷然祸枣灾梨。岂知儒门事亲，虽薄方抄为小道；上药医命，允资停毒于太和。凡为有用之文章，必属生民所利赖。用垂不朽，业有先机；率复典签，敢劳垂诿。此序。

时嘉庆二十一年岁在丙子四月浴佛日

赐进士出身翰林院编修山西道
监察御史盛唐芦汀氏书于京邸

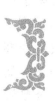

序

　　凡物以适用为贵，苟无所用，虽珠玉绮罗，曾不如米谷之疗饥，裘褐之御寒也。窃惟著书之道亦然，从古圣贤经世立教，所言皆性命之精，民彝日用之常，故其书与天地并垂不朽。其次则先儒格言，讲学明道，使人心知所趋向，抑亦为圣贤之功臣。若夫诸子之支离曼衍，词人之月露风云，虽极浩繁，无关实用，其与珠玉罗绮，徒供耳目之玩者，相去几何。而近世文人染翰操觚，撦拾缀辑，思欲自成一家言，以表见于天下后世。卒之作焉而不传，传焉而不久，灾梨祸枣，于世奚裨。夫大道虽云不器，而一艺必有可观。与其殚思竭虑，费笔墨于虚浮无用之辞，孰若方技者流，专精深造，勒为一编，犹易传而可久耶。顾星命堪舆，其理幽渺而难测，其说恍惚而无凭。惟医家一种，方药乍投，成亏立见，所谓判得失于毫厘，转存亡于呼吸者，于是乎在。故医道之流传，其术为近仁，而其用为至切。余尝见世之业医者，其于辨药性、审脉候、分经络、治荣卫之法，言之凿凿，所在俱有通人。至于跌扑损折、虫兽啮伤等症，变生俄倾，危在旦夕，往往束手而不能救，甚至通都大邑，求一接骨上髎起死回生之人不可得。毋乃内治之易于藏拙，而外伤难于奏功乎？抑内治诸书，古人著作已富，而外伤各条，纪载未备，是以师传绝少乎？余于轩岐之术，素未究心，然性好检阅《本草纲目》等书，又爱手录经验奇方，以为行李仓皇应变拯危之计。今夏侨寓都门，山阴陈子予平携萧山晴川胡氏所辑《伤科汇纂》一书，余披览数过，虽未能剖晰精微，然观其图象之详，门类之全，方法之备，缕析条分，了如指掌。使业医者读之，无难为专门名家，即素不善医者，箧藏一帙，亦可救猝然之急。则是书之为用，真无异米谷之可以疗饥，裘褐之可以御寒也。余卜其必传，且传之必无不久。以视世之摭拾浮词，缀辑韵语，而迄无成功者，其得失何如哉。晴川自叙有云：校订七载，稿经三易。良非虚语。余嘉其用意之勤，而有合于古仁人君子博爱之心也，于是乎书。

　　时嘉庆二十二年岁次丁丑九月望后三日

　　　　　赐进士出身翰林院庶吉士西夏俞登渊
　　　　　　陶泉氏书于京寓之藤月山房

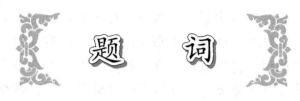

题　词

人生天地当有为，不为良相为良医，弗能举手起疮痿，究于人世终何裨，晴川先生卓荦资，矫然长驱来京师，玉树临风好容仪，朝考夕稽神忘疲，贱子耳熟不相知，暗暗心讶称英奇，去岁花时乃见之，握手各恨相见迟，晨晡过从情怡怡，清谈彻骨沁心脾，细穷牛毛析骏驭，雄缚虎豹却熊罴，自言于学无不窥，尤承庭训精轩岐，按经格物评参芪，秤水制丸辨毫厘，伤科一帙先人贻，摩挲手泽涕涟洏，网罗搜讨右手胝，年将十稔功孜孜，更有各类当补遗，附诸卷后尽寸私，非敢妄招燕雀嗤，勉成先志在此而，我闻舌挢转移时，羡君行谊乃如斯，初钦豁达不可羁，今钦著述本孝思，自怜劳碌貌植鳍，愿借瑶函驱狐疑，携归灯下先校厘，绘图仔细光陆离，手法按摩竖且垂，序论叮咛详而宜，发凡起例抒鸿词，立排众说斩乱丝，断臂拳手及颠颐，损腋洞胸折腰肢，壮趾重椎痈尻脽，都教病榻安念咿，内滋外补沐整治，虫鱼草木听指麾，四然二反勿参差，譬诸矿石投痊睢，不用癖方悯胳胲，起朽生枯立见锥，王道黜霸醇无疵，李醯之辈如儿嬉。禹鼎铸象魅与魑，山居虎狼木石

夔，射工溪毒寒风吹，猳犬黠鼠龙睚眦。蜂针螋尿蛤子
藜，各有主治详措施，罗罗清疏便检披，工于运古新葳
蕤。壅酢吐蛇悬累累，割额取蟹行蚑蚑，自来非常非我
欺，总可贯通一理推。沙碛漠漠四边陲，穷乡僻壤江海
湄，偶罹疾疢合属悲，衙推不到愈者谁。难得先生沛宏
慈，笔舌互用兼歌诗，伤科集成同鼎彝，十二卷在非卑
卑。吁嗟乎！济农开仓救民饥，活人书刻救民危，劝君
急措梨枣资，俾得家庋一编功无涯。

戊寅阳月中浣

同邑弟陈金拜撰

14

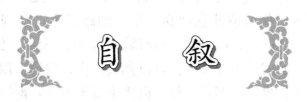

自 叙

　　粤稽炎帝，尝百草而本草经以传，岐伯雷桐，赞襄仁术，医学使具，苍苍生生，大有庇焉。迄三代以下，战国之际，则有卢医扁鹊，立论解经，正考订于前；医缓高和，知表达里，辨阴阳于后。汉之时，张仲景作《金匮玉函》、《伤寒》等论，方法大备。暨以华佗刮骨洗肠等技，医法极神，惜乎不传。而唐宋之君，整理医道，如《广济方》、《广利方》、《圣惠方》、《圣济录》，皆集诸家之粹，以卫民生；后有《宣明论》、《明理论》、《事亲书》、《珍珠囊》，各阐岐黄之秘，以开后学。至元之季，又有李东垣、王好古、朱丹溪、刘宗厚、罗谦甫、危达斋辈竞起，均推宗诸家之理，以成一家之言，其并垂不朽也宜矣。惟接骨上髎之书，虽散见于各籍，而零星记述，绝少成篇。窃思身体发肤，受之父母，不敢毁伤。岂学习岐黄，具济人之术，秉济世之心，而于跌扑损伤，疾痛惨怛，呼号奔救者，竟可视同秦越耶。前明薛氏医案十六种，内有《正体类要》二卷，以平补之方，治伤损之证，咸遵为则，惜端接之法未备。惟《准绳》一书稍详，然于骨髎筋脉，亦未明晰。钦维国朝，薄海内外，圣德罩敷。恭阅高宗纯皇帝御制《医宗金鉴》，实为卫生之至宝，救世之针砭，理无不赅，法无不备，盖所谓补苴罅漏，张皇幽眇者也。余仰读瑶函，转忆庭训，因先君子遗有陈氏接骨书一卷，乃专科家秘，而书中论简未详。是以獭祭群借，钦遵御制《金鉴·正骨要旨》四卷为经，以诸子百家为纬，溥搜伤科诸要，更参以家传之法，汇辑成编。计续辑诸伤四十四门，附增单方一千有奇，类分六集，卷为十二，校订七载，稿经三易。不敢自秘，付诸梨枣，以公海内，请质高明，惟望后贤勿哂以蠡测海之意云尔。

时嘉庆乙亥仲冬长至前三日

萧山晴川氏胡廷光耀山甫叙于都门之旅舍

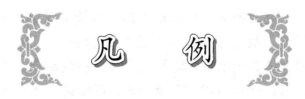

凡　例

　　余自先祖世业伤科，传至不佞，已三世矣。代以经济存心，不图蝇头微利。余稚幼时，先君子以人子须知一书授余不肖曰：此书实为六经之羽翼，人伦之大道，欲尽人子之道者，必从此始。是故不佞自垂髫以至弱冠，读书而外，并留心医学。讵知不才负罪良深，资禀愚钝，不克远绍宗功，显扬祖德，少壮之年，即遭陟岵之悲。尝阐家藏医书，系先君子所录，手泽犹存。以是不揣鄙陋，节录伤科方药诸论，增附接骨入臼诸法，采珠探玉，集腋成裘，以继先志。如下凡例云：

　　——伤科古无专门，附于疡医也。按周官云，医师职掌四医：疾医、疡医、食医、兽医。而疡医分掌四症：肿疡、溃疡、金疡、折疡。而金疡者，即金刃之伤也；折疡者，即跌扑骨折之伤也。后有专其事者，或称正骨科，或称正体科。今即分列科门，总由损伤而成，故名之伤科。

　　——是书目录，先经义而后叙骨论，次手法而再详证治，周身骨髅，自顶及踵，次序井然，列如星布。惟方以类聚，丸散膏丹，名目不能细载，以方名字数多寡概之，如三字丸、五字散、七字丹之类，挨次载录，以便翻阅。

——灵素经文，乃医家之祖，如读书家之五经也，其义渊源，故冠于卷首。至历朝诸家论注，散见集中者，必详考姓氏书目，即片言只字，不敢妄袭，必按某书某氏曰。间有自述一二条，非独逞臆见，必引古而证今，然后敢畅其说，而竟其论。

——脉乃四诊之一。损伤之症，虽有外形可观，然其内脏虚实，血气盛衰，非察候脉息，何由悉其病情。故广引《脉经》，详为解注，以便学者参悟也。

——针灸之文无多，非阙略而仍其旧也。但其文简而详，即如论刺论灸法中，兼及或攻或补之义，简而且备。学者不可以非专科，少用针灸而忽之。

——骨之图，骨之论，悉依《部颁经书图注》论定。间有同骨异名，或异骨同名，或一骨二三名，或三四骨合一名，及乎骨之大小长短，并以男女互异不等，详参细译，同归一辙。至骨之致命处，另为标出。

——论筋，乃接骨上髎之要事也。经曰：诸筋皆属于节。节者骨之节髎也，专是科者能不讲乎。兹按《灵枢》经文，详为注释，列于简次，知有端绪也。

——治跌闪折骨出臼，先用手法，按摩推拿，端提摸接，然后方可用器具夹缚，至用方药，又在后也。故其次序，仍遵《金鉴》编列，稍有增补手法，悉注各骨之下。惟有用掮用牮之法，附于注后，以广其则。

——伤科证治，悉考薛氏《正体类要》，并灵素经旨，以及各家方法，重为增订。但以出汗附于发热之条，呕血并入作呕之下。较之《金鉴》，复加外邪、不食、头痛、筋挛、肝火、湿痰、青肿、难溃、不敛、伤风、发痉诸门，虽属兼症，而发明余绪，实可以备参考。至注中议论，不过遍考经史，搜索前人著述，间或事出见闻，心怀臆断之文，敢以存俟高明，定其可否也。

——自颠顶骨至足跟骨，详加论注，并引手法治验，复增咽喉、肚腹二条，以补身图之不足。

——凡人跌闪之伤，多在手足四肢。手有肩、肘、腕三出臼之区，又有上下骨折之所；足亦有环跳、膝湾、踝骨三髎，大腿、小胫二折，左右共四折骨六出髎，与两手同。其接骨入髎，家传秘法，无不各按诸骨图考，采录精详，公诸同业，于医学稍有裨益。

——所集丸散膏丹方中，皆详载炮制分两，便于依方预为修合，以备急用。至汤饮煎药方中，偶有不载分两者，如古方之分两，难施于今人，因禀质有强弱，病样非一致，又如时方之无分两者，可因人变通，增减为用也。更有古方，药味分两与今不同者，尽皆详考群书，别其宜否而载之。

——拙纂损伤、啮伤等门，即《金匮要略》云：金刃虫兽所伤，非内外因也。然其条下集附单方，不可执定此伤而用此药，总缘病无别致，方可通用也。

——所附单方，即古之奇方也，本诸百家子书所录，皆系效验。窃恐用此者，或见笑于大方，以致良璧怀疑，明珠见弃。故特为表出，使穷乡僻壤无医之处，按症选方，甚便甚捷。

19

　　——是书凡属有关跌闪伤损之论无不搜罗，而片言只字似无遗漏，设或专门口授手法，以及村姬野叟单方，若经试验，尽皆叙入。东坡云：若已经效于世间，不必皆从于己出。惟法近怪异，药用胎骨之类，一概屏弃。卷尽十二，科专一门，学者珍之。

　　　　　　　洛思山山人晴川胡廷光又题
　　同邑　陆昆（宗潢）　钟峻（云章）陈金
　　　　　　（赂南）谷兰（松音）校订

目录

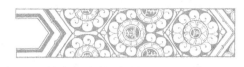

耀山曰：身骨尺寸之图，其文载于《内经》、《灵枢》之篇，此成法长度也。然而身有修短不齐，皆取本人中指中节为一寸之法，是合度耳。更有上身长而下身短，以及首大而足小者，其何以度量哉？惟取上身者，取上之尺寸；取下身者，取下之尺寸；直者取直，横者取横，无不合度矣。至于骨之名目，及部位等穴，似有不同之处。今校各书所载，统绘图中，详注骨下，以便阅者参考而归于一也。

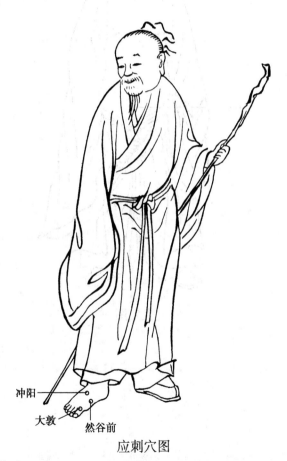

冲阳

大敦　　　然谷前

应刺穴图

1

附

图

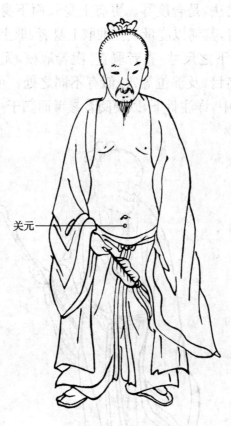

关元 ——

应灸穴图

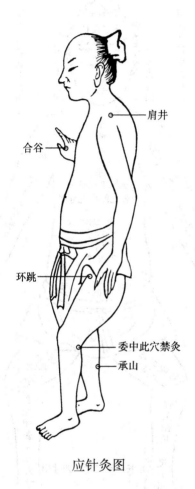

肩井

合谷

环跳

委中此穴禁灸

承山

应针灸图

附

图

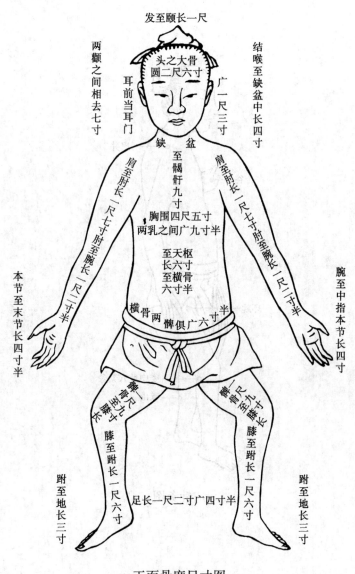

发至颐长一尺

头之大骨
圆二尺六寸

两颧之间相去七寸

耳前当耳门

广一尺三寸

结喉至缺盆中长四寸

缺　　盆

肩至肘长一尺七寸肘至腕长一尺二寸半

至髑骬九寸

胸围四尺五寸
两乳之间广九寸半

至天枢
长六寸

至横骨
六寸半

肩至肘长一尺七寸肘至腕长一尺二寸半

横骨

两髀俱广六寸半

本节至末节长四寸半

腕至中指本节长四寸

膝至跗长一尺六寸

髀骨至膝长一尺九寸

膝至跗长一尺六寸

髀骨至膝长一尺九寸

跗至地长三寸

足长一尺二寸广四寸半

跗至地长三寸

正面骨度尺寸图

4

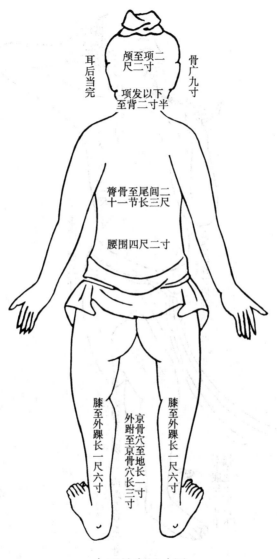

颅至项二
尺二寸

耳后当完

骨广九寸

项发以下
至背二寸半

脊骨至尾闾二
十一节长三尺

腰围四尺二寸

膝至外踝长一尺六寸

京骨穴至地长一寸
外踝至京骨穴长三寸

膝至外踝长一尺六寸

合面骨度尺寸图

附
图

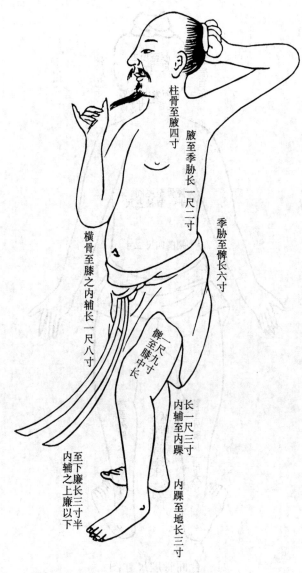

柱骨至腋四寸

腋至季胁长一尺二寸

季胁至髀长六寸

横骨至膝之内辅长一尺八寸

髀至膝中长一尺九寸

长一尺三寸内辅至内踝

内踝至地长三寸

至下廉长三寸半内辅之上廉以下

侧身骨度尺寸图

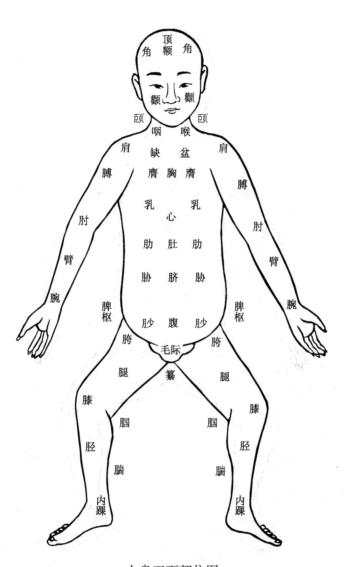

人身正面部位图

附

图

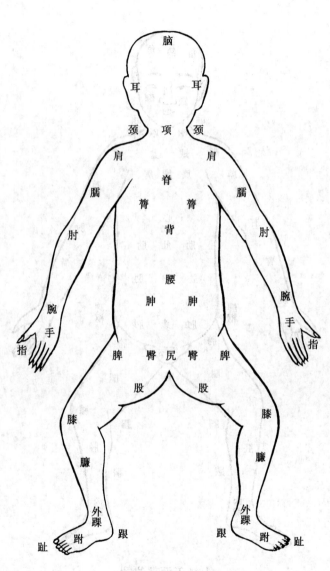

人身背面部位图

8

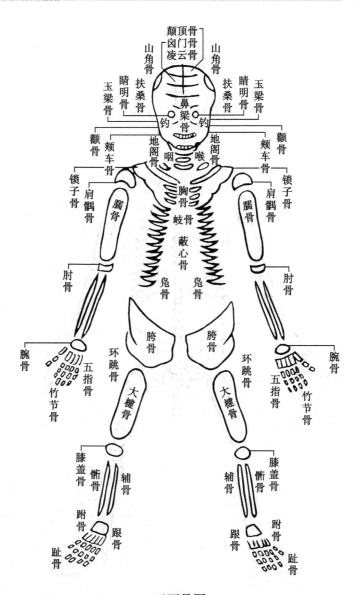

颠顶骨骨
门囟云骨
凌
山角骨　　　　　　　山角骨
玉梁骨　　　　　　　玉梁骨
睛明骨　　　　　　　睛明骨
扶桑骨　　　　　　　扶桑骨
　　　　鼻梁骨
　　　钓　　钓
颧骨　　　地地　　　颧骨
颊车骨　阁阁　　颊车骨
锁　　　骨咽喉　　　锁
子骨　　　　　　　　子骨
肩髃骨　臑骨　胸骨　臑骨　肩髃骨
　　　　　　岐骨
　　　　　　蔽心骨
　　　　　凫　凫
肘骨　　　骨　骨　　　肘骨
腕　　　　胯　胯　　　腕
骨　五指骨　骨骨　五指骨　骨
　竹节骨　环跳骨　环跳骨　竹节骨
　　　大　　　大
　　　楗　　　楗
　　　骨　　　骨
膝盖骨　　　　　　　膝盖骨
骱骨　辅骨　辅骨　骱骨
跗骨　跟骨　跟骨　跗骨
趾骨　　　　　　　趾骨

正面骨图

9

附

图

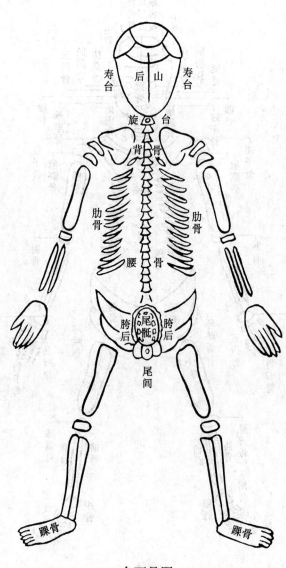

寿台　后山　寿台

旋　台

背　骨

肋骨　肋骨

腰　骨

胯后　尾骶　胯后

尾间

踝骨　踝骨

合面骨图

附
图

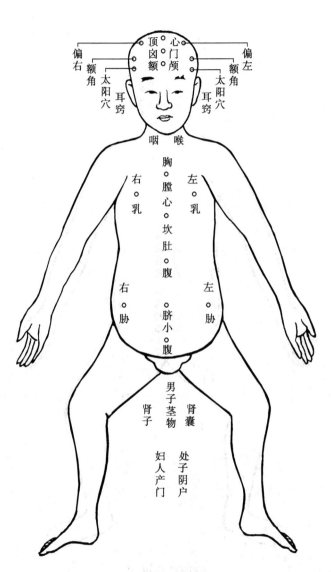

正面致命处图

11

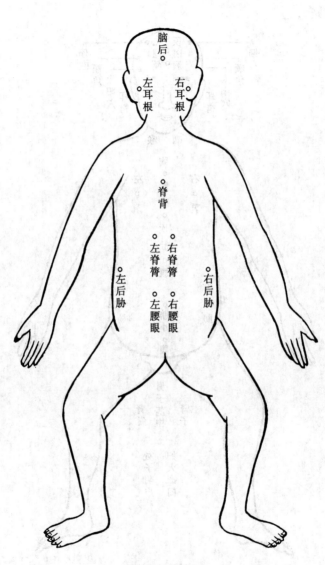

脑后 ○

左耳根 ○　　○ 右耳根

○ 脊背

左脊膂 ○　○ 右脊膂

左后胁 ○　　○ 右腰眼

　　　　○ 左腰眼

○ 右后胁

背面致命处图

附

图

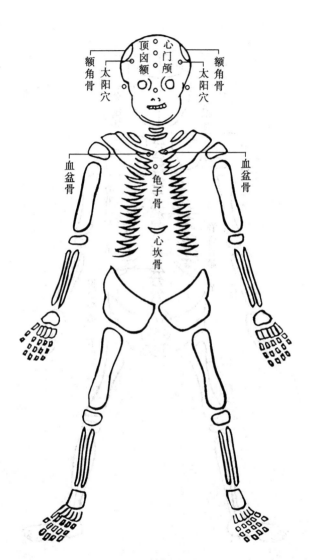

正面致命骨图

附

图

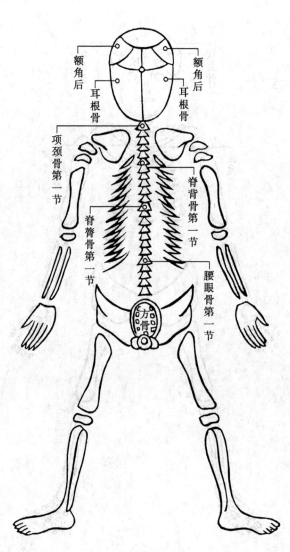

额角后　　　　　　　　额角后

耳根骨　　　　　　　　耳根骨

项颈骨第一节

脊背骨第一节

脊膂骨第一节

腰眼骨第一节

方骨

合面致命骨图

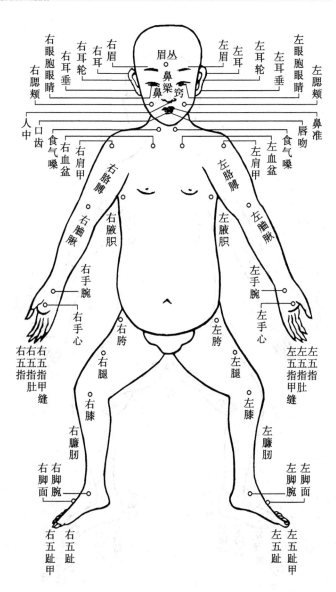

右眼胞眼睛　右腮颊　右眼胞眼睛　右耳垂　右耳轮　右耳　右眉　眉丛　左眉　左耳　左耳轮　左耳垂　左眼胞眼睛　左腮颊

鼻梁　鼻窍

人中　口齿　鼻准

食气嗓　右血盆　右肩甲　唇吻　左肩甲　左血盆　食气嗓

右胳膊　左胳膊

右曲脉　右腋肕　左腋肕　左曲脉

右手腕　左手腕

右手心　左手心

右五指　右五指甲　右五指肚　右五指缝　右胯　右腿　右膝　左胯　左腿　左膝　左五指　左五指甲　左五指肚　左五指缝

右臁肕　左臁肕

右脚面　右脚腕　左脚面　左脚腕

右五趾甲　右五趾　左五趾　左五趾甲

正面不致命处图

15

附

图

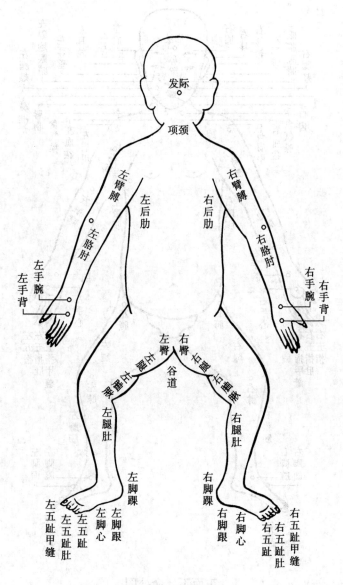

背面不致命处图

16

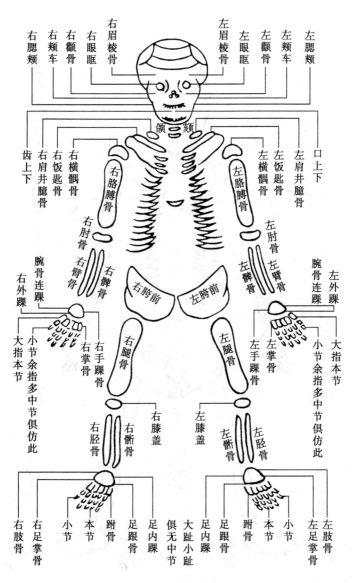

右腮颊　右颧骨　右颊车　右眼眶　右眉棱骨　左眉棱骨　左眼眶　左颧骨　左颊车　左腮颊

颌　颏

齿上下　右肩井臆骨　右饭匙骨　右横髃骨　右胳膊骨　左胳膊骨　左横髃骨　左饭匙骨　左肩井臆骨　口上下

右肘骨　左肘骨

腕骨连踝　右外踝　右臂骨　右髀骨　右髀前　左髀前　左髀骨　左臂骨　腕骨连踝　左外踝

大指本节　小节余指多中节俱仿此　右掌骨　右手踝骨　右腿骨　左腿骨　左手踝骨　左掌骨　大指本节　小节余指多中节俱仿此

右胫骨　右骱骨　右膝盖　左膝盖　左骱骨　左胫骨

右肢骨　右足掌骨　小节　本节　跗骨　足跟骨　足内踝　大趾小趾俱无中节　足内踝　足跟骨　跗骨　本节　小节　左足掌骨　左肢骨

正面不致命骨图

17

附

图

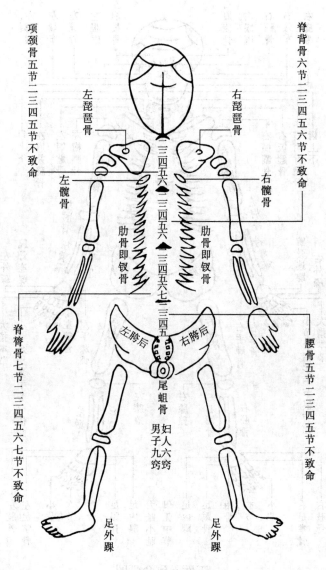

项颈骨五节二三四五节不致命

脊背骨六节二三四五六节不致命

左琵琶骨

右琵琶骨

左髋骨

右髋骨

肋骨即钗骨

肋骨即钗骨

脊膂骨七节二三四五六七节不致命

腰骨五节二三四五节不致命

左胯后

右胯后

尾蛆骨

妇人六窍
男子九窍

足外踝

足外踝

合面不致命骨图

耀山曰：按通木、腰柱、杉篱、竹帘、抱膝各图，乃接骨之器具，辅佐其成功也，非图形象不可。至裹帘、披肩、攀索、迭砖等器具，义已详释于后，故不复图。而上髎之器具，并其用法，皆绘于上髎手法各图之内。智者自能融会贯通，不必斤斤冗述耳。

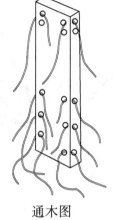

通木图

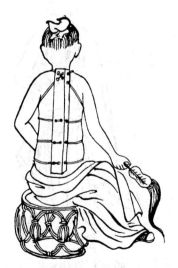

通木背面用法图

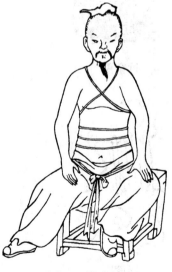

通木正面用法图

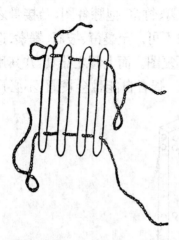

腰柱图

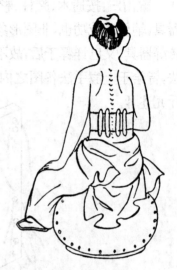

腰柱用法图

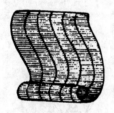

竹帘图

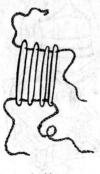

杉篱图

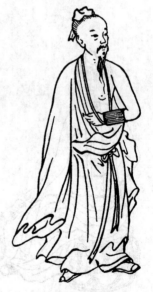

竹帘杉篱用法图

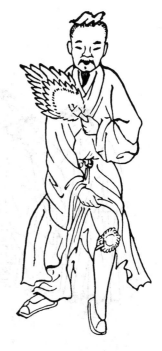

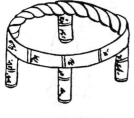

抱膝图　　　　　　　　　抱膝用法图

　　耀山曰：溯医道之源，古人针灸药饵，使内邪不留，外邪不入。若损伤折跌，以法正之。今接骨之法，既有器具图论矣。惟上髎手法，虽专门名家，间有叙论及此，从未见有绘图以详其义者。余维古人左图右史，并行不悖，大抵论物叙事，无以征信，须赖图以发明，图之重也久矣。爰倩名手，绘上髎手法十六图，则兼写其情而摹其神也。学者如留心细玩，自能法外生法矣。

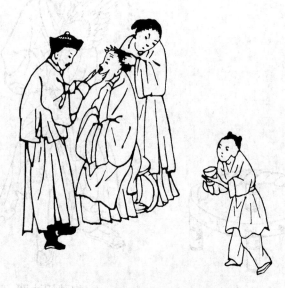

治下巴脱落用手托法图

　　双落难言语，单错口不齐，倩人头扶直，莫教面朝低，先从大指捺，然后往上挤，须分错与落，托法辨东西。

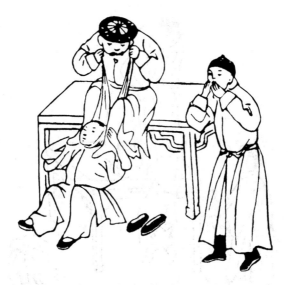

治颈骨缩进用汗巾提法图

颈骨缩入里，左右尚可动，发辫先解散，布巾下兜笼，两肩齐踏实，双手一把总，缓缓提拔出，安舒莫倥偬。

附

图

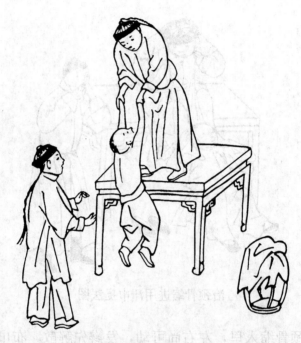

整背骨突出用手提法图

背骨突出外，伛偻似虾躬，骨缝必开错，脊筋定起陇，从高提两手，底下脚并空，筋骨按平直，还仗绑缚功。

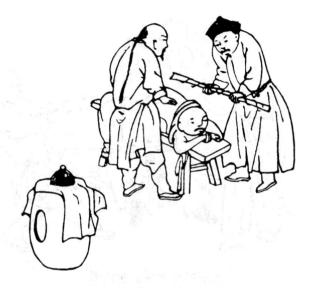

整腰骨陷入用枕矼法图

　腰骨陷入内，皆因筋绷裂，俯伏板凳上，脊背骨矼凸，
器具安妥当，手法并按捏，腰背俱一般，莫逢致命节。

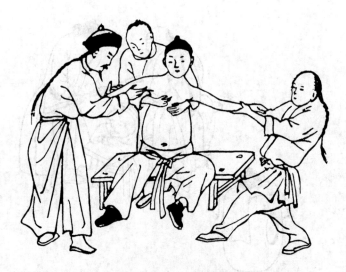

上肩髎用手两边拉法图

　　肩胛骨髎脱，有须不能捋，胸中拦抱住，两边齐拉拔，入臼骨归原，手动上下活，不用夹与缚，全凭膏药抹。

26

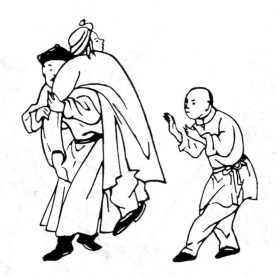

上肩髎用肩头搯法图

上肩巧捷法,独自一人搯,手先擒拿住,肩从腋下填,将身徐立起,入髎已安痊,漫道容易事,秘诀不乱传。

附

图

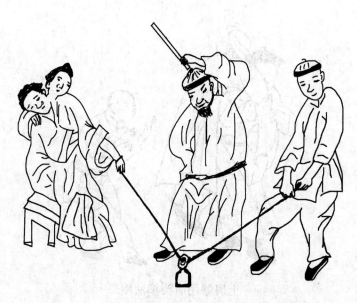

上肩髎用带吊住搒法图

女子妇人病,授受不相亲,碍难动手捏,权使吊汗巾,不得骤然拉,频将木尺振,俟其心不觉,用力便能伸。

28

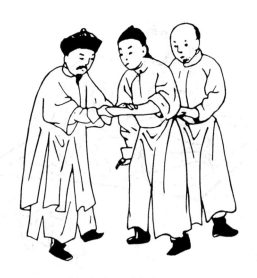

拉肘骨用手翻托法图

肘尖鹅鼻骨,俗名手拄撑,掣肘因是挫,筋纵骨不正,
若逢打与跌,筋骨两倚倾,拉推并翻托,筋舒骨亦平。

附

图

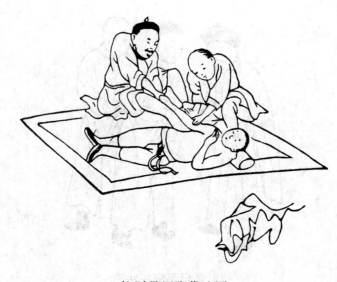

拉肘骨用脚牮法图

肘弯骨搓出，卧病忧采薪，脚从腋下踏，指向臂上亲，
手拉同足牮，骨平筋自申，推摩无痛苦，较比两肘匀。

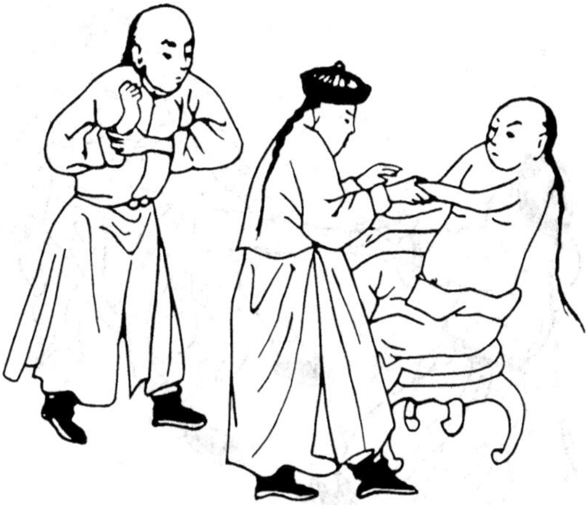

捏腕骨入髎手法图

腕骨屈而宛，形如龙虎吞，手心贴于前，仰掌向上掀，指背翻于后，手掌往下扪，均须带拔势，妙法出秘门。

附

图

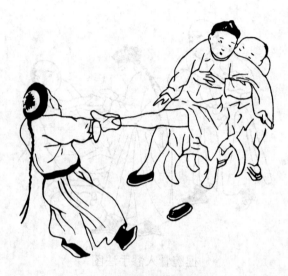

上大腿髎用手拽法图

　　人身之大髎,惟有环跳穴,上胯如碗臼,下腿似拇节,走马因坠堕,行路成跛鳖,抱住毋使动,拽入莫再跌。

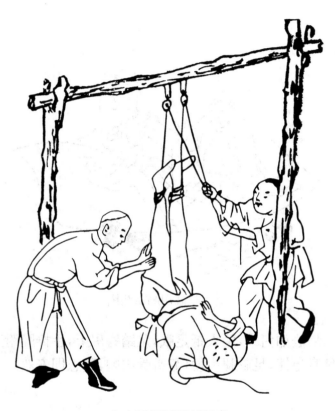

上大腿髎用绳倒吊法

大腿骨出髎,法莫妙于吊,将脚高悬起,用手漫按调,骨响髎已入,腿平患即消,贴膏与服药,行动休过趓。

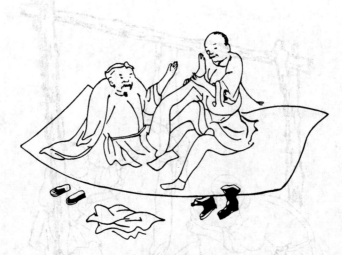

上大腿髎用脚伞法图

伞法如何伞，两人抵足眠，足踏臀尻上，手捧胫跗边，手仗身势捷，足趁腿力便，静听骨内响，其患即安然。

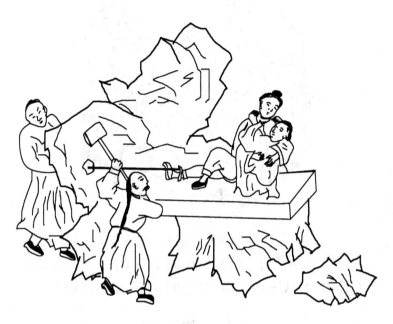

上大腿用榔头吓法图

　　妇女环跳脱,动手莫相亲,布带胫上系,榔头眼前陈,移轻换其重,挪假变作真,猛然击患处,一吓腿便伸。

附

图

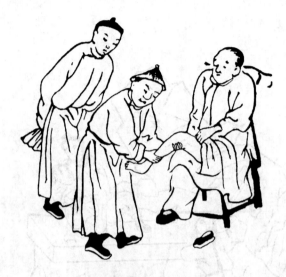

推膝盖骨归原手法图

　　膝盖活动骨，昔者孙膑刖，离窠即为患，出臼便成痼，能左能右偏，或下或上越，推拿归于原，徐徐莫仓卒。

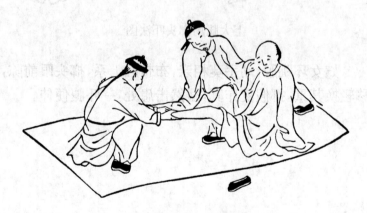

挪脚踝骨入臼手法图

　　胻下跗之上，俗称脚孤踝，内凸向外拗，外出望里把，只要无偏倚，莫使有高下，并用拉拽捏，此法谓之挪。

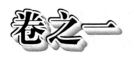

卷之一

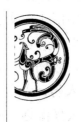

经　　义

《灵枢经·邪气脏腑病形》篇曰：有所堕坠，恶血留内，若有所大怒，气上而不下，积于胁下，则伤肝。

《医宗金鉴》注云：人因堕坠，血已留内，若复因大怒伤肝，其气上而不下，则留内之血，两相凝滞，积于胁下，而肝伤矣。

《难经》曰：恚怒气逆，上而不下，则伤肝。

《类纂约注》云：肝藏血，胁为肝经部分，故血多积于两胁。

《医学入门》云：凡损伤，专主血论。肝主血，不问何经所伤，恶血必归于肝，流于胁，郁于腹而作胀痛。实者下之，虚者调之。

《灵枢经·邪气脏腑病形》篇曰：有所击仆，若醉入房，汗出当风，则伤脾。

《医宗金鉴》注云：有所击仆，乃伤其外体也；如醉后入房，或汗出不知避忌当风，则邪客于肌肤，伤其内体也，是皆伤脾之因矣。

《灵枢经·邪气脏腑病形》篇曰：有所用力举重，若入房过度，汗出浴水，则伤肾。

耀山云：举重用力，骨有所损。经曰：肾主骨。又曰：肾之合骨也，故伤肾。如交接无度，必损肾元，故伤损之症，最忌入房。又经曰：持重远行，汗出于肾。又《难经》曰：久坐湿地，强行入水则伤肾。水湿，阴类也，阴伤其阴，肾更惫矣。

脉　要

《素问·脉要精微论》曰：肝脉搏坚而长，色不青，当病坠若搏，因血在胁下，令人喘逆。

《医宗金鉴》注云：肝脉有刚柔而病亦以异也。肝脉搏击于手，而且坚且长，其色又不青，当病或坠或搏，因血积于胁下，令人喘逆不止也。正以厥阴之脉，布胁肋、循喉咙之后；其支别者，复从肝贯膈，上注肺。今血在胁下，则血之积气，上熏于肺，故令人喘逆也。又按经脉别论曰：有所堕恐，喘出于肝。度水跌仆，喘出于肾与骨。当是之时，勇者气行则已，怯者则着而为病。故曰：诊病之道，观人勇怯，骨肉皮肤，能知其情，以为诊法也。

《灵枢·邪气脏腑病形》篇曰：脾脉大甚为击仆。

耀山云：脾主肌肉，凡打击跌仆，肌肉先伤，肌肉伤，则气血凝滞而不通，故脾脉大甚也。

《金匮要略》曰：寸口脉浮微而涩，法当亡血若汗出；设不汗出者，其身有疮，被刀斧所伤，亡血故也。

耀山云：按《金鉴》注曰：夺血者无汗，夺汗者无血，盖二者，皆当脉浮微而涩；今诊之如此，是有枯竭之象，而无汗出之证，非亡血而何？故知有金疮，或击仆而亡血之证也。

崔紫虚《脉诀》曰：诸病失血，脉必见芤；缓小可喜，数大可忧。瘀血内蓄，却宜牢大；沉小涩微，反成其害。

耀山云：芤，慈葱也，下指成窟，有边无中。戴同父云：营行脉中，脉以血为形，芤脉中空，脱血之象也。血既衰脱，脉应和缓细小；如遇数大，身必烦躁，可忧可惊。至于瘀血内积，滞而不通，脉应牢大。牢者坚固也，大者洪大也，脉病相应，法用通瘀导滞，无妨于证；如见沉小涩微，其害立至，沉主里病，有力尚可用攻；微小与病不应，涩主血少，蓄血之证，反现涩脉，必有精伤之故，败血在内作害也。

《脉经》曰：从高颠仆，打扑损伤，内有瘀血，腹胀满，其脉坚强者生，小弱者死。

耀山云：伤虽重，命脉和缓，可保无虞；伤虽轻，命脉虚促，是可虑也。如内伤脏腑，并外伤致命之处，脉见虚促，命即危矣。促者数而一止也。

《史记》云：齐中郎破石病，淳于意诊其脉，告曰：肺伤不治，当后十日溲血死。即后十一日溲血而死。破石之病，得之堕马僵石上。故知破石之病者，切其脉得肺阴气，其来散、数道至而不一也，色又乘之。所以知其堕马者，切之番阴脉，番阴脉入虚里乘肺脉，肺脉散者，固色变也乘之。所以不中期死者，师言曰：病者安谷则过期。不安谷则不及期。其人嗜黍，黍主肺，故过期。所以溲血者，《诊脉法》曰：病喜养阴处者顺死，喜养阳处者逆死，其人喜自静不躁，又久安坐伏几而寝，故血下泄。耀山云：凡颠扑损伤入于肺者，为不治之症也；又脉不重实者，亦属不治之候也。此案载于《医说》，虽无治法医药，但讲论脉理精微，可启后学之悟也，故附于此。

《脉经》曰：金疮出血太多，其脉虚细者生，数实大者死。

耀山云：出血甚者，最忌洪大，只宜平正安静耳。

《脉经》曰：金疮出血，脉沉小者生，浮大者死。

耀山云：脉与病相应与不相应，以浮沉定其吉凶，以小大决其生死也。

《脉经》曰：砍刺出血不止，脉来大者七日死，滑细者生。

耀山云：脉可预知，能勿讲乎？故撮其要者详之。

王叔和《脉诀》曰：金疮血盛虚细活，急疾大数必危身。

张世贤注云：金疮，刀刃所伤之疮也。血盛，血出多也。血既出多，脉应虚细；反得急疾数大，势必风热乘之，其身不危者几希。

针　灸

《素问·缪刺论》曰：人有所堕坠，恶血留内，腹中满胀，不得前后，先饮利药。此上伤厥阴之脉，下伤少阴之络。刺足内踝之下，然谷之前，血脉出血。刺足跗上动脉。不已，刺三毛上各一痏，见血立已。左刺右，右刺左。

《医宗金鉴》注云：此言恶血为病，有缪刺之法也。人因堕坠，致恶血留内，腹中满胀，前后不通，当先用利药。如上伤厥阴肝经之脉，下伤少阴肾经之络，当刺内踝之下，然谷之前，有血脉令出血者，盖以此属少阴之别络，而交通乎厥阴也。兼刺足跗上动脉，即冲阳穴，乃胃经之原也。如病不已，更刺三毛上大敦穴，左右各一痏，见血立已。缪刺，左刺右大敦，右刺左大敦也。但足跗动脉，上关冲脉、少阴、阳明三经，只宜浅刺，不可出血不已也。

《灵枢经·寒热病》篇曰：身有所伤，血出多，及中风寒，若有所堕坠，四肢懈惰不收，名曰体惰，取其小腹脐下三结交。三结交者，阳明、太阴也，脐下三寸关元也。

《医宗金鉴》注云：此言身有所伤，血出多者，及中风寒者，破伤风之属也；或因堕坠，不必血出，而四肢懈惰不收者，皆名体惰也。关元，任脉穴名，又足阳明、太阴之脉皆结于此，故为三结交也。

《灵枢经·厥病论》曰：头痛不可取于腧者，有所击堕，恶血在于内，若肉伤痛未已，可侧刺，不可远取之也。

《医宗金鉴》注云：经言恶血在内，头痛不可取其腧者，盖头痛取腧以泄其气，则头痛可愈也；若有所击堕，恶血在内，而取腧以泄其气，则是血病而治其气矣，故勿取其腧焉。若所击扑之腘肉伤痛不已，虽用刺法，亦只于所伤附近之侧刺之，以出在内之恶血而已；若仍按经远取诸腧以疗头痛，则不可也。

耀山云：此即推类砭去瘀血之意而详言之。

《医宗金鉴》曰：肝脉搏坚而色不变，必有击堕之事。因腘肉无破，则恶血必留胁下，兼致呕逆，依经针刺然谷、足跗、或三毛等穴出血，或饮利药，使恶血开行，当自愈也。若脉浮微而涩，当知亡血过多，依经于三结交关元穴灸之，或饮大补气血之剂而调之，则病已矣。

耀山云：此针灸服药之总论，即医是症之提纲也。按《刺灸心法要诀》，肩井穴，主治仆伤，肘臂疼痛不举，针五分，灸五壮，孕妇禁针。环跳穴，主治闪挫腰痛，不能回顾，针一寸，留十呼，灸三壮。合谷穴，主治破伤风，针三分，留六呼，灸三壮。又有隔纸灸法，专治跌打损伤疼痛极效，方附于后，系古之熨法也。

肩井穴，足少阳经穴也，在肩大骨前一寸半，以三指按取，当中指陷中者是也。

合谷穴，手阳明经第四穴也，在大指次指岐骨陷中，俗名虎口也。

关元穴，任脉奇经穴也，在脐下三寸是也。

环跳穴，足少阳经穴也，在髀枢之中，侧卧伸下足屈上足取之。

冲阳穴，足阳明胃经穴也，在足面上动脉处，即足跗也。

然谷穴，足少阴肾经涌泉穴上，内踝前起大骨陷中也。

大敦穴，足厥阴肝经第一穴也，在大趾侧，即三毛穴处也。

《针灸大成》云：闪挫腰脊强，腰胁痛，取人中穴，针三分，留六呼，灸三壮；又取委中穴，针五分，留七呼，禁灸。如打扑疼痛者，取承山穴，针七分，灸五壮。

人中穴，一名水沟，在鼻柱下，沟中央，近鼻孔陷中，乃督脉手足阳明之会也。

委中穴，一名血郄，足太阳膀胱经穴也，在腘中央约纹动脉陷中，令人面挺伏地卧取之。

承山穴，一名鱼腹，一名肉柱，一名肠山，足太阳经也，在腿肚下分肉间，须用两手高托按壁上，两足跟离地，用足大趾竖起，上看足锐腨肠下分肉间而取之。

雷火针法：治闪挫诸骨间痛，及寒湿气，而畏刺者。用沉香、木香、乳香、茵陈、羌活、干姜、川山甲各三钱，麝少许，蕲艾二两，以绵纸半尺，先铺艾茵于上，次将药末掺、卷极紧，收用。按定痛穴，笔点记，外用纸六七层隔穴，将卷艾药，名雷火针也，取太阳真火，用圆珠火镜，皆可燃红，按穴上良久，取起，剪去灰，再烧再按，九次即愈。

闪跌灸药：专治跌打损伤，兼医疯痛。硫黄二两，银朱、明雄黄、辰砂各三钱，川乌、草乌各一钱五分，生大黄、黄柏各一钱，麝香一分。先将硫黄熔化，入诸药末搅匀，地上预铺大纸一张，将药倾上，再用纸一张盖上，压扁成块，候冷，每纸一寸可裁十块。每用一块点着，放粗厚草纸上，不住手以厚纸移熨，药尽又换药点熨，至热气透入肌骨，则气血立刻流通，其患如失。

歌　　诀

病原歌诀

损伤之症无多般，有所堕坠气不安，恶血内留兼大怒，积于胁下则伤肝。身经击仆痛难支，醉饱行房复犯之，汗出当风漫不避，两般俱是病伤脾。举重用力骨多倾，交接无度必耗精，入水远行并湿地，肾伤精骨共须惊。

脉证歌诀

肝脉坚长色不青，当知血积不流行，令人喘逆无休止，瘀滞熏蒸入肺经。寸口脉浮微而涩，血多亡失难收摄，经言夺血应无汗，必是金疮刀斧及。

宜忌歌诀

跌扑损伤脉要坚，却宜洪大数长弦，沉微涩小皆应忌，虚促逢之命不延。金疮失血见诸芤，沉细虚微病可瘳，若遇浮洪并数大，须防七日内中忧。

针灸歌诀

恶血内留胸腹胀，先针然谷与冲阳，病如不已三毛上，左右大敦缪刺良。身有所伤血出多，四肢不收曰体惰，急于脐下关元穴，艾炷灸之病即瘥。腰痛要寻环跳中，合谷主治破伤风，臂伤不举肩井穴，针灸原来各有功。打仆伤损破伤风，先于痛处下针攻，后向承山刺与灸，甄权留下意无穷。强痛脊背泻人中，挫闪腰酸治亦同，更有委中之一穴，腰间诸症任君攻。浑身疼痛疾非常，不定穴中细审详，有筋有骨须浅刺，灼艾临时要度量。

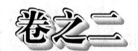

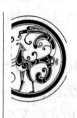

伤科汇纂

骨　度

《灵枢经》曰：头之大骨围二尺六寸。发所覆者，颅至项一尺二寸，发以下至颐，长一尺。耳后当完骨者，广九寸；耳前当耳门者，广一尺三寸。项发以下至背骨，长二寸半；两颧之间，相去七寸；结喉以下至缺盆中，长四寸。

《金鉴》注云：按头部折法，以前发际至后发际，折为一尺二寸；如发际不明，则取眉心，直上后至大杼骨，折为一尺八寸，此为直寸法。其横寸法，以眼内角至外角，此为一寸。头部横直寸法，并依此。

耀山云：颐即腮也。完骨者，耳后高骨，名寿台骨也。缺盆者，天突穴也。大杼骨未详，或言大椎骨也。

《灵枢经》曰：胸围四尺五寸。缺盆以下，至𩩲骭之中，长九寸；两乳之间，广九寸半；𩩲骭中，下至天枢，长八寸；天枢以下至横骨，长六寸半；横骨横长六寸半；两髀之间，广六寸半。

《金鉴》注云：胸腹折法，直寸以中行为之，自缺

10

盆中天突穴起，至岐骨际上中庭穴止，折作八寸四分。自𩨍骬上岐骨际，下至脐心，折作八寸。脐心下至毛际曲骨穴，折作五寸。横寸以两乳相去，折作八寸。胸腹横直寸法，并依此。

耀山云：天枢，足阳明经穴名，在脐旁各开二寸。横骨，在毛际下。髀者，当两股之中，横骨两头之处，俗名髀缝也。

《灵枢经》曰：膂骨以下至尾骶，二十一节，长三尺，腰围四尺二寸。

《神应针经》曰：自大椎至尾骶，通折三尺。上七节，各长一寸四分一厘，共九寸八分七厘；中七节，各长一寸六分一厘，共一尺一寸二分七厘；下七节，各长一寸二分六厘，共八寸八分二厘，统共二尺九寸九分六厘，不足四厘者，有零未尽也，直寸依此。横寸，用中指中节同身寸法。

耀山云：膂，脊背也。此骨外小而内巨，人之所以能负任者，以是骨之巨也。背骨二十四节，今云二十一节者，除项骨三节不在内。尾骶骨，男子者尖，女人者平。

《灵枢经》曰：自柱骨下行腋中不见者，长四寸；腋以下至季胁，长一尺二寸；季胁以下至髀枢，长六寸；髀枢以下至膝中，长一尺九寸；横骨上廉，下至内辅之上廉，长一尺八寸；内辅之上廉以下，至下廉，长三寸半；内辅之下廉以下，至内踝，长一尺三寸；内踝以下至地，长三寸。

耀山云：此侧身之部分也。柱骨者，颈项根骨也。

季胁者，小肋也。大腿曰股，股上曰髀，所谓髀枢者，足少阳环跳穴处也。骨际曰廉。膝傍之骨，突出者曰辅骨，内曰内辅，外曰外辅。踝者，胻骨之下，足跗之上，两傍突出之高骨也。

《灵枢经》曰：肩至肘，长一尺七寸；肘至腕，长一尺二寸半；腕至中指本节，长四寸；本节至其末，长四寸半。膝以下，至外踝，长一尺六寸；膝腘以下，至跗属，长一尺六寸；跗属以下至地，长三寸；外踝以下至京骨，长三寸；京骨以下至地，长一寸；足长一尺二寸，广四寸半。

《金鉴》注云：骨度，乃《灵枢经·骨度》篇之文也。论骨之长短，皆古数也。然骨之大者则太过，小者则不及。

《保命集》云：北人上长下短，头骨大，腰骨小；南人下长上短，头骨偏，腰骨软，此又言其大概耳。

耀山云：按《物理小识》论骨肉之概曰：铜人骨度，以各人中指一节为寸，两乳间九寸半可验。然曰此众人之骨度，则出格者有矣。《主制群征》曰：首骨自额连于脑，其数八，上额之骨十有二，下则浑骨一焉。齿三十有二。觜二十有四。胸之上，有刀骨焉，分为三。肋之骨二十有四，起于觜上。十四环至胸前，直接刀骨，所以护心肺也。下十较短，不合其前，所以宽脾胃之居也。指之骨，大指二，余各三，手与足，各二十有奇。诸骨各有本向，或纵入如钉，或斜迎如锯，或合笋如棱，或环扼如攒，种种不一，总期体之固，动之顺而已。凡各骨之向，约有四十，各肉约有十，悉数之，则数万也。以身之高言之，六倍者广，十倍者厚。比于肘四倍，比于足六倍，比于手大指七十二倍，连余四指比之，其倍也二十有四，而舒两肘比之，纵与横适等矣。面之长，连四指，三量之，下颏至鼻孔一，鼻与额各一。额至顶连四指，二量之尽矣。其广也连四指，四量之，鼻左右至眼之角各一，又至两耳亦各一。耳弓至于眉，下于唇，其相去也，适相等。此亦大概而言也。至论骨如钉如锯，如楔如攒，是《灵》《素》所未发，故附之。

骨　脉

《沿身骨脉论》曰：人两手指甲相连者小节，小节之后中节，中节之后本节，本节之后肢骨之前生者掌骨，掌骨上生者掌肉，掌肉后可屈曲者腕，腕左起高骨者手外踝，右起高骨者手内踝，二踝相连生者臂骨，辅臂骨者髀骨，三骨相继者肘骨，前可屈曲者曲肘，曲肘上生者臑骨，臑骨上生者肩髃，肩髃之前者横髃骨，横髃骨之前者髀骨，髀骨之中陷者缺盆，即血盆骨，缺盆之上者颈，颈之前者嗓喉，嗓喉之上者结喉，结喉之上胲，胲两傍者曲颔，曲颔两傍者颐，颐两傍者颊车，颊车上者耳，耳上者曲鬓，曲鬓上行者顶，顶前者囟门，囟门之下者发际，发际正下者额，额下者眉际，眉际之末者太阳穴，太阳穴前者目，目两傍者两小眦，两小眦上者上睑，下者下睑，正位能瞻视者目瞳子，瞳子近鼻者两大眦，近两大眦者鼻山根，鼻山根上印堂，印堂两傍斜上者脑角，脑角后下者承枕骨。脊骨下横生者髋骨，髋骨两傍者钗骨，钗骨下中者腰门骨，钗骨之下与身骨连生者腿，腿骨下屈曲者曲脓，曲脓上生者膝盖骨，膝盖骨下生者胫骨，胫骨傍生者骱骨，骱骨下外起高大者两足外踝，内起高大者两足内踝，胫骨前垂者两足跌骨，跌骨前者足本节，本节前者小节，小节相连者足指甲，指甲后生者足前跌，跌后凹陷者足心，下生者足掌骨，掌骨后生者踵，踵后生者脚跟骨也。

注云：髃，音鱼，与膈同。《诗传释文》云：髃谓肩前两间骨。横髃血盆两界间，有饭匙骨。胲，足大指毛肉也，恐是胲字之讹。颊车之下有腮颊，颊车之上有颧骨。眉际即眉棱骨。钗骨即肋骨。腰门骨即腰眼骨。膝盖骨中有顿骨。辅臂者髀骨，胫骨旁生者骱骨，亦名髀骨；又横膈骨之前者髀骨，又《检骨格》云琵琶骨亦名髀骨。所云妇人无者，即辅臂之髀骨、辅胫之髀骨，非横髃前之髀骨、琵琶骨之髀骨也。

耀山云：按沿身骨脉，乃周身之骨部也。脉者血脉，乃气血之道路，故气行脉外，血行脉内。血无气而不行，故气曰卫；气无血而何附，故血曰营。昼夜并行，人之一身，阴阳交递，周而复始，无有间断。伤科最当于气血脉络，潜心体会。夫头为诸阳之会，面为三阳之交。督脉行乎背脊，任脉通乎腹中。手背为阳，手之三阳，从头走至手；手心为阴，手之三阴，从手走至腹。足之内跗为阴，足之三阴，从腹走至足；足之外跗为阳，足之三阳，从足走至头。太阳行身之背，阳明行身之前，手足少阳行乎身首之侧。凡遇击扑，气血壅塞，营卫乃滞；若至破损，气血大泄，营卫俱伤。虽骨无系属，脉有部位，若不按经而施补泻，鲜有不误者也。

经　　筋

《灵枢经》曰：足太阳之筋，起于足小指，上结于踝，邪上结于膝，其下循足外侧，结于踵，上循跟，结于腘。其别者，结于踹外，上腘中内廉，与腘中并，上结于臀，上挟脊上项。其支者，别入结于舌本，其直者，结于枕骨，上头下颜，结于鼻。其支者，为目上纲，下结于頄。其支者，从腋后外廉，结于肩髃。其支者，入腋下，上出缺盆，上结于完骨。其支者，出缺盆，邪上出于頄。

足太阳，膀胱经也。踝，足外踝也。踵，脚底板也。腘音国，膝后湾也。踹音善，小腿肚也。髃音虞，肩胛头也。頄音求，颊间之骨也。完骨者，耳后之高骨也。

《灵枢经》曰：足少阳之筋，起于小指次指，上结外踝，上循胫外廉，结于膝外廉。其支者，别起外辅骨，上走髀，前者结于伏兔之上，后者结于尻。其直者，上乘䏚季胁，上走腋前廉，系于膺乳，结于缺盆。

直者，上出腋，贯缺盆，出太阳之前，循耳后，上额角，交巅上，下走颔，上结于颃。支者，结于目眦，为外维。

足少阳，胆经也。小指次指，第四指也。胻，小腿骨也。外辅骨者，附小腿骨之小骨外也。髀者，大腿骨也。伏兔者，髀骨前之起肉也。尻，臀也。䏚音杪，季胁下之空软处也。膺，胸也。巅，顶心也。眦，眼角也。

《灵枢经》曰：足阳明之筋，起于中三指，结于跗上，邪外上加于辅骨，上结于膝外廉，直上结于髀枢，上循胁属脊。其直者，上循骭，结于膝。其支者，结于外辅骨，合少阳。其直者，上循伏兔，上结于髀，聚于阴器，上腹而布，至缺盆而结，上颈，上挟口合于頄，下结于鼻，上合于太阳。太阳为目上纲，阳明为目下纲。其支者，从颊结于耳前。

足阳明，胃经也。中三指，足之居中第三指也。跗，脚背也。髀枢，即环跳穴处也。

《灵枢经》曰：足太阴之筋，起于大指之端内侧，上结于内踝。其直者，络于膝内辅骨，上循阴股，结于髀，聚于阴器，上腹结于脐，循腹里，结于肋，散于胸中，其内者着于脊。

足太阴，脾经也。端者，指之头也。内踝者，足内踝也。阴股者，大腿之阴面也。

《灵枢经》曰：足少阴之筋，起于小指之下，并足太阴之筋，邪走内踝之下，结于踵，与太阳之筋合，而上结于内辅之下，并太阴之筋，而上循阴股，结于阴器，循脊内挟膂，上至项，结于枕骨，与足太阳之筋合。

足少阴，肾经也。脊，背栋骨也。膂，背骨两旁之肉也。

《灵枢经》曰：足厥阴之筋，起于大指之上，上结于内踝之前，上循胫，上结于内辅之下，上循阴股，结于阴器，络诸筋。

足厥阴，肝经也。足三阴并阳明之筋，皆会于阴器，故阴器又名宗筋也。

《灵枢经》曰：手太阳之筋，起于小指之上，结于腕，上循臂内廉，结于肘内锐骨之后，弹之应小指之上，入结于腋下。其支者，后走腋后廉，上绕肩胛，循颈，出走太阳之前，结于耳后完骨。其支者，入耳中。直者，出耳上，下结于颔，上属目外眦。

手太阳，小肠经也。小指之上，小手指之背也。腕者，臂掌骨交接之处也。锐骨者，掌后之高骨也。太阳者，太阳筋也。颔者，下把壳下，两侧肉之空软处也。

《灵枢经》曰：手少阳之筋，起于小指次指之端，结于腕，上循臂，结于肘，上绕臑外廉，上肩走颈，合手太阳。其支者，当曲颊入系舌本。其支者，上曲牙，循耳前，属目外眦，上乘颔，结于角。

手少阳，三焦经也。肘者，手拄撑也。臑音濡，肩下肘上之臂膊也。曲颊者，颊之骨也。角者，头角也。

《灵枢经》曰：手阳明之筋，起于大指次指之端，结于腕，上循臂，上结于肘外，上臑结于髃。其支者，绕肩胛，挟脊。直者，从肩髃上颈。其支者，上颊结于颃。直者，上出手太阳之前，上左角，络头下左额。

手阳明，大肠经也。大指次指，第二指也，又名食指。上左角，下左额，不言上右下右者，省文也。

《灵枢经》曰：手太阴之筋，起于大指之上，循指上行，结于鱼后，行寸口外侧，上循臂，结肘中，上臑内廉，入腋下，出缺盆，结肩前髃，上结缺盆，下结胸里，散贯贲，合贲，下抵季胁。

手太阴，肺经也。鱼者，掌外侧陇起肉处也。寸口者，动脉处也。贲者贲门，胃之上口也。季胁者，软胁也。

《灵枢经》曰：手心主之筋，起于中指，与太阴之筋并行，结于肘内廉，上臂阴，结腋下，下散前后挟胁。其支者，入腋散胸中，结于臂。

手心主，即手厥阴，心包络经也。结于臂，臂字恐膺字之讹。

《灵枢经》曰：手少阴之筋，起于小指之内侧，结于锐骨，上结肘内廉，上入腋，交太阴，挟乳里，结于胸中，循臂下系于脐。

手少阴，心经也。锐骨者，掌后之高骨也。循臂之臂恐胁字之讹，未知是否。

耀山曰：吾尝考于经，曰十二经之脉，所以决死生，处百病，调虚实，不可不通。至十二经之筋，虽不能察阴阳，理诸病，究于各部关节，有所系属，岂可置而不闻乎？如伤筋者，寒则拘紧，热则纵弛；在手足所过之处，则支转筋而痛，在背则反折，在胸则息贲，在目宽则不开，紧则不合，在口急则牙闭，纵则颊脱，在舌非强则卷，在阴非挺则缩，在肩则肩不能举，在膝则膝不能屈伸，皆筋之病也，亦不可不明。况跌打损伤，有筋强筋歪、筋断筋走、筋翻筋粗、筋纵筋挛等症，乃伤科之当务也，故详注而释之。

部　位

《刺灸心法要诀》云：头者，人之首也，凡物独出之首，皆名曰头。脑者，头骨之髓也，俗名脑子。颠者，头顶也，颠顶之骨，俗名天灵盖。囟者，颠前之头骨也；小儿初生未合，名曰囟门；已合曰囟骨，即天灵盖后合之骨。面者，凡前曰面，凡后曰背，居头之前，故曰面也。颜者，眉目间名也。额颅者，额前发际之下，两眉之上，名曰额；一曰颡者，亦额之谓也。头角者，额两旁棱处之骨也。鬓骨者，即两太阳之骨也。目者，司视之窍也。目胞者，一名目窠，一名目裹，即上下两目外卫之胞也。目纲者，即上下目胞之两睑边，又名曰睫，司目之开合也。目内眦者，乃近鼻之内眼角也，以其大而圆，故又名大眦也。目外眦者，乃近鬓之眼角也，以其小而尖，故称目锐眦也。目珠者，目睛之俗名也。目系者，目睛入脑之系也。目眶骨者，目窠四围之骨也，上曰眉棱骨，下即頔骨，頔骨之外即颧骨。頔者，即目之下眶骨，颧骨内下连上牙床也。頞者，即鼻梁，山根也。鼻者，司臭之窍也；两孔之界骨，名曰鼻柱；下至鼻之尽处，名曰准头。颊者，颔内鼻旁间，近生门牙之骨也。颧者，面两旁之高起大骨也。䝉者，俗呼为腮，口旁颊前，肉之空软处也。耳者，司听之窍也。蔽者，耳门也。耳郭者，耳轮也。颊者，耳前颧侧，面两旁之称也。曲颊者，颊之骨也，曲如环形，受颊车骨尾之钩者也。颊车者，下牙床骨也，总载诸齿，能咀食物，故名颊车。人中者，鼻柱之下唇之上，穴名水沟。口者，司言、食之窍也。唇者，口端也。吻者，口之四周也。颐者，口角后，䝉之下也。颏者，口之下唇至末之处，俗名下把壳也。领者，颏下结喉上，两侧肉之空软处也。齿者，口龈所生之骨也，俗名曰牙，有门牙，虎牙，槽牙，上下尽根牙之别。舌者，司味之窍也。舌本者，舌之根也。颃颡者，口内之上二孔，司分气之窍也。悬雍垂者，张口视喉上，似乳头之小舌，俗名碓嘴。会厌者，覆喉管之上窍，似皮似膜，发声则开，咽食则闭，故为声音之户也。

以上头面部之名位也。

咽者，饮食之路也，居喉之后。喉者，通声息之路也，居咽之前。喉咙者，喉也，肺之系也。嗌者，咽也，胃之系也。结喉者，喉之管头也；其人瘦者，多外见颈前，肥人则隐于肉内，多不见也。胸者，缺盆下，腹之上，有骨之处也。膺者，胸前两旁高处也，一名曰臆，胸骨肉也，俗名胸膛。髃骭者，胸之众骨名也。乳者，膺上突起两肉有头，妇人以乳儿者也。鸠尾者，即蔽心骨也；其质系脆骨，在胸骨之下，岐骨之间。岐骨者，凡骨之两叉者，皆名岐骨，手足同。膈者，胸下腹上之界内之膜也，俗名罗膈。腹者，膈之下曰腹，俗名曰肚；脐之下，曰少腹，亦曰小腹。脐者，人之初生，胞蒂之处也。毛际者，小腹下，横骨间，丛毛之际也。下横骨，俗名盖骨。篡者，横骨之下，两股之前，相合共结之凹也；前后两阴之间，名下极穴，又名屏翳穴、会阴穴，即男女阴气之所也。睾丸者，男子前阴两丸也。

以上自咽至阴，胸腹部之名位也。

上横骨，在喉前宛宛中，天突穴之外，小湾横骨旁，接柱骨之骨也。柱骨者，膺上缺盆外，俗名锁子骨也；内接横骨，外接肩解也。肩解者，肩端之骨节解处也。髃骨者，肩端之骨也，即肩胛骨头臼之上棱骨也，其臼接臑骨上端，俗名肩头；其外曲卷翅骨，肩后之棱骨也，其下棱骨在背肉内。肩胛者，即髃骨之末，成片骨也，亦名肩髆，俗名锨板子骨。臑者，肩髆下，内侧对腋处高起软白肉也。臂者，上身两大支之通称也，一名曰肱，俗名胳膊；胳膊中节，上下骨交接处，名曰肘；肘上之骨曰臑骨，肘下之骨曰臂骨；臂骨有正辅二骨，辅骨在上，短细偏外，正骨居下，长大偏内，俱下接腕骨也。腕者，臂掌骨交接处，以其宛屈故名也；当外侧之骨名曰高骨，一名锐骨，亦名踝骨。掌骨者，手之众指之本也；掌之众骨，名曰壅骨，合凑成掌，非块然一骨也。鱼者，在掌外侧之上陇起，其形如鱼，故谓之鱼也。手者，上体所以持物也。手心者，即掌之中也。手背者，手之表也。指者，手指之骨也；第一大指，名巨指，在外二节，本节在掌；第二名食指，又名

21

大指之次指，三节在外，本节在掌；第三中指，名将指，三节在外，本节在掌；第四名无名指，又名小指之次指，三节在外，本节在掌；第五指为小指，三节在外，本节在掌；其节节交接处，皆有碎骨，筋膜联络。爪甲者，指之甲也，足趾同。

以上自肩及指，为手部之名位也。

腋者，肩之下，胁之上际，俗名胳肢窝也。胁者，腋下至肋骨尽处之统名也；曰肋者，胁之单条骨之谓也；统胁肋之总，又名曰胠。季胁者，胁之下小肋骨也，俗名软肋。䏚者，胁下无肋骨空软处也。

以上为身侧部之名位也。

脑后骨者，俗呼脑杓。枕骨者，脑后骨之下陇起者是也，其骨或棱、或平、或长、或圆不一。完骨者，在枕骨下两旁，耳后之棱骨也。颈项者，颈之茎也，又曰颈者，茎之侧也；项者，茎之后也，俗名脖项。颈骨者，头之茎骨，肩骨上际之骨也，俗名天柱骨。项骨者，头后茎骨之上三节圆骨也。背者，后身大椎以下，腰以上之通称也。膂者，夹脊骨两旁肉也。脊骨者，脊膂骨也，俗名脊梁骨。腰骨者，即脊骨十四椎下，十五、十六椎间，尻上之骨也；其形中凹上宽下窄，方圆二三寸许，两旁四孔，下接尻骨上际也。胂者，腰下两旁髁骨上之肉也。臀者，胂下尻旁大肉也。尻骨者，腰骨下，十七椎、十八椎、十九椎、二十椎、二十一椎五节之骨也；上四节纹之旁，左右各四孔，骨形内凹如瓦，长四五寸许，上宽下窄，末节更小，如人参芦形，名尾闾，一名骶端，一名橛骨，一名穷骨，在肛门后，其骨上外两旁形如马蹄，附着两踝骨上端，俗名胯骨。肛者，大肠之下口也。

以上脑后至肛门，为背部之名位也。

下横骨、髁骨、楗骨者，下横骨在少腹下，其形如盖，故又名盖骨也；其骨左右二大孔，上两分出，向后之骨，首如张扇，下寸许，附着于尻骨之上，形如马蹄之处，名曰髁骨；下两分出，向前之骨，末如楗柱，在于臀内，名曰楗骨，与尻骨成鼎足之势，为坐之主骨也，妇人俗名交骨。其骨面曰髋，侠髋之臼，名曰机，又名髀枢，外接股之髀骨也，即环跳穴处，此一骨五名也。股者，下身两大支之通称也，俗名大腿。小腿中节上下交接处名曰膝，膝上之骨曰髀骨，股之大骨也；膝下之骨曰胻骨，胫之大骨也。髀骨者，膝上之大骨也；上端如杵，接于髀枢，下端如锤，接于胻骨也。胻骨者，俗名臁胫骨也；其骨两根，在前者名成骨，又名骭骨，形粗，膝外突出之骨也；在后者名辅骨，形细，膝内侧之小骨也。伏兔者，髀骨前，膝之上，起肉似俯兔，故曰伏兔。膝解者，膝之节解也。膑骨者，膝盖骨也。连骸者，膝外侧二高骨也。腘者，膝后屈处，俗名腿凹也。腨者，下腿肚也，一名腓肠，俗名小腿肚。踝骨者，胻骨之下，足跗之上，两旁突出之高骨，在外为外踝，在内为内踝也。足者，下体所以趋走也，俗名脚。跗者，足背也，一名足跌，俗称脚面。跗骨者，足趾本节之众骨也。足心者，即踵之中也。跟者，足后根之骨也。趾者，足之指也，其数五，名为趾者，别于手也；居内之大者，名大趾；第二趾，名大趾之次趾；第三趾，名中趾；第四趾，名小趾之次趾；第五居外之小者，名小趾。足之趾节与手指节同，其大趾之本节后，内侧圆骨形突者，名核骨。三毛者，足大趾爪甲后为三毛，毛后横纹为聚毛。踵者，足下面，着于地之谓也，俗名脚底板。

以上两足部之名位也。

按此部位，乃周身骨节之数，及诸空软之处，便于分注穴道，详释雅俗名目，无所不备，实为初学针灸之阶级也。然论骨节者，其颈项脊背腰尻诸骨之间，疑有未明。而颈与项，虽分别为二，但其骨一也。此颈骨称天柱骨者，即是项骨，又名大椎骨也。脊背者，脊梁也。腰者，身之半也。尻者，脊梁尽处之骨也。此腰骨者，既称在脊骨十四椎下，十五、十六椎间骨也，应与脊骨相同，岂另有一样骨耶。今言其形，中凹上宽下窄，方圆二三寸许，两旁四孔，下接尻骨上际，此一节文未详；抑系验骨条内所称，男女腰间，各有一骨，大如掌，有八孔，在尾蛆骨上之方骨欤？又尻骨者，尾骶骨也，其形上宽下窄，上承腰脊诸骨，当在脊梁骨之尽处也。此言在腰骨下，十七椎、十八椎、十九椎、二十椎、二十一椎五节之骨也，此数句亦难解。又言上四节纹之旁，左右各四孔，此即《针灸明堂图》内，八窌穴处也，似与骨上有八孔者不同。又称其形，内凹如瓦，长四五寸许，上宽下窄，末节更小，如人参芦形，名尾间，一名骶端，一名橛骨，一名穷骨，在肛门后，似此又与方骨相同。种种疑窦，均未明晰。今遵骨图较正，详释于后集背骨腰骨及尾骶骨之下。又载此足之趾节，与手指节数同；然考检骨图注，两手十指左右二十八节，十足趾共二十六节，因两足小趾，与足大趾节数同，故与手指节数不同也。

<h1 style="text-align:center">骨　节</h1>

《证治准绳》曰：损伤大纲，固用药不可差，而整顿手法不可孟浪。今以人身总有三百六十五骨节，以一百六十五字都关次之。首自铃骨之上为头，左右前后至辕骨，以四十九字，共关七十二骨。

巅中为都颅骨者一，有势微有髓及有液。次颅为髅骨者一，有势微有髓。髅前为顶威骨者一，微有髓，女人无此骨。髅后为脑骨者一，有势微有髓。脑下为枕骨者一，有势无液。枕就之中，附下为天盖骨者一，下为肺系之本。盖骨之后，为天柱骨者一，下属脊窳，有髓。盖前为言骨者一，言上复合于髅骨，有势无髓。言下为舌本骨者左右各二，有势无髓。髅前为囟骨者一，无势无髓；囟下为伏委骨者一，俚人讹为伏犀骨是也，无势无髓。伏委之下，为俊骨者一，附下即眉宇之分也，无势无髓。眉上左为天贤骨者一，无势无髓；眉上右为天贵骨者一，无势无髓。眉下者，目睛也；左睛之上，为智宫骨者一；右睛之上，为命门骨者一，均无势髓。两睛之下中为鼻，鼻之前为梁骨者一，无势无髓。梁之左为颧骨者一，有势无髓；梁之右为纠骨者一，有势无髓。梁之端为嵩柱骨者一，无势无髓。左耳为司正骨者一，无势无髓；右耳为纳邪骨者一，无势无髓。正邪骨之后，为完骨者左右共二，无势无髓。正邪之上，附内为嚏骨者一，无势少液。嚏后之上，为通骨者左右前后共四，有势少液。嚏上为腭骨者一，无势多液。其腭后连属为颔也；左颔为乘骨者一，有势多液；右颔为车骨者一，有势多液。乘车之后为辕骨者左右共二，有势有液。乘车上下，出齿牙三十六事，无势无液，庸下就少，则不满其数。

复次铃骨之下为膻中，左右前后至茶，以四十字关九十七骨。

辕骨之下，左右为铃骨者二，多液。铃中为会厌骨者一，无势无髓。铃中之下，为咽骨者左中及右共三，无髓。咽下，为喉骨者左中及右共三，无髓。喉下，为咙骨者环次共十事，无髓。咙下之内，为肺系骨者累然共十二，无势无髓。肺系之后，为谷骨者一，无髓。谷下，为偏道骨者左右共二，无髓。咙外次下，为顺骨者共八，少液。顺骨之端，为顺隐骨者共八，少液。顺下之左，为洞骨者一，女人无此。顺下之右，为棚骨者一，女人无此。洞棚之下，中央为髑骭骨者一，无髓，俚人呼为鸠尾。髑骭直下为天枢骨者一，无髓。铃下之左右，为缺盆骨者二，有势多液。左缺盆前，下为下厌骨者一；右缺盆前，下为分膳骨者一，俱无髓。厌、膳之后，附下为仓骨者一，无髓。仓之下，左右为髎骨者共八，有势无液。髎下之左，为胸骨者一，男子此骨大则好勇。髎下之右为荡骨者一，女人此骨大者则丈夫。胸之下为乌骨者一，男子此骨满者发早白。荡之下为臆骨者一,此骨高多讹妄。铃中之后,为脊窊骨者共二十二,上接天柱,有髓。脊窊次下,为大动骨者一,上通天柱,共为二十四椎。大动之端,为归下骨者一,道家为之尾闾。归下之后,为篡骨者一,此骨能限精液。归下之前,为茶骨者一,此骨薄者,多处贫下。

　　复次缺盆之下,左右至衬骨,以二十五字关六十骨。此下止分两手臂至十指之端众骨。

　　支其缺盆之后,为伛甲骨者左右共二,有势多液。伛甲之端,为甲隐骨者左右共二。前支缺盆,为飞动骨者左右共二,此骨薄,病痱缓。次飞动之左,为龙臑骨者一,有势无髓无液。次飞动之右,为虎冲骨者一,有势无髓无液。龙臑之下,为龙本骨者一,有势有髓。虎冲之下,为虎端骨者一,有势有髓。本端之下为腕也。龙本上内,为进贤骨者一,男子此骨隆,为名臣。虎端上内,为及爵骨者一,女人此骨高,为命妇。腕前左右,为上力骨者共八,有势多液。次上力为驻骨者左右共十,有势多液。次驻骨为搦骨者左右共十,有势多液。次搦骨为助势骨者左右共十,右助外为甲,左助外为爪。爪甲之下,各有衬骨,左右共十,无势无液。

　　复次髑骺之下,左右前后至初步,以五十一字关一百三十六骨。此下至两乳,下分左右,自两足心,众骨所会处也。

　　髑骺之下,为心蔽骨者一,无髓。髑骺之左名为胁骨者上下共十二,居小肠之分也。左胁之端,各有胁隐骨者分次亦十二,无髓。胁骨之下,为季胁骨者共二,多液。季胁之端,为季隐骨者共二,无髓。髑骺之右,

27

为肋骨者共十二处，大肠之分也。肋骨之下，为朒肋骨者共二，各无隐骨，惟兽有之。右肋之端，为肋隐骨者共十二，无髓。荼骨之前，为大横骨者一，有势少髓。横骨之前，为白环骨者共二，有势有液。白环之前，为内辅骨者，左右共二，有势有液。内辅之后，为骸关骨者左右共二，有势有液。骸关之下，为楗骨者，左右共二，有势有液。楗骨之下，为髀枢骨者左右共二，有势多髓。髀枢下端，为膝盖骨者左右共二，无势多液。膝盖左右，各有侠升骨者共二，有势多液。髀枢之下，为骱骨者左右共二，有势多髓。骱骨之外，为外辅骨者左右共二，有势有液。骱骨之下，为立骨者左右共二，有势有液。立骨左右，各有内外踝骨者共四，有势少液。踝骨之前，各有下力骨者，左右共十，有势多液。踝骨之后，各有京骨者左右共二，有势少液。下力之前，各有释欹骨者共十，有势。释欹之前，各有起仆骨者共十，有势。起仆之前，各有平助骨者左右共十，有势。平助之前，各有衬甲骨者左右共十，无势少液。释欹两旁，各有核骨者左右共二，有势多液。赴仆之下，各有初步骨者左右共二，有势无液，女人则无此骨。

凡此三百六十五骨也，天地相乘，惟人至灵。其女人则无顶、威、左洞、右棚及初步等五骨，止有三百六十骨。又男子女人，一百九十骨，或隐或衬，或无髓势。余二百七十五骨，并有髓液，以藏诸筋，以会诸脉，溪谷相需而成身形，谓之四大，此骨度之常也。

《洗冤录表》验骨条内云：人有三百六十五节，按周天三百六十五度；男子骨白，妇人骨黑。《明冤录》

云：妇人出血如潮水，故骨黑。盖妇人按月行经，血系流散，故骨黑耳。若天癸未至，其骨仍白。再人身心头排子骨，两面俱黄黑色，盖心处聚血，故黄黑耳。

髑髅骨，男子自顶及耳，并脑后共八片，蔡州人有九片。脑后横一缝，当正直下至发际，别有一直缝。妇人只六片，脑后横一缝，当正直下无缝。按脑后直下，承枕骨处也，妇人非无承枕骨，乃骨格注妇人承枕骨无左右，故中无直缝耳。髑音独，髅音楼，二字见《博雅》，又见《庄子》，头骨也。

牙齿，有二十四，或二十八，或三十二，或三十六。

胸前骨三条。胸骨三条分左右，即龟子骨也。心骨一片，状如钱大，即心坎骨也。《备考》云：胸膛内有一护心软骨，损此骨者立毙。

项与脊骨，各十二节。自项至腰共二十四椎骨，上有一大椎骨。人身项骨五节，背骨十九节，合之得二十有四，是项之大椎，即在二十四骨之内。按《类经图翼》：背骨除大椎外，二十一椎，下有尾骶骨，是自项大椎至尾骶，共二十三骨也。此云自项至腰，共二十四椎，集说恐伪肩井饭匙在内。庸斋附说，屡询检官，皆云连项大椎骨，实得二十四骨。今《续颁骨图》注：项骨五节，背骨十九节，内方骨一节，在尾蛆骨之上，是连项大椎、尾蛆骨，共二十五节。须知尾蛆骨，不在脊背行内。椎音垂，与椎同。

肩井及左右饭匙骨各一片。按此其中尚有血盆骨，左右各一片，系《金鉴》所称锁子骨处，其外即肩髃骨也。

身左右肋骨，男子各十二条，八条长，四条短。妇人各十四条。按此只据后肋言之,非前肋有此骨数也。

男女腰间,各有一骨,大如掌,有八孔,作四行样。按此四行,似当作两行,即方骨也（██骨眼皆方,故名方骨）。

手脚骨各二段。男子左右手腕,及左右髁肋骨边,皆有髀骨,妇人无。两足膝头,各有顿骨,隐在其间,如大指大。手掌脚板各五缝,手脚大拇指并脚第五趾各二节,余十四指各三节。按顿骨隐在膝盖中间,图格内不载,检骨格及论沿身骨脉条下,俱未叙入。惟《准绳》三百六十五骨,膝盖骨左右,各有侠升骨者共二。是否此骨,存以俟考。

尾蛆骨,如猪腰子,仰在骨节下。男子者,其缀脊处凹,两边皆有尖瓣如菱角,周布九窍。妇人者,其缀脊处平直,周布六窍。大小便处,各一窍。

耀山云:按《证治准绳》以一百六十五字,关三百六十五骨,此非圣贤莫能洞达其奥,惜乎未有参注。但《洗冤录表》三百六十五骨节总数,又略而未详,其中不无遗漏。而互异之处,抑或气质有厚薄,力隅有各殊耳。并存其说,以备参看,不可执一而论。

骨　　格

耀山云:凡人身骨格,自有一定。虽洪都师云:外书骨异说，如晋重耳骈胁，是肋骨不类；文之明脊骨连脑，是背骨不类；张奖誉口齿，于三十六之外，另多四齿，是齿骨不类；胡敏庶兄弟三人，其手十指，各生六节，是指骨不类；张文昌膝骨大于腿，是膝骨不类。又如重瞳而帝王，枝指而奴而仆，武将无辅而勇，刑妇有骱而戳。他如平人，肋骨仅有十六、十八条，齿骨亦有二十三、四个不等。天地化育，固不能无异。而伤科论骨，应遵部颁《续纂骨格》，简而且明，使后学无歧误而有把握也。

仰面

致命　顶心骨。

致命　囟门骨。

致命　两额角（左、右）。

致命　额颅骨。

致命　两太阳穴（左、右）。

不致命　两眉棱骨（左、右）。

不致命　两眼眶骨（左、右）。

不致命　鼻梁骨。

不致命　两颧骨（左、右）。

不致命　两腮颊骨（左、右）。

不致命　口骨（上、下）。

不致命　齿（上、下）。

不致命　颔颏骨。

不致命　颊车骨（左、右）。

致命　两耳窍（左、右）。

致命　嗓喉结喉骨（共四层，系脆骨）。

致命　龟子骨（即胸前三骨，系排连，有左右）。

致命　心坎骨。

不致命　两肩井臆骨（左、右）。

致命　两血盆骨（左、右）。

不致命　两横髎骨（左、右）。

不致命　两饭匙骨（左、右）。

不致命　两胳膊骨（左、右）。

不致命　两肘骨（左、右）。

不致命　两臂骨（左、右）。

不致命　两髀骨（左、右，妇人无）。

不致命　两手踝（左、右）。

不致命　两手外踝（左、右）。

不致命　两腕骨（左、右）。

不致命　两手掌骨十块（左、右）。

不致命　两手十指骨，二十八节（左、右）。

不致命　胯骨前（左、右）。

不致命　两腿骨（左、右）。

不致命　两膝盖骨（左、右）。

不致命　两胫骨（左、右）。

不致命　两胻骨（左、右，妇人无）。

不致命　两足踝（左、右）。

不致命　两足外踝（左、右）。

不致命　两岐骨（左、右）。

不致命　两足掌骨、跗骨十块（左、右）。

不致命　两脚根骨，共八块（左、右）。

不致命　十趾，共二十六节。

合面

致命　脑后骨。

致命　乘枕骨（左、右。妇人无左右）。

致命　两耳根骨（左、右）。

致命　项颈骨第一节。

不致命　二节。

不致命　三节。

不致命　四节。

不致命　五节。

不致命　琵琶骨，亦名髀骨。

致命　脊背骨第一节。

不致命　二节，两旁横出者髋骨。

不致命　三节。

不致命　四节。

不致命　五节。

不致命　六节。

致命　脊脊骨第一节。

不致命　二节。

不致命　三节。

不致命　四节。

不致命　五节。

不致命　六节。

不致命　七节。

不致命　两肋骨，共二十四条（即钗骨，妇人多四条）。

致命　腰眼骨第一节。

不致命　二节。

不致命　三节。

不致命　四节。

不致命　五节。

致命　方骨。

不致命　胯骨后（左、右）。

不致命　尾蛆骨（男子九窍，妇人六窍）。

上仰面合面，周身骨节，男子妇女各别者，共四处，俱注骨格本条下。再妇女产门之上，多羞秘骨一块，伤者致命。

注云：按男妇周身骨节不同者，骨格所注有两髀骨、两骺骨，男子有，妇人无。乘枕骨，妇人无左右。又有两肋骨，妇人多四条。尾蛆骨，男子九窍，妇人六窍。又验骨条内云：自顶及耳并脑后，男子骨八片，妇人六片。《金鉴》云：颠顶骨，男子三叉缝，女子十字缝。据此男妇不同，应有七处，并羞秘骨，为八处也。

耀山云：两肩井臆骨，查验骨条内，分为两肩井，两臆骨。又注云：两肩、两胯、两腕、皆有盖骨，寻常不系在骨之数，经打损伤，方入众骨系数之内。又验骨条云：膝盖骨中间，有顿骨一块，如大指大。另有架骨一块，横环小腹之下，与后尾蛆骨相连。架骨图内不载，即验骨检骨及《论沿身骨脉》各条亦未叙入。其血盆骨一处，又载在验尸图内，因血盆部位在尸伤系不致命，在检骨则致命，一处部位而有致命不致命之分。然血盆骨本系要害处所，如仅止皮破血出，自不致命，一经伤损，即时毕命，是以有致命不致命之分，正为辨论所宜及。又眦、鼻、山根、印堂，诸书皆言不致命，惟《论沿身骨脉》小注云：致命要处，若伤立致毕命。眦者，眼角也。

验伤条云：有致命之处、致命之伤。顶心、囟门、耳根、咽喉、心坎、腰眼、小腹、肾囊，此速死之处。脑后、额颅、胸膛、脊背、胁肋，此必死之处。伤如青黑、皮破肉绽、骨裂、脑出、血流，此致命之伤。致命之伤，当速死之处，不得过三日；当必死之处，不得过十日。凡眉丛、食气嗓、前后肋、茎物、发际、谷道等处，图格虽称不致命，然伤重即死。肩甲、腋胑、内通筋骨，伤重则死。胳膊、曲瞅、手腕、臂膊、胳肘、手背、手心、十指、十指甲、十指甲缝、腿膝、臁肕、脚腕、脚面、十趾、十趾甲、曲瞅、腿肚、脚根、脚心、十趾肚、十趾甲缝，以上虽不致命，若骨损折，及甲缝签刺，将养不效，皆不免于死。

耀山云：遍身致命穴拃法，用中指与拇指拃之。自左右太阳自成一拃，以此为长短之则。百会穴一穴拃，至脑后燕窝一穴拃，自百会至耳后高骨各一穴拃。百会至山根一穴拃，山根至咽喉一穴拃，咽喉至膻中一穴拃，膻中至左右胁肋各一穴拃，胁肋至脐亦各一穴拃，脐至左右肚角各一穴拃，肚角至阴子亦各一穴拃，阴子至尾闾骨一穴拃。除脊背、脊膂、腰眼、后肋之外，相去皆一穴拃，伤重者皆致不救，轻者可治。其余各处，虽不致命，伤重皆可致死。又云：凡男女老幼，筋骨有强弱之分，气血有盛衰之别。如《千金》论曰：婴儿初出娘胎，肌肤未成，筋骨缓弱；生后两月，瞳子始成，能笑识人；百五十日，任脉成，能反复；百八十日，尻骨成，能独坐；二百一十日，掌骨成，能匍匐；三百日，膑骨成，能独立；周岁，膝骨成，能行。又曰枕骨成，始能言。若骨未成而俱能者，虽无伤损，皆主不寿。《说文》曰：男八月生齿，八岁而龀；女七月生齿，七岁而龀。龀，毁齿也。《素问》曰：女子七岁肾气盛，齿更发长；二七而天癸至，故有子；三七肾气平均，故真牙生而长极；四七筋骨坚，发长极，身体盛壮；五七阳明脉衰，面始焦，发始堕；六七三阳脉衰于上，面皆焦，发始白；七七任脉虚，天癸竭，而无子也。丈夫八岁肾气实，发长齿更；二八肾气溢泻；三八肾气平均，筋骨劲强，故真牙生而长极；四八筋骨隆盛，肌肉满壮；五八肾气衰，发堕齿槁；六八阳气衰竭于上，面焦，发鬓颁白；七八肝气衰，筋不能动，天癸竭，精少；八八肾脏衰，则齿发去，筋骨懈惰，身体重，行步不正。斯时凡有伤损，虽不在致命之处，皆属难治。

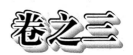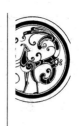

手 法 总 论

《医宗金鉴》总论曰：夫手法者，谓以两手安置所伤之筋骨，使仍复于旧也。但伤有轻重，而手法各有所宜。其痊可之迟速，及遗留残疾与否，皆关乎手法之所施得宜，或失其宜，或未尽其法也。盖一身之骨体既非一致，而十二经筋之罗列序属又各不同，故必素知其体相，识其部位。一旦临证，机触于外，巧生于内，手随心转，法随手出；或拽之离而复合，或推之就而复位，或正其斜，或完其阙，则骨之截断、碎断、斜断，筋之弛纵卷挛，翻转离合，虽在肉里，以手扪之，自悉其情，法之所施，使患者不知其苦，方称为手法也。况所伤之处，多有关于性命者，如七窍上通脑髓，鬲近心君，四末受伤，痛苦入心者，即或其元气素壮，败血易于流散，可以克期而愈，手法亦不可乱施。若元气素弱，一旦被伤，势已难支，设手法再误，则万难挽回矣，此所以尤当审慎者也。盖正骨者，须心明手巧，既知其病情，复善用夫手法，然后治自多效。诚以手本血肉之体，其宛转运用之妙，可以一已之卷舒，高下疾徐，轻重开合，能达病者之血气凝滞，皮肉肿痛，筋骨挛折，与情志之苦欲也。较之以器具从事于拘制者，相去甚远矣。是则手法者，诚正骨之首务哉。

摸　法

《医宗金鉴》曰：摸者，用手细细摸其所伤之处，或骨断骨碎，骨歪骨整，骨软骨硬，筋强筋柔，筋歪筋整，筋断筋走，筋粗筋翻，筋寒筋热，以及表里虚实，并所患之新旧也。先摸其或为跌扑，或为错闪，或为打撞，然后依法治之。

接　法

《医宗金鉴》曰：接者，谓使已断之骨，合拢一处，复归于旧也。凡骨之跌伤错落，或断而两分，或折而陷下，或碎而散乱，或岐而傍突，相其形势，徐徐接之，断者复续，陷者复起，碎者复完，突者复平。或用手法，或用器具，或手法器具分先后而兼用之，是在医者之通达也。

端　法

《医宗金鉴》曰：端者，或两手一手，擒定应端之处，酌其轻重，或从下往上端，或从外向上托，或直端斜端也。盖骨离其位，必以手法端之，则不待旷日持久，而骨缝即合，仍须不偏不倚，庶愈后无长短不齐之患。

提　法

《医宗金鉴》曰：提者，谓陷下之骨，提出如旧也。其法非一，有用两手提者，有用绳帛系高处提者，有提后用器具辅之不致仍陷者，必量所伤之轻重浅深，然后施治。倘重者轻提，则病莫能愈；轻者重提，则旧患虽去，而又增新患矣。

按　摩　法

《医宗金鉴》曰：按者，谓以手往下抑之也。摩者，谓徐徐揉摩之也。此法盖为皮肤筋肉受伤，但肿硬麻木，而骨未断折者设也。或因跌扑闪失，以致骨缝开错，气血郁滞，为肿为痛，宜用按摩法。按其经络，以通郁闭之气；摩其壅聚，以散瘀结之肿，其患可愈。

推　拿　法

《医宗金鉴》曰：推者，谓以手推之，使还旧处也。拿者，谓两手一手，捏定患处，酌其宜轻宜重，缓缓焉以复其位也。若肿痛已除，伤痕已愈，其中或有筋急而转摇不甚便利，或有筋纵而运用不甚自如，又或有骨节间微有错落不合缝者，是伤虽平，而气血之流行未畅，不宜接整端提等法，惟宜推拿以通经络气血也。盖人身之经穴，有大经细络之分，一推一拿，视其虚实，酌而用之，则有宣通补泻之法，所以患者无不愈也。

注云：已上诸条乃八法之大略如此。至于临症之权衡，一时之巧妙，神而明之，存乎其人矣。

耀山云：八法之外，又有推骨入髎秘法，或用肩头掮，或用足跟垫。掮者，如挑负然，将患人掮起，骨入髎矣，较之用手拉手拽，更觉有力多矣。垫者，或坐其上，或卧于地，两手将患人擒住，随用足跟垫去，比之用手推托，便捷甚矣。此秘法也，故附八法之后，以补手法之未备也。

器 具 总 论

《医宗金鉴》总论曰：跌扑损伤，虽用手法调治，恐未尽得其宜，以致有治如未治之苦，则未可云医理之周详也。爰因身体上下正侧之象，制器以正之，用辅手法之不逮，以冀分者复合，欹者复正，高者就其下，陷者升其位，则危症可转于安，重伤可就于轻；再施以药饵之功，更示以调养之善，则正骨之道全矣。

裹 帘

《医宗金鉴》曰：裹帘以白布为之，因患处不宜他器，只宜布缠，始为得法，故名裹帘。其长短阔狭，量病势用之。

振 梃

《医宗金鉴》曰：振梃，即木棒也。长尺半，圆如钱大，或面杖亦可。盖受伤之处气血凝结，疼痛肿硬，用此梃微微振击其上下四傍，使血气流通，得以四散，则疼痛渐减，肿硬渐消也。

释义云：凡头被伤而骨未碎，筋未断，虽瘀聚肿痛者，皆为可治。先以手法端提颈项筋骨，再用布缠头二三层令紧，再以振梃轻轻拍击足心，令五脏之气，上下宣通，瘀血开散，则不奔心，亦不呕呃，而心神安矣。若已缠头，拍击足心，竟不觉疼，昏不知人，痰响如拽锯，身体僵硬，口流涎沫，乃气血垂绝也，不治。

披　肩

《医宗金鉴》曰：披肩者，用熟牛皮一块，长五寸，宽三寸，两头各开二孔，夹于伤处，以棉绳穿之，紧紧缚定。较之木板，稍觉柔活。

释义云：凡两肩扑坠闪伤，其骨或断碎，或傍突，或斜努，或骨缝开错筋翻，法当令病人仰卧凳上，安合骨缝，揉按筋结；先以棉花贴身垫好，复以披肩夹住，肩之前后缚紧，再用白布在外缠裹毕；更用扶手板，长二尺余，宽三四寸，两头穿绳，悬空挂起，令病者俯伏于上，不使其肩骨下垂。过七日后开视之，如俱痊可，撤板不用；如尚未愈，则仍用之。若不依此治法，后必遗患芦节。

耀山云：用水竹半边，长短阔狭，以患处为则，削去棱角，嵌入肩内，其肩下腋肢，再用棉团一个，实其腋内，外以布带缚定系住。此治肩骨断碎之具，虽比板物较硬，然用之得法，缚之妥贴，则无动移之患矣。

攀　索

《医宗金鉴》曰：攀索者，用绳挂于高处，以病人两手攀之也。

迭　砖

《医宗金鉴》曰：迭砖者，以砖六块，分左右各迭置三块，令病人两足踏于其上也。

释义云：凡胸腹腋胁，跌打碰撞垫努，以致胸陷而不直者，先令病人以两手攀绳，足踏砖上，将后腰拿住，各抽去砖一块，令病人直身挺胸，少倾，又各抽去砖一块，仍令直身挺胸，如此者三，其足着地，使气舒瘀散，则陷者能起，曲者可直也。再将其胸以竹帘围裹，用宽带八条紧紧缚之，勿令窒碍。但宜仰卧，不可俯卧侧卧，腰下以枕垫之，勿令左右移动。

通　木

《医宗金鉴》曰：用杉木宽三寸，厚二寸，其长自腰起上过肩一寸许，外面平正，向脊背之内面刻凹形，务与脊骨膂肉吻合，约以五分度之。第一分，斜钻二孔，在于左右两侧，外面越第二分，至三分、四分、五分，俱自左右侧面，各斜钻一孔。用宽带一条，自第一分上左孔穿入，上越右肩，下胸前斜向左腋下，绕背后，穿于第一分右次孔内。再用一带自第一分上右孔穿入，上越左肩，下胸前斜向右腋下，绕背后穿入第一分左次孔内。两带头俱折转，紧扎木上。第三分、四分亦以带穿之，自软肋横绕腹前，复向后穿入原孔内，紧扎木上。第五分，以带穿入孔内，平绕腹前，复向后紧扎木上，切勿游移活动，始与患处有益。凡用此木，先以棉絮软帛贴身垫之，免致疼痛。

释义云：凡脊背跌打损伤，膂骨开裂高起者，其人必伛偻难仰。法当令病者俯卧，再着一人以两足踏其两肩，医者相其开裂高起之处，宜轻宜重，或端或拿，或按或揉，令其缝合，然后用木依前法逼之。

腰　柱

《医宗金鉴》曰：腰柱者，以杉木四根，制如扁担形，宽一寸，厚五分，长短以患处为度，俱自侧面钻孔，以绳联贯之。

释义云：凡腰间闪挫岔气者，以常法治之。若腰节骨被伤错笋，膂肉破裂，筋斜伛偻者，用醋调定痛散，敷于腰柱上，视患处将柱排列于脊骨两傍，务令端正，再用蕲艾做薄褥，覆于柱上，以御风寒，用宽长布带，绕向腹前，紧紧扎裹。内服药饵，调治自愈。

耀山曰：医者，意也。尝考古人创论立方，虽有根据，以己意参之，总不出情理之中。至接骨一道，用手法外，复用器具，盖有意会之处。阅《明史》内载，有谏臣某，因事迭奏忤上，致廷讯时，上令武士用金瓜锤责其遍体，甚至肋骨击断其二；复令下狱，身加桎梏脚镣，手铐刑具，严行监固。桎梏者，较人之长短，以木为之，上锁于颈，下链于踝，中系于手而及于腰，使囚不能弯曲转侧活动。后上悟，怜其苦谏，释之，肋骨俱已接续，未始非梃棍铐镣之益也。梃棍与通木相似，镣铐与扎缚相同，击断者复接续，是以不医医之。今之用器具，殆即此遗意欤。

竹　帘

《医宗金鉴》曰：竹帘者，即夏月凉帘也，量患处之大小长短裁取之。

释义云：凡肢体有断处，先用手法安置讫，然后用布缠之，复以竹帘围于布外，紧扎之，使骨缝无参差走作之患，盖通用之物也。

杉　篱

《医宗金鉴》曰：杉篱者，复逼之器也。量患处之长短阔狭，直曲凸凹之形，以杉木为之，酌其根数，记清次序，不得紊乱。然后于每根两头，各钻一孔，以绳联贯之，有似乎篱，故名焉。但排列稀疏，不似竹帘之密耳。

释义云：凡用以围裹于竹帘之外，将所穿之绳结住，再于篱上加绳以缠之，取其坚劲挺直，使骨缝无离绽脱走之患也。盖骨节转动之处与骨筋甚长之所，易于摇动，若仅用竹帘，恐挺劲之力不足，故必加此以环抱之，则骨缝吻合坚牢矣。

陈远公曰：有跌打骨折，必用杉木或杉板，将折骨凑合端正，以绳缚定，勿偏斜曲，再以布扎，不可因疼痛心软，少致轻松，反为害事。后用内服药，如皮破血出，须用外治药；但骨折而外边之皮不破，即不用外治之药，然内外夹攻，未尝不更佳耳。内治法宜活血去瘀为先，血不活则瘀不去，瘀不去则骨不能接也。内治用接骨神丹煎服，外治贴全体神膏，再加末药胜金丹，掺伤处为妙。每膏一张用末药三钱，掺膏上贴之，凡接骨不须二个，至重则用二个。此绝奇绝异之方，倘未损伤，只贴膏药，不必用胜金丹掺药。内外治法三方，有不可形容之妙，医者患者得以旦夕奏功，故特为表出，方出冰鉴。

谷兰云：损伤固痛，因痛而以板木缚之则愈痛，愈痛而手软心软，转致轻松，是痛其痛，反增其痛，迨至不可医药，悔何及哉！学者务熟习手法，临症时得自然之妙，自无手软心软之弊矣。

耀山云：凡臂骨及小儿颈骨、腿骨、大手膊骨，截断折断、碎断斜断者，不必用大杉篱，仅用杉木皮尽可。将杉木皮削去粗皮，或三片或二片，如指面大，长短以患处为则。况杉木皮似竹样阁漏式，合于骨处极为妥贴。又杉木皮挖空，用纸粘裹，可缚手肘手腕，使其能转能伸，能屈能曲，此夹扎中之活法也。又有竹篾大片，再以纸包，或用三片、四片，看患处之宽狭长短，定为法则。又有松木薄板，象今做糕匣者，用纸包裹，安于骨断之处，以棉带紧扎甚妙。此皆常用验过之器具也。

抱　膝

《医宗金鉴》曰：抱膝者，有四足之竹圈也。以竹片作圈，较膝盖稍大些须，再用竹片四根，以麻紧缚圈上，作四足之形，将白布条通缠于竹圈及四足之上，用于膝盖，虽拘制而不致痛苦矣。

释义云：膝盖骨复于楗骺骨之端，本活动物也。若有所伤，非骨体破碎，即离位而突出于左右。虽用手法推入原位，但步履行止，必牵动于彼，故用抱膝以固之，庶免复离原位，而遗跛足之患也。其法将抱膝四足插于膝盖两傍，以竹圈辖住膝盖，令其稳妥，不得移动，再用白布宽带，紧紧缚之。

耀山云：膝盖骨跪碎或跌碎者，常用纸竹毛篾缠绕一笂，与膝盖大小相等，再加四绳缚于笂上，贴膏药后，即将篾笂安上，四绳分前后缚之，较之竹圈，稍觉柔软矣。

又云：以上器具，皆伤科必用之物，又增补试验各具，然未备也。有肩胛出臼，用布带缠于手上，系于柱间，在带上揜者；有腿骨出髎，用阔带缚定腿足，将人抱住，以大锒头吓者；有用硬挺者；有用软骗者，种种器具，总不出缚缠夹扎挺托之法，复其原位，使勿游移活动为得耳，要在人之活法变动也。

《选粹》云：凡损伤平处，骨断骨碎，皮不破者，用接骨定痛等膏敷贴。若伤在手足曲直伸缩之处，要用包裹，可令时时转动。指骨碎者，只用麻片夹缚。腿上用麻绳扎缚。冬月热缚，夏月凉缚，余月温缚。又云：骨断皮破者，不可用酒煎药。或损在内而皮破者，可加童便于破血药内和服。若骨断皮不破者，可全用酒煎药。若只伤而骨不折肉不破者，用消肿膏或定痛膏。又云：皮里有碎骨，只用定痛膏敷贴夹缚。如十分伤重，自然烂开其肉，碎骨自出，然后用补肌散，外以补肉膏敷贴。又云：夹缚处，须药水以时泡洗，春秋三日，夏二日，冬四日，洗去旧药，须仔细勿惊动伤处，洗讫，仍用前药前膏敷缚。凡换药不可生换，须用手巾打湿拓润，逐片取脱，随手荡洗换上；又不可停留一时刻，药膏必须预为摊就，随手换上。此乃敷药之诀，如换膏药亦然。

接 骨 歌 诀

接骨由来法不同，编歌依次说全功，若能洞达其中意，妙法都归掌握中。骨折大凡手足多，或短或长或脱窠，或凹或凸或歪侧，务将手足慎抚摩。长者脱下短缩上，突凹歪斜宜度量，身上骨若断而分，须用三指摩的当。内如脉动一般呵，骨折断碎无别何，整骨先服保命丹，酒下骨软方动他。手足断须扯捻好，足断而长添一劳，先须脚底牢牮实，断伤骨下微垫高。足跟之下更高碍，病痊无患自证验，如不牮实骨尚长，以后愈长长可厌。此为缩法之手功，手长难疗成废躬，歪从患骨下托起，扯直无歪归于同。合臾不突还原样，凹者捻妥无别尚，试手必以两手齐，试足须将脚并放。复曰膏药自急需，光细布摊称体肤，长短阔狭随患处，膏宜摊厚糁多铺。将膏紧裹包贴定，夹非杉皮力不胜，板长患处短方称，浸软渐刮去粗皮，还当排得紧重重，夹上布缠缠莫松，缠布阔宜二寸许，从上至下尽力封。布上再扎三条带，中间上下护要害，先缚中间后两头，宽紧得宜始安泰。如缚手足斜折断，中间紧而两头宽，骨断若如截竹样，中宽聚气紧两端。气血断处来聚着，手用带儿复掌络，脚要米袋两边挨，挨定不动胜妙药。对症汤丸日日施，药洗换膏三日期，三七之时骨接牢，房事油腥犯不宜。紫金丹作收功例，骨仍坚固无流弊，我今编此手法歌，传与后人须仔细。

上 髎 歌 诀

上髎不与接骨同，全凭手法及身功，宜轻宜重为高手，兼吓兼骗是上工。法使骤然人不觉，患如知也骨已拢，兹将手法为歌诀，一法能通万法通。

托下巴歌诀

头骨圆圆曰髑髅，下巴骨脱两般求，单边为错双边落，上似弯环下似钩。两指口中齐重捺，各腮颊外共轻揉，下巴往里徐徐托，托上还须用带兜。

提颈骨歌诀

人登高处忽逢惊，首必先坠颈骨顷，面仰难垂惟伸续，头低不起则端擎。腔中插入须提拔，骨上歪斜要整平，再看有无他磕碰，临时斟酌度其情。

整背腰骨歌诀

脊背腰梁节节生，原无脱髎亦无倾，腰因挫闪身难

动，背或伛偻骨不平。大抵脊筋离出位，至于骨缝裂开
珊，将筋按捺归原处，筋若宽舒病体轻。

上肩髎歌诀

损伤肩膊手筋挛，骨髎犹如杵臼然，若是肘尖弯在
后，定当臑骨耸于前。常医或使两人拉，捷法只须独自
捐，倘遇妇人难动手，骗中带吓秘家传。

托肘尖歌诀

臂膊之中曰肘尖，凸凹上下骨镶粘，直而不曲筋之
病，屈若难伸骨有嫌。骨裂缝开翻托好，筋横纵急搦安
恬，仍当养息悬于项，屈曲时时疾不添。

挪手腕歌诀

腕似农车水骨联，仰翻俯复曲如旒，行车竭蹙应防
覆，走马驰驱或致颠。手必先迎筋反错，掌如后贴骨开
偏，轻轻搦骨归原处，骨若还原筋已痊。

上大腿髎歌诀

环跳穴居胯骨前，中分杵臼似机旋，筋翻肿结脚跟
趋，骨错斜行腿足踹。宜用手掎并脚牮，或施布缚及绳
悬，女人隐处手难动，吊住身躯隔壁牵。

推膝盖骨歌诀

膝骨形圆盖膝间，原系活动各筋扳，盖移腿上腰胯
痛，骨走臁中步履艰。若出外边筋肿大，如离内侧腘难
弯，推筋捺骨归原位，抱膝相安何足患。

拽脚踝拐歌诀

足趾足跟踝相并，伤筋动骨致难行，脚尖向后应知
挫，踝骨偏斜定是拧。骨突骨坳宜摸悉，筋翻筋结要分
清，筋须揉拨又须拽，筋若调匀骨亦平。

耀山云：骨髎者，两骨相交活动之处也。如杵之臼，如户之枢，又如桔槔之有机，以筋联络之，故能转运而不碍。若脱髎者，筋必受伤，是以上髎必先理其筋也。前接骨歌，系陈氏秘传，法赅而备，惟原稿韵脚未妥，稍为润色之。脱稿之后，复撰上髎歌诀十首，未敢言工，聊便诵记而已。按骨髎之髎字，音料，乃尻骨上有八孔，谓之八髎。《叶氏医案》云：接骨上骱，骱音戛，小骨也，或有用作窍，用作窌，均未切当。薛氏《正体类要》有骨髎接而复脱之句，今仍借用之。

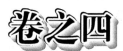

卷之四

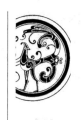

方 法 总 论

《医宗金鉴》总论曰：今之正骨科，即古跌打损伤之证也。专从血论，须先辨或有瘀血停积，或为亡血过多，然后施以内治之法，庶不有误也。夫皮不破而肉损者，多有瘀血；破肉伤胭，每致亡血过多，二者治法不同。有瘀血宜攻利之，亡血者宜补而行之；但出血不多，亦无瘀血者，以外治之法治之。再察其所伤，上下轻重浅深之异，经络血气多少之殊，必先逐去瘀血，和荣止痛，然后调养血气，自无不效。若夫损伤杂症，论中不及备载者，俱分门析类，详列于后，学者宜尽心焉。

《选粹》云：大法因以血之或瘀或失，分虚实而为补泻，亦当看伤之轻重。轻者顿挫，气血凝滞作痛，此当导气行血而已；若重者伤筋折骨，如欲接续，非数月不瘥；若气血内停，阻塞真气不得行者必死，急泻其血，通其气，庶可施治。又云：出血太多，头目昏眩，先用川当归、大川芎、水煎服，次加白芍药、熟地黄、续断、防风、荆芥、羌独活、南星，煎加童便，不可用酒。如血出少，内有瘀血，以生料四物汤一半，加独圣散，水煎服。皮肉未破者，煎成加酒服。

内　证

《医宗金鉴》曰：凡跌打损伤坠堕之证，恶血留内，则不分何经，皆以肝为主。盖肝主血也，故败血凝滞，从其所属，必归于肝。其痛多在胁肋小腹者，皆肝经之道路也。若壅肿痛甚，或发热自汗，皆宜斟酌虚实，然后用调血引经之药。王好古云：登高坠下，撞打等伤，心腹胸中停积瘀血不散者，则以上、中、下三焦分别部位，以施药饵。瘀在上部者，宜犀角地黄汤；瘀在中部者，宜桃仁承气汤；瘀在下部者，宜抵当汤之类。须于所用汤中，加童便好酒同煎服之。虚人不可下者，宜四物汤加穿山甲。若瘀血已去，则以复元通气散加当归调之。《内经》云：形伤作痛，气伤作肿。又云：先肿而后痛者，形伤气也；先痛而后肿者，气伤形也。凡跌扑闪错，或恼怒气滞血凝，及元气素弱，或因叫号血气损伤，或过服克伐之剂，或外敷寒凉之药，致血气凝结者，俱宜用活血顺气之剂。后列诸方，以备选用。

《可法良规》云：凡伤损之症，若误饮凉水，淤血凝滞，气道不通，或血上逆，多致不救；若入于心即死，急饮童便热酒以和之。若患重而淤血不易散者，更和以辛温之剂。睡卧要上身垫高，不时唤醒，勿令熟睡，则血庶不上逆。故患重之人，多为逆血填塞胸间，或闭塞气道咽喉口鼻不得出入而死。

《选粹》云：损伤，寒凉之药一毫俱不可用，盖血见寒则凝，若冷饮致血入心而死。惟看有外伤者，当内外兼治。若外无所伤，内有死血，唯用苏木等治血之药，可下者下之，鸡鸣散是也。

《可法良规》云：凡损伤之症，外固不宜敷贴硝黄之类，恐济寒以益其伤。若人平素虚弱，虽在夏令，内服亦不宜用咸寒之品。盖胃气得寒而不生，运气得寒而不健，瘀血得寒而不能行，腐肉得寒而不溃，新肉得寒而不生。若内有瘀血停滞，服以通之，不在此例。

出　血

《正体类要》曰：若患处或诸窍出血者，肝火炽盛，血热错经而妄行也；用加味逍遥散，清热养血。若中气虚弱，血无所附而妄行，用加味四君子汤，补益中气。或元气内脱，不能摄血，用独参汤，加炮姜以回阳；如不应，急加附子。或血蕴于内而呕血，用四物加柴胡黄芩。凡损伤劳碌、怒气、肚腹胀满，误服大黄等药，伤阳络，则为吐血衄血，便血尿血；伤阴络，则为血积血块，肌肉青黯。此脏腑亏损，经隧失职，急补脾肺，亦有生者。

《急救方》云：跌压伤重之人，口耳出血，一时昏晕，但视面色尚有生气，身体尚为绵软，则皆可救。但不可多人环绕，嘈杂惊慌，致令惊魄不复。急令亲人呼而扶之，坐于地上，先拳其两手两足，紧为抱定。少顷再轻移于相呼之人怀中，以膝抵其谷道，不令泄气。若稍有知觉，即移于素所寝处，将室内窗棂遮闭令暗，仍拳手足紧抱，不可令卧。急取童便乘热灌之，马溺更妙。如一时不可得，即人溺亦可，要去其头尾，但须未食葱蒜而清利者。强灌一二杯，下得喉便好。一面用四物汤三四倍，加桃仁、红花、山楂、生大黄各二两，童便一大钟，如夏月加黄连四、五分；用流水急火，在傍煎半熟，倾入碗内，承于伤者鼻下，使药气入腹，不致恶逆，乘热用小钟灌服；如不受，少刻又灌。药尽不可使卧，服药之后，其谷道尤须用力抵紧，不可令泄其气。如药性行动，不可即解，恐其气从下泄，以致不救也。必须俟腹中动而有声，上下往来数遍，急不可待，方可令其大解。所下尽属淤紫，毒已解半，方可令睡。至于所下尽为粪，即停止前药；否则再用一二剂亦不碍。然后次第调理，不可轻用补药。

王肯堂云：血溢血泄，诸蓄妄证，其始也，予率以桃仁大黄行血破瘀之剂，折其锐气，而后区别治之，虽往往获中，然犹不得其所以然也。后来四明遇故人苏伊举，闲论诸家之术。伊举曰：吾乡有善医者，每治失血蓄妄，必先以快药下之。或问失血复下，虚何以当？则曰：血既妄行，迷失故道，不去蓄利瘀，则以妄为常，曷以御之？且去者自去，生者自生，何虚之有？予闻之愕然曰：名言也。昔者之疑，今释然矣。

又云：凡九窍出血，用南天竺主之。或用血余灰，自发为佳；次则父子一气，再次男胎发，又次则乱发。

皂角水洗晒干，烧灰为末，每二钱，以茅草根煎汤调下。又荆叶捣取汁，酒和服。又刺蓟一握，绞汁，酒半盏和服；如无生者，捣干者为末，水调三钱，均效。

诀曰：墙头苔藓可以塞，车前草汁可以滴，火烧莲房用水调，锅底黑煤可以吃。石榴花片可以塞，生莱菔汁可以滴，火烧龙骨可以吹，水煎茅花可以吃。

《圣惠方》：治诸窍出血，用人中白一团鸡子大，绵五两，烧研，每服二钱，温水下。

《急救方》注：治跌打损伤已死者，用男女尿桶人中白，炼红投好醋七次，研末，酒送二钱，吐出恶血即可救矣。慎不移动，动者不治。

泛　注

《医宗金鉴》曰：损伤瘀血泛注之证，乃跌仆血滞所致。盖气流而注，血注为凝，或注于四肢关节，或留于胸腹腰臂，或漫肿，或结块。初起皆属肝脾郁火，急用葱熨法，内服小柴胡汤以清肝火，次用八珍汤以壮脾胃，或益气养荣汤，久服自然收功。若日久溃破而气血虚者，宜十全大补汤。若溃而寒邪凝滞不敛者，宜豆豉饼祛散之。此证若不补气血，不慎起居，不戒七情，或用寒凉克伐，俱属不治。

《可法良规》云：凡损伤之症，乃有形器物所伤，为筋骨受病，当从血论。盖血得热则妄行，其害甚速，须先伐肝火，清运火，砭患处，和经络，则瘀血不致泛注，肌肉不致遍溃。次则壮脾胃，进饮食，生血气，降阴火，则瘀血易于腐溃，新肉易于收敛，此要法也。若用克伐之剂，虚者益虚，滞者益滞，祸不旋踵矣。

《濒湖集简方》：治打扑瘀血滚注，或作潮热者，用大黄末，姜汁调涂，一夜黑者紫，二夜紫者白也。

发　热

《正体类要》曰：伤损发热者，若因出血过多，或溃脓之后，脉洪大而虚，重按全无者，此阴虚发热也，用当归补血汤。脉沉微按之软弱者，此阴盛发热也，用四君姜附。若发热烦躁，肉瞤筋惕，此亡血也，用圣愈汤。如汗不止者，此血脱也，宜独参汤。凡血脱之证，其脉实者难治，细小者易治。

东垣曰：昼则发热，夜则安静，是阳气自旺于阳分也。昼则安静，夜则发热烦躁，是阳气下陷入阴中也，名曰热入血室。如昼夜俱发热烦躁，是重阳无阴也，当急泻其阳而峻补其阴。夫热入血室之症，妇人经水适来，或因损伤，谵言如见鬼状，宜小柴胡汤加生地主之。王太仆曰：凡热来复去，不时而动，乃无根之虚火也。宜六君子汤加姜桂，不应急加附子，或八味丸最善。

《可法良规》曰：凡损伤之症有出汗者，当审其阴阳虚实而治之。若阴虚阳往乘之，则发热自汗，以甘寒之剂补其气，如补中益气汤之属是也。若阳虚阴往乘之，则发厥自汗，以甘温之剂助其阳，如参附汤之属是也。亦有因痛甚而自汗者，宜清肝火为主。亦有因阴阳损伤而自汗盗汗者，宜补气生血为主。若心孔一片汗出者，养其心血自止。

外　邪

陈文治曰：四季伤损，脉浮紧，发热恶寒体痛，属有外邪，宜发散以祛邪。春用五积散、香苏饮；夏用香薷饮、五苓散；秋用藿香正气散；冬用双解散。若寒热者，加柴胡、前胡、黄芩；头痛加川芎、白芷；脚气加白芷、槟榔、木香；有痰加半夏、陈皮，等分，葱白煎服。

《可法良规》云：凡伤损之症，出血太多，或溃烂之际，收敛之后，如有寒热头痛，或自汗盗汗，烦躁作渴，或遍身疼痛，肢体倦怠，牙关紧急，痰涎上壅等症，是血气虚而作变症也，当峻补元气为主。大凡伤损症，有外邪乃乘虚而入，犹当补助，作外邪治之，祸不旋踵。

《金鉴》云：伤损之证，外挟表邪者，其脉必浮紧，证则发热体痛。形气实者宜疏风败毒散，形气虚者宜加味交加散，或羌活乳香汤以散之。

耀山云：伤损之证，内瘀居多，间有外感挟邪。陈氏之论，详及四季，发明上下加减，虽为稳当，又宜参阅发热门，择方疗治，更为稳妥。学者须细玩之。

昏　愦

《正体类要》曰：伤重昏愦者，急灌以独参汤。虽内有瘀血，切不可下，急用花蕊石散内化之。盖恐下之，因泻而亡阴也。若元气虚甚者，尤不可下，亦用前散以化之。凡瘀血在内，大小便不通，用大黄、朴硝，血凝而不下者，急用木香、肉桂末三二钱，以热酒调灌服，血下乃生。如怯弱之人用硝黄，须加肉桂、木香，假其热以行其寒也。

《选粹》云：颠扑迷闷者，酒调苏合香丸灌之。颠扑损伤者，宜逐其恶血，用酒煎苏木，调苏合香丸或鸡鸣散；或活血和气饮加大黄，入醋少许煎；或童便或苏木煎酒调黑神散，乌药顺气散亦可。

陈远公曰：人从高坠下，昏死不苏，人以为恶血奔心，谁知乃气为血壅乎？夫跌扑之伤，多是瘀血攻心，然跌扑出其不意，未必心动也。惟从高坠下，失足时心必惊悸，自知必死。是先挟一必死之心，不比一蹶而伤者，心不及动也。故气血错乱，每每昏绝不救。治法逐其瘀血，佐以醒脾之品，则血易散而气易开。倘徒攻瘀血，则气闭不宣，究何益乎！用苏气汤，一剂气疏，三剂血活全愈。

谷兰云：未跌扑之时，心原不动；当跌扑之时，体先振动，心能不动乎？况心主血者也，心既不动，即跌扑亦无伤瘀之症矣。此说存参。

《可法良规》云：凡伤损之症，若皮肤已破，出血过多而昏愦者，气血虚极也，大补为主；如不应，急加附子。若坠扑太重，皮肤不破，血未出而昏愦者，瘀血在内也，行散为主；如不应，速加酒炒大黄。若下后而有变症者，皆气血虚极也，用十全大补汤。若因痛甚而自汗昏愦者，风木炽盛也，用清肝凉血之剂，则痛自定，汗自止；苟作外因风邪治之，促其危也。

又云：若伤损在头脑并致命处所，昏愦良久，将至不起者，急用葱白切细，杵烂炒熟罨患处，稍冷更以热者罨之，多自醒矣。

《选粹》云：亦有血迷心窍，而致昏沉不知人事者，宜花蕊石散，童便调服。有神魂散失，一时不知人事者，唯在临时斟酌。大抵跌扑之病，全在补气行血。若自然铜之类，虽有接骨之功，而燥散之害，甚于刀剑，丹溪备言之矣。

谷兰云：跌扑则肝必受伤，瘀血未去，而行补气补血药，恐血瘀未能散除，转致不可救药为患；惟虚弱者受跌扑之患，于逐瘀中兼补益，似为两得。

《急救方》：治扑打猝死去，但须心头温暖，虽经日亦可救。先将死人盘屈在地上，如僧打坐状，令一人将死人头发控放低，用生半夏末，以竹筒或纸筒吹在鼻内；如活即以生姜自然汁灌之，可解半夏毒。

《本草纲目》：治打伤瘀血攻心者，人尿煎服一升，日一服，此乃苏恭本草方也。又按《外科发挥》薛己云：予在居庸见覆车被伤者七人，仆地呻吟，但令灌此皆得无事。凡一切伤损，不问壮弱，及有无瘀血，俱宜服此。若胁胀或作痛，或发热烦躁，服此一瓯，胜似他药。他药虽效，恐无瘀血，反致误人。童便不动脏腑，不伤气血，万无一失。军中多用此，屡试有验。

耀山云：按人尿性味咸寒无毒，又名轮回酒、还元汤；扑损瘀血在内运绝，加酒饮之，治折伤推陈致新，其功甚大。又《千金方》饮人尿治金疮出血，杖疮肿毒，火烧闷绝等症。又刺在肉中，人咬手指，金疮中风，蛇犬咬伤，蜂虿螫伤，浸洗得解，乃伤科中之仙药也。周赧王四十五年，秦相范睢在魏时，触忤魏齐，令狱卒自辰至未扑打，遍体皆伤，齿折胁断，身无完肤，气绝不动，尸卷苇薄之中。魏齐复令宾客便溺其上，勿容为清净之鬼。至晚，范睢死而复苏，竟相秦国。又明季一官，贪墨诬害平人，解缓时，被受害人之子夺路报复父仇，攒殴已毙，又恨其贪污，灌之以尿，后竟不死。观此两节，人尿实为久传效验之方，今多因秽恶而忽之，惜哉！但人命至重，生死在于呼吸之间，有此极便极贱、极效验之药，何不乘其昏绝不知而灌之；如灌之不入，急令人溺其头面，使其入于七窍，未有不苏者也。

李时珍云：元史载布智儿从太祖征回回，身中数矢，血流满体，闷仆即死。太祖命取一牛，剖其腹，纳之牛腹中，浸热血中，移时遂苏。又云：李庭从伯颜攻郢州，炮伤左胁，矢贯于胸几绝。伯颜命剖水牛纳其中，良久而苏。何孟春曰：予在职方时，问各边将无知此术者，盖不读元史不知也。特书此以备缓急。

《急救方》小注云：凡跌打缢溺至死，而心头热者，急用活鸡冠血，滴入喉鼻之内，男左女右，男用公鸡，女用母鸡，刻下即苏。又跌打气绝，用仙人柴，即九里香叶，捣自然汁一杯，灌下即苏。但心口有微热，能受此药，无有不活，名曰救命丹。

眩　　晕

《医宗金鉴》曰：伤损之症，头目眩晕，有因服克伐之剂太过，中气受伤，以致眩晕者；有因亡血过多，以致眩晕者。如兼腹胀呕吐，宜用六君子汤；兼发热作渴，不思饮食，宜用十全大补汤。

耀山云：血虚则阴虚，阴虚则发热而渴，腹胀呕吐，必兼中气太虚，故用补治如此。若扑打即时晕倒在地，此气逆血晕也。按《急救方》补注：用血管鹅毛煅存性一钱，老酒调服即醒。又有真元不足，不能摄气归元而晕者，仍用补剂可也。如失血过多而晕者，用芎归汤亦可。

烦　躁

《医宗金鉴》曰：伤损之证，烦躁面赤，口干作渴，脉洪大按之如无者，宜用当归补血汤。如烦躁自汗头晕，宜用独参汤。如烦躁不寐者，宜用加味归脾汤。如烦躁胁痛，宜用柴胡四物汤。如亡血过多烦躁者，宜用圣愈汤。

东垣云：发热恶寒，大渴不止，其脉大而无力，非白虎汤症，此血虚发躁也，宜用当归补血汤治。裴先生云：肌热烦躁，目赤面红，其脉洪大而虚，此血虚也，若误服白虎汤，轻则危，重则毙。

《外台秘要》云：阴盛发躁，欲坐井中，用附子四逆汤加葱白治之。李东垣亦曰：切忌寒凉之剂。经曰：阳症见阴脉者死，阴症见阳脉者生。外症烦躁而脉浮大，重按若无，此阴症也。投治少差，医杀之耳。

发　喘

《正体类要》曰：若出血过多，面黑胸胀，或胸膈痛而发喘，乃气虚血乘于肺也，急用二味参苏饮。若咳血衄血者，乃气逆血蕴于肺而发喘也，急用十味参苏饮，加山栀、黄芩、苏木。

又云：阴虚作喘者，此血虚所致耳，非瘀血为患，以四物汤加参芪、五味、麦门冬治之，其喘顿止。此症果系瘀血熏蒸于肺而喘，只宜活血行气，亦不可下。如前症面赤胸胀胁痛而喘，当用人参一两，苏木二两，作一剂，水煎急服，缓则不治。产妇多有此疾。

耀山云：发喘之因，果多在肺，然按《内经》曰：有所堕恐，喘出于肝；度水跌仆，喘出于肾与骨。是当分别论治。

作　　呕

《正体类要》曰：伤损作呕，若因痛甚或因克伐而伤胃者，宜四君子汤加当归、半夏、生姜；因忿怒而伤肝者，用小柴胡汤加山栀、茯苓；因痰火盛者，用二陈汤加姜炒黄连、山栀；因胃气虚者，用补中益气汤加生姜、半夏；因出血过多者，用六君子汤加当归。

《准绳》云：瘀血在膈间，阻碍气道而反胃者，以代抵当汤丸，作芥子大，取三钱，去枕仰卧，细细咽之，令其搜逐停积，利下恶物，将息自愈。代抵当丸，用锦纹大黄四两，芒硝一两，桃仁去皮尖六十枚，当归尾、生地黄、穿山甲蛤粉炒，各一两，桂三钱或五钱，共为细末，炼蜜为丸。用归地者，欲下血而不损血耳，且引诸药至血分也，诸药犷悍，而欲以和剂之也。如血老成积，此药攻之不动，宜去归地，加广茂醋浸透焙干一两，肉桂七钱。

又曰：伤损呕吐黑血者，始因打扑伤损，败血流入胃脘，色黑如豆汁，从呕吐而出也。形气实者，用百合散；形气虚者，加味芎归汤。

耀山云：按薛氏以药伤胃而呕者，脉必微细而迟，乃凉药克伐而呕也，急用六君子汤加归、芍、附子。又有胃火作呕者，症必口渴唇揭，系素有积热，复饮辛热药，则火必更盛矣，以清胃散加山栀、黄芩、甘草治之顿止。如溃后作呕，仍按出血过多方法调治。若投药稍错，非徒无益，而又害之。

口　　渴

《正体类要》曰：作渴若因出血过多，用四物汤加参术；如不应，用人参、黄芪以补气，当归、熟地以养血。若因溃后，用八珍汤。若胃热伤津液，用竹叶黄芪汤。胃虚津液不足，用补中益气汤。胃火炽盛，用竹叶石膏汤。若烦热作渴，小便淋沥，乃肾经虚热，非地黄丸不能救。

东垣云：发热恶寒，大渴不止，其脉大而无力者，非白虎汤症，此血虚发躁而渴也，宜用当归补血汤。

不　　食

《纲目》：治伤损不食，按邵氏云：凡打扑伤损，三五日水饮不入口，用生猪肉打烂，温水洗去血水，打擂烂，以阴阳汤和打，以半钱用鸡毛送入咽内，却以阴阳汤灌下之，其食虫闻香，劀开瘀血而上，胸中自然开解。此乃损血凝聚心间，虫食血饱，他物虫不来探故也，谓之骗通法。

钟峻云：江西一盗，肋断呻吟不食，用生精猪肉四两，糯米饭一碗，白糖四两拌食，越日而愈，骨亦完好，想亦秘方也。愚按血闭嗜卧不食，虚者用巴戟汤，即四物加巴戟、大黄，补而行之；实者承气、抵当攻之；如气滞不食，必须枳术香砂以开之。

秘　　结

《医宗金鉴》曰，伤损之证，大便秘结，若因大肠血虚火炽者，用四物汤送润肠丸，或以猪胆汁导之。若肾虚火燥者，用六味地黄丸。若肠胃气虚者，用补中益气汤。若大便秘结，里实气壮，腹痛坚硬者，用玉烛散。

耀山云：按《正体类要》若胸腹胀痛，大便不通，喘咳吐血者，瘀血停滞也，用当归导滞汤通之。肚腹作痛，大便不通，按之痛甚者，瘀血在内也，用加味承气汤下之。凡腹停瘀血，用大黄等药，其血不下，反加胸膈胀痛，喘促短气，用肉桂、木香末各二钱，热酒调服，即下恶血。此因寒药凝滞不行，得辛温而血自行耳。专用苦寒诸剂者察之！

《可法良规》云：凡伤损之症，小便不利，若因出血，或平素阴虚火燥，而渗泄之令不行者，宜滋膀胱之阴。若因疼痛，或平素肺经气虚，不能生化肾水，而小便短小者，当补脾肺之气，滋其化源，则小便自生。若误用分利之剂，复损其阴，祸在反掌。经云：气化则小便出焉。又云：无阳则阴无以生，无阴则阳无以化。亦有汗出不止而小便短小者，汗止便自利，尤忌分利渗泄之剂。

瘀　滞

《医宗金鉴》曰：伤损之证，肿痛者，乃瘀血凝结作痛也。若胀而重坠，色或青黑，甚则发热作渴汗出者，乃经络壅滞，阴血受伤也。宜先刺去恶血以通壅塞，后用四物汤以调之。

《可法良规》云：凡伤损之症，若棍扑重者，患处虽不破，其肉则死矣。盖内肉糜烂，与瘀血相和，如皮囊盛糊然。其轻者，瘀血必深蓄于内，急宜砭刺，即投大补之剂。否则大热烦躁，头目胀痛，牙关紧急，殊类破伤风症，此瘀秽内作而然也。急刺之，诸症悉退。

又云：若不砭刺发泄，为患匪轻，是不知伤重而内有瘀秽者也。须急去之，即服补益之剂，以固根本，庶保无虞。古人谓瘀秽恶于狼虎，毒于蛇蚕，去之稍缓，则戕性命，非虚言也，医者三复之！

耀山云：按《薛氏医案》伤损肿痛不消，有瘀血在内，急宜砭之；否则瘥后数年，但遇天阴，仍作痛也。血属阴，从其类也。

血　虚

《医宗金鉴》曰：伤损之证，血虚作痛者，其症则发热作渴，烦闷头晕，日晡益甚，此阴虚内热之症，宜八珍汤加丹皮、麦冬、五味子、肉桂、骨碎补治之。

《可法良规》云：凡伤损筋糜肉烂，脓血大泻，阳亦随阴而走，元气丧败，理势必然，气血不虚者鲜矣。智者审之！

又云：凡伤损之症，遍身作痒，或搔破如疮疥，此血不营于肌腠，当作血虚治之；不应，兼补其气。亦有愈后，身起白屑，落而又起，或有如布帛一层，隔于肌肤，乃气血俱虚，不能营于腠理，宜大补气血为主；若作风邪治之，误矣。

又云：凡伤损之症，肢体麻木，若口眼如常，腰背如故，而肢体麻木者，气虚也。盖血虚则气虚，故血虚之人，肢体多麻木，此是阴虚火动而变症，实非风也，当用升阳滋阴之剂；若作风治，凶在反掌。

又云：凡伤损之症，贵乎大补气血，则腐肉易于溃烂，疮口易于生肌。每见治者，不知气血亏损，往往多用十宣散，又以方内参、芪、芎、归为补益之剂，嫌其中满，多用不过钱许，以厚朴、防己为清毒之药，因其行散，动辄倍加，此何益于气血，而欲责其速溃、速敛、速生肌乎？无怪其烦躁作渴，饮食益少，因之不起者众矣。

又云：凡伤损之症，不可轻服乌附等味，盖其性味辛热，恐助火以益其患。其平素有失血及血虚之人，虽在冬令，决不宜用。缘滞血得火而益伤，阴血得火而益耗，运血得火而妄行，患肉得火而益坏。若人平素虚寒，或因病而阳气脱陷者，则用之不在此例。

作　痛

《正体类要》曰：肌肉间作痛者，营卫之气滞也，用复元通气散。筋骨作痛者，肝肾之气伤也，用六味地黄丸。内伤下血作痛者，脾胃之气虚也，用补中益气汤。外伤出血作痛者，脾肺之气虚也，用八珍汤。大凡下血不止，脾胃之气脱也；吐泻不食，脾胃之气败也。苟预为调补脾胃，则无此患矣。

又云：伤处作痛，若痛至四五日不减，或一二日方痛，欲作脓也，用托里散。若以指按不复起者，脓已成也，刺去脓，痛自止也。

《可法良规》云：凡伤损之症，多有患处作痛。若出血过多而痛者，血虚火盛也，宜甘寒以降虚火，甘温以养脾气。若汗出多而痛者，肝木火盛也，宜辛凉以清肝火，甘寒以生肝血。若筋骨伤而作痛者，正而治之。肌肉伤而作痛者，调而补之。气血逆而作痛者，顺而补之。气血虚而作痛者，温而补之。热而痛者清之，寒而痛者温之。阴虚火痛者，用补阴之剂。脾气虚而痛者，用补脾之剂。作脓而痛者托之，脓燃而痛者开之。切不可概用苦寒，以致复伤脾胃也。

筋　挛

《可法良规》曰：凡伤损之症，脓血大溃，血出太多，兼之恶寒发热，燃痛口干，肝血自然不足。况肝主筋，血去则筋无以养，筋无血养则燥，遂不能束骨而屈伸自如，故有拘挛之象。宜圣愈汤加柴胡、木瓜、山栀、麦冬、五味子治之。如作风证治，筋愈燥而血愈涸，挛岂能伸乎？

耀山云：人生两肘、两腋、两髀、两腘，谓之八虚。《内经》云：凡此八虚者，皆机关之室，真气之所过，血络之所游，邪气恶血，固不得住留，住留则伤经络，骨节机关不得屈伸，故病挛也。倘有一处脱臼出髎，筋骨两伤，岂无恶血邪气乘虚而入耶？必须察其脏腑，利其关节，调其气血，毋谓仅治其外，而忽其内也。又云：肺心有邪，其气留于两肘。考肺脉自胸行肘之侠白等穴，心脉自腋行肘之少海等穴。又云：肝有邪，其气流于两腋。考肝脉布胁肋，行腋下期门等穴。又云：脾有邪，其气留于两髀。髀者，髀枢也。考脾脉上循阴股，结于髀。又云：肾有邪，其气留于两腘。腘者，膝后曲处也。考肾脉上腨，出腘内廉。此皆患生于里而达于表，如外伤既成，内脏皆连，知此八虚者，用药有所指归矣。陈藏器曰：虚而劳者，其弊万端，宜应随病增减。如肺气不足，加天门冬、麦门冬、五味子；心气不足，加上党参、茯神、菖蒲；肝气不足，加天麻、川芎；脾气不足，加白术、白芍、益智；肾气不足，加熟地黄、远志、牡丹皮。此又不可不知也。

按舒筋法，治破伤后，筋挛缩不能伸者，用大竹管长尺余，两头各钻一窍，系以绳，挂于腰间，一坐即举足衮挫之，勿计工程，久当有效。《医说》载：有人坠马折胫，筋挛缩不能行步，遇一道人，教以此法，数日便愈如常。又《经验全书》云：有人四肢无故节脱，但有皮连，不能举动，名曰筋解；用黄柏酒浸一宿，焙为末，酒下三钱，多服方安。

骨　痛

《医宗金鉴》曰：伤损之症，骨伤作痛，乃伤之轻者也。若伤重则骨或折或碎，须用手法调治之，其法已详前篇。若骨间微伤作痛，肉色不变，宜外用葱熨法，内服没药丸，日间服地黄丸，自愈矣。

耀山云：按《内经》曰：久立伤骨。又多食甘则骨痛而发落。又按薛氏云：骨痛之证，五更服和血定痛丸，日间用健脾胃生气血之药调理。若肿痛发热，切不可服流气等药。外用葱熨法，内服六君加黄芪、柴胡、桔梗、续断、骨碎补之类，或补中益气汤加麦冬、五味治之，气血和而热自退矣。《救急方》治浑身骨痛，用破草鞋烧灰，香油和，贴痛处即止。然外熨不若贴膏为当，虽骨痛至重，亦能缓之。

肝　火

《正体类要》曰：若骨入臼，患处仍痛，服药不应，肝脉洪大而急，此肝火盛而作痛也，用小柴胡汤加山栀、黄连。若患处胀痛，而兼发热欲呕，两胁热胀，肝脉洪大者，此肝火之症也，但令饮童便，并小柴胡加山栀、黄连、归梢、红花。若肝脉浮而无力，手按其腹反不胀者，此血虚而肝胀也，当以四物、参苓、青皮、甘草之类治之。若肝脉洪而有力，胸胁胀痛，按之亦痛者，此怒气伤肝之症也，以小柴胡汤加芎、归、青皮、芍药、桔梗、枳壳主之。盖此症不必论其受责之轻重，

69

问其患处去血之曾否，但被人扭按甚重，努力恚怒，以伤其气血，瘀血归肝，多致前症；甚则胸腹胀满，气逆不通，或血溢口鼻，卒至不救。

耀山云：肝火作痛，虽分虚实，应与胁痛、瘀滞二门参看，则头头是道矣。

湿　痰

《正体类要》曰：若素有湿痰，复伤坠堕，遍身作痛，发热口干，脉大而滑，此热剂激动，痰火为患耳，以清燥汤去人参、当归、黄芪，加黄芩、山栀、半夏、黄柏治之。若患处作痛，胸间痰气不利，此湿痰为患耳，以枳壳、青皮、柴胡、升麻、木香、茴香、当归、川芎、赤芍、神曲、红花等药，或二陈加羌活、桔梗、苍术、黄柏姜制，生地、当归之类。若湿痰肢节俱痛，下体益甚，用二陈汤加南星、羌活、防风、牛膝、木瓜、苍术、黄芩、黄柏治之。若血气未充，患处作痛，而兼湿热乘虚者，用八珍汤加牛膝、木瓜、苍术、黄柏、防己、炙草，以祛湿热，养阴血，痛渐止。

丹溪曰：东南之人，多因湿土生痰，痰生热，热生风，证类中风，惟宜清燥汤或二陈汤加减治之。

《可法良规》云：凡伤损之症，其患已愈而腿作痛，乃受患太重，脓血过多，疮虽愈而肝经气血尚未充也，故湿热乘之，因虚而袭，以致作痛，非风证也，故用养血祛湿之剂以止痛。又云：肾水足，则肝气充溢，经脉强健，虽有伤损，气血不亏，而溃敛以时，气路不至于上逆，痰涎何由而上壅。使肾气一虚，水不能生木，则肝气奔腾，逆而不下，痰气亦随之以升，非风痰也，乃水泛为痰也。宜六味地黄丸，或六味地黄汤加清肝之剂。

耀山云：此症作痛，分湿痰、湿热、痰火、痰气四症，总之痰因湿化，湿居其多，惟下部湿先受之，故多用下部药也。

头　痛

《正体类要》曰：伤损之症，头痛时作时止者，气血虚也。若痛而兼眩，属痰也。当生肝血，补脾气治之。

《可法良规》云：若头目所伤作脓，焮赤作痛，脓出痛亦自止。其或头痛而时作时止者，血虚而痛也，非伤。若头痛而兼眩者，火也，痰也，气虚也，木旺也，不可作寒治也。

《医学入门》云：血虚头痛，自鱼尾上攻而为痛，宜当归补血汤、加味四物汤。眉尖后，近发际，曰鱼尾。若气血俱虚头痛，宜用加味调中益气汤或安神汤皆效。

李东垣云：痰厥头痛，每发时两颊青黄，眩晕目不欲开，懒于言语，身体沉重，兀兀欲吐，此厥阴太阴合病也，宜服局方玉壶丸及半夏白术天麻汤。

胸　痛

《正体类要》曰：伤损之症，胸腹痛闷者，多因跳跃捶胸，闪挫举重，劳役恚怒所致。其胸腹喜手摸者，肝火伤脾也，用四君子汤加柴胡、山栀；如畏手摸者，肝经血滞也，用四物汤加柴胡、山栀、桃仁、红花。若胸胁作痛，发热晡热者，肝经血伤也，用加味逍遥散。若胸胁作痛，饮食少思者，肝脾气伤也，用四君加芎、归、栀、柴、丹皮。若胸腹胀满，饮食少思者，肝脾气滞也，用六君加柴胡、芎、归。若胸腹不利，食少无寐，脾气郁结也，用加味归脾汤。若痰气不利，脾肺气滞也，用二陈汤加白术、芎、归、栀子、青皮。若咬牙发搐，肝旺脾虚也，用小柴胡加川芎、山栀、天麻、钩藤。若用风药，则肝血易伤，肝火益甚。或溏泄，则肾水益虚，肝火愈炽。若用大黄等药，内伤阴络，反致下血，少壮者必为痼疾，老弱者多致不起。

《准绳》云：凡死血而有胃脘作痛者脉必涩，作时饮汤水下或作呃者，壮人用桃仁承气汤，弱人用归尾、川芎、牡丹皮、苏木、红花、玄胡索、桃仁泥、赤曲、降香、通草、大麦芽、穿山甲、桂心之属，煎成入童便、酒、韭汁，大剂饮之。若挟死血而为痞者，多用牡丹皮、红曲、炒麦芽、制香附、桔梗、川通草、穿山甲、降香、红花、山楂肉、苏木各钱许，酒、童便各一钟煎，甚者加大黄，临服加韭汁、桃仁泥。按此凡大怒之后作痞者皆可服，又治死血而作腹痛者亦效。

《丹溪心法》云：心痛脉涩者，有死血也。又云：作时饮汤水下作痛者有死血，桃仁承气汤下之。又云：如平日喜饮热物，以致死血留于胃口作痛，桃仁承气汤下之，轻者韭汁、桔梗开之。

耀山云：按丹溪所论，乃瘀血在胃脘而作痛也。伤损之症，偶有血留胃脘，故引此以备参考。然手按仍痛，总以脉涩为据耳。

《医林集要》：治血气心痛，用没药末二钱，水一盏，酒一盏，煎服。

《斗门方》：治血气攻心不可忍者，用蓼根洗锉，浸酒饮。

胁　痛

《正体类要》曰：胁肋胀痛，若大便通和，喘咳吐痰者，肝火侮肺也，用小柴胡汤加青皮、山栀清之。若胸腹胀痛，大便不通，喘咳吐痰者，瘀血停滞也，用当归导滞汤通之。《内经》曰：肝藏血，脾统血。盖肝属木，生火侮土，肝火既炽，肝血必伤，脾气必虚。宜先清肝养血，则瘀血不致凝滞，肌肉不致遍溃。次壮脾健胃，则瘀肉易溃，新肉易生。若行克伐，则虚者益虚，滞者益滞，祸不旋踵矣。

《丹溪心法》云：恶血停留于肝，居于胁下而痛，按之则痛益甚。

《可法良规》云：盖打扑坠堕恶血，宜砭不宜留。况十二经络之血，生于心，藏于肝，统于脾。小腹与胁皆肝经部位，恶血蓄而不行，必生胀满，疼痛自汗。法当破血生血，清厥阴肝经则善。

《医学入门》云：瘀血必归肝经，胁腋痛或午后发者，小柴胡合四物汤加桃仁、红花、乳香、没药；大便坚黑者，桃仁承气汤下之。

《选粹》云：跌扑胁痛，血归肝也，破血消痛汤、复元活血汤、乳香神应散皆可参用。

腹　痛

《正体类要》曰：肚腹作痛，或大便不通，按之痛甚者，瘀血在内也，用加味承气汤下之。既下而痛不止，按之仍痛者，瘀血未尽也，用加味四物汤补而行之。若腹痛按之不痛，血气伤也，用四物汤加参、芪、白术补而和之。若下而胸胁反痛，肝血伤也，用四君、芎、归补之。既下而发热，阴血伤也，用四物、参、术补之。既下而恶寒，阳气伤也，用十全大补汤补之。既下而恶寒发热者，气血俱伤也，用八珍汤补之。既下而欲呕者，胃气伤也，用六君、当归补之。既下而泄泻者，脾肾伤也，用六君、肉果、破故纸补之。若下后手足俱冷，昏愦出汗，阳气虚寒也，急用参附汤。吐泻，手足俱冷，指甲青者，脾肾虚寒之甚也，急用大剂参附汤。口噤手撒，遗尿痰盛，唇青体冷者，虚极之坏症也，急投大剂参附汤，多有得生者。

《丹溪心法》云：其痛有常处而不移动者，是死血也，如打扑坠堕而腹痛，乃是瘀血，宜桃仁承气汤加当归、苏木、红花，入童便并酒，煎服下之。

《证治准绳》云：瘀蓄死血而胀，腹皮上见青紫筋，小水反利，脉芤涩，先以桃仁承气汤；势重者，抵当汤；虚人不可下者，且以当归活血散调治。又云：血积衃瘀，桃仁、地榆之类，甚者虻虫、水蛭。又云：失笑散治心腹痛甚效。又方：用刘寄奴六钱，玄胡索四钱，共为末，姜酒调服，亦治腹痛。皆通理气血之剂也。

　　《集验良方》云：妊娠二三月至七八月，顿仆失跌，胎动不安，伤损腰腹痛，若有所见，及胎奔上抢心，短气，下血不止，用干地黄、当归、艾叶各二两，阿胶、川芎各三两，水七升，煎取二升半，作三服饮之。

　　丹溪云：凡妇人因闪挫伤胎，腹疼血崩，用八珍汤去地黄，加陈皮，水煎，冲缩砂末、炒黑五灵脂末服。

　　《指迷方》：治伤损胎动下血腹痛，用阿胶、艾叶、秦艽等分为末，每服五钱，糯米百粒煎汤送服。《小品方》无秦艽，皆效。又云：虚人用四物汤加胶、艾、黄芪、甘草亦可。又竹茹酒亦治损胎腹痛，用青竹茹二合，好酒一升，煮三沸，三服即安。又方：用苎麻根二两，银五两，酒水各半煎服，亦效。

　　《产书》云：胎动胎漏皆能下血，胎动腹痛，胎漏腹不痛；胎动宜调气，胎漏宜清热；至于顿扑伤动胎气，宜服胶艾安胎散。若孕妇三月前后，或经恼怒，或行走失足，跌损伤胎，腹痛腰胀，宜用安胎万全神应散。

　　《胎产心法》云：妊娠凡遇伤仆触忤，胎动不安，腹痛腰酸下坠，势若难留者，用佛手散，胎未损服之即安，已损服之可下。医者当细心详审，圆机活法以施治，庶可保全八九。

　　《医学入门》云：瘀血腹痛常有处，或跌扑损伤，或妇人经来及产后，恶瘀未尽下而凝滞，用四物去地黄，加桃仁、大黄、红花治之。又血痛宜失笑散调之。

　　耀山云：按伤损瘀滞腹痛，并用下法不可；然既下之后，变生多症，此薛氏之论所以详且确也。至于孕妇腹痛，非安胎不可，学者更宜潜心也。

腰　痛

《医宗金鉴》曰：伤损腰痛脊痛之证，或因坠堕，或因打扑，瘀血留于太阳经中所致，宜地龙散治之。

薛氏云：腰为肾之府，虽曰闪伤，实有肾经虚弱所致，用杜仲、补骨脂、五味子、山茱、苁蓉、山药治之。

《许氏宝鉴》云：举重劳伤，或挫闪坠落以作痛，亦谓之肾腰痛，宜独活汤、乳香趁痛散、如神散、舒筋散、立安散。愚按《紫虚脉诀》云：腰痛之脉，多沉而弦，沉实闪肭。又《直指》云：血沥则腰痛，转侧如锥之所刺，瘀血者，宜破血散瘀汤；瘀在足太阳、少阴、少阳者，川芎肉桂汤；瘀在腰脊者，地龙散；实者，桃仁承气汤；久者，四物汤加桃仁、苏木、酒、红花治之。

阴　痛

《正体类要》曰：小腹引阴茎作痛，小便如淋，时出白津，此肝经郁火也；宜用小柴胡汤加大黄、黄连、山栀服之，待痛定，再用养血药调治。夫小腹引阴茎作痛之症，往往误认为寒症，投以热剂，则诸窍出血，或二便不通，以及危殆，轻亦损其目矣。

《正传脉法》云：肝脉沉之而急，浮之亦然，若胁下痛，有气支满，引小腹而痛，时小便难；若目眩头痛，腰脊痛，得之少时有所坠堕也。

青　肿

《正体类要》曰：青肿不消者，用补中益气汤以补气。肿黯不消者，用加味逍遥散以散血。若𤵜肿胀痛者，瘀血作脓也，用八珍汤加白芷托之。若脓溃而反痛者，气血虚也，用十全大补汤补之。若骨髎接而复脱者，肝肾虚也，用地黄丸。如肿不消青不退者，气血虚也，内用八珍汤，外用葱熨法，则瘀血自散，肿痛自消。若行气破血，脾胃愈虚，运气愈滞。若敷贴寒药，则瘀血益凝，内腐益深，致难收拾。

经曰：气主嘘之，血主濡之。若伤损壅肿不退，色黯不消，元气虚也。当以六君子汤加芎、归，培养脾胃元气，则青肿自消，瘀滞自行，脓秽自出。苟服克伐凉剂，虚其气血，益肿益青益溃矣。

经曰：壮者气行则愈，怯者则着而为病。若骨已接，臼已入，其肿不消者，此元气怯弱也，怯弱所以不能运散瘀滞也。惟补益滋阴助阳，则运气健旺，瘀血自散，肿痛自消。若投行气破血之剂，则元气愈怯，运气愈滞，患在骨髓及血气罕到之处，最难调治。

《启玄》方：治打的青肿过腿面者，用鲜三七梗叶捣烂，敷在青处，瘀血即消如神。如无三七，即白萝卜捣敷，亦效。

伤损臂臼脱出肿痛，《得效方》用生地捣烂，摊油纸上，次掺木香末一层，又摊地黄于上，贴患处，明日痛即止。

伤损愈后，肌肤青肿，用茄子种极大者，切一指厚，放瓦上焙干为末，酒调二钱，临卧服，一夜消尽无痕，此《圣惠》方也。

冯鲁瞻曰：凡跌扑损伤，蹉折闪挫，虽由外触，势必内伤，气血凝滞，红肿或青，痛不可忍。故始须用甘辛温散，行气破瘀，则痛自退，肿自消。如独活、白芷、荆芥、防风、川芎、当归、没药、古文钱、鹿角灰、赤芍、红花之类，以水酒煎服，冲入童便尤妙。及外伤平复，犹宜滋补气血筋骨之药调之。

耀山云：都中闻一司员，偶因醉后跌伤头面，紫赤青肿，碍见堂官。有人传其一方，用热开水浸布手巾，乘热罨伤处，不计次数，冷则易之，青肿渐渐消散，次日就可上堂。按此即延寿方，治金疮血出不止之意也。

难　溃

薛氏曰：腐肉难溃，或恶寒而不溃，用补中益气汤。或发热而不溃，用八珍汤。若因克伐而不溃者，用六君子汤加当归。其外皮黑坚硬不溃者，内火蒸灸也，内服八珍汤，外涂当归膏。其死肉不能溃，新肉不能生而致死者，皆失于不预补脾胃也。

《可法良规》云：大抵脾胃主肌肉，腐溃生肌，全在脾胃，气血两旺。倘治者不识病机，失于补助，故有死肉不能溃而死者；有死肉已溃，新肉不能生而死者；有死肉溃，新肉生，疮口久不能敛而死者。此三者，皆失于不预为补益耳。

不　敛

《正体类要》曰：新肉不生，若患处夭白，脾气虚也，用六君、芎、归。患处绯红，阴血虚也，用四物、参、术。若恶寒发热，气血虚也，用十全大补汤。脓稀白而不生者，脾肺气虚也，用补中益气汤。脓稀赤而不生者，心脾血虚也，用东垣圣愈汤。寒热而不生者，肝火动也，用加味逍遥散。晡热而不生者，肝血虚也，用八珍、牡丹皮。食少体倦而不生者，脾胃气虚也，用六君子汤。脓秽而不生者，阴虚邪火也，用六味地黄丸。四肢困倦，精神短少而不生者，元气内伤也，用补中益气汤；如夏月，调中益气汤；作泻，用清暑益气汤；秋令作泻，用清燥汤。

《可法良规》云：大抵伤损症候，内无瘀血，即当补脾。脾气得补，则肉伤者自愈，肉死者自溃，新肉易生，疮口易合，故云脾健则肉自生。切不可偏用寒凉克伐之剂，复伤元气，致不能生肌收敛，虽行补益，缓不济事矣。

耀山云：若误服行气之药，而胸痞气促，食少体倦，患处色黯脓清者，用六君子汤加桔梗。若误服下血之药而泻，患处色黯者，用十全大补倍加肉桂、麦冬、五味子。若误服寒凉之药，反致患处肿痛，胸腹痞闷者，内服六君加木香、当归，外敷回阳膏。若患处瘀血，误不砭去，深蓄烦热者，急宜砭出瘀血。若骨断筋连，急不剪去，侵及好肉者，则不治。若误感风邪，患处瘙痒者，用祛风消毒之剂。或腐而不痛，黑而不脱者，当大补元气，庶可保生。此又治伤家肿溃之法也。

破 伤 风

《正体类要》曰：损伤破后伤风之症，按河间云：风症善行数变，入脏甚速，死生在反掌之间，宜急分表里虚实而治之。邪在表者，则筋脉拘急，时或寒热，筋惕搐搦，脉浮弦，用羌活防风汤散之。在半表半里者，则头有微汗，身无汗，用羌活汤和之。传入里者，舌强口噤，项背反张，筋惕搐搦，痰涎壅盛，胸腹满闷，便溺闭赤，时或汗出，脉洪数而弦，以芎黄汤导之。既下而汗仍出，表虚也，以白术防风汤补之，不时灌以粥饮为善，前症乃气虚未损之治法也。若脓血大泄，阳随阴散，气血俱虚，而类前症者，悉宜大补脾胃，切忌祛风之药。

《医宗金鉴》曰：破伤风证有四因，动受、静受、惊受、疮溃后受。动而受者，怒则气上，其人跳跃，皮肉触破，虽被风伤，风入在表，因气血鼓旺，不致深入，属轻。静而受者，起居和平之时，气不充鼓，偶被破伤，风邪易于入里，属重。惊而受者，惊则气陷，偶被伤破，风邪随气直陷入阴，多致不救，属逆。如邪在表者，宜服千里散或雄鼠散汗之，次以星风散频服，追尽臭汗。如邪在里者，宜江鳔丸下之。如邪在半表半里无汗者，宜羌麻汤主之。若头汗多出而身无汗者，不可发汗，宜榆丁散和之。如邪传入阴经者，则身凉自汗，伤处平塌陷缩，甚则神昏不语，嗫口舌短，贵乎早治。至于生疮溃后受风者，因疮口未合，失于调护，风邪乘虚而入；先从疮之四围，起粟作痒，重则牙紧，项软下视；当以八珍、养荣等汤加僵蚕补之，先固根本，风邪自定。按刘完素只论三阳汗下和三法而不论三阴者，盖风邪传入阴经，其证已危，如腹满自利，口燥咽干，舌卷囊缩等类，皆无可生之理，故置而不论也。

朱丹溪曰：破伤风证多死，最急证也。始因出血过多，或风从疮口而入，或疮早闭合，瘀血停滞于内，血受病而属阴，始虽在表，随易传脏，故此风所伤，必多难治。其证身热自汗，口噤搐搦，势急非常药可治，非全蝎不开，兼以防风风药。

李东垣曰：破伤中风，脉浮在表，汗之；脉沉在里，下之；背搐，羌活、防风；前搐，升麻、白芷；两傍搐者，柴胡、防风；右搐者，加白芷。

陈实功曰：破伤风，因皮肉损破，复被外风袭入经络，渐传入里。其患寒热交作，口噤咬牙，角弓反张，口吐涎沫，入阴则身凉自汗，伤处反为平陷如故，其毒内收矣。当用发汗之剂，令风邪外出。如汗出后，口噤不开，语声不出，诸症不退，伤处不高，渐醒渐昏，时发时止者死。

《准绳》：治破伤风诸药不效，事在危急，兼治猪痫羊癫等风，发之昏倒，不知人事者，用鳔胶切断微炒，杭粉焙黄，皂矾炒红色，各一两，朱砂另研水飞三钱，上三味研和匀，入朱砂再研，每用二钱，无灰酒调服取汗。外面仍灸七壮，知痛为吉。如猪羊等风，须每服三钱，连进二服并效。

《顾氏秘书》：破伤风灸法：用人耳中垢，纸上焙干为末，和蕲艾作团，灸伤处。又方：用核桃壳半个，内填干人粪，患上以槐白皮衬住，加艾团灸之，候遍身汗透为度，汗后其人必困，一觉即愈。治疯犬咬亦效。

周鹤仙《回生神方》：治破伤风症，用全斑蝥七厘，小儿用三厘，糯米一分三厘，共炒焦色研末，黄酒冲服即愈，此方不可忽视。又方：苍术焙，草乌姜汁制，各一钱，研末温酒冲服，汗出为度。愚按上二方，见症险恶，皆霸毒之品以劫之，用之得宜，固有神效；倘一失错，祸不旋踵，用者慎之！

耀山云：头目损伤，创口袭风，必然肿胀，即破伤风也。急用葱熨法，数次即愈，屡试屡验，神效无比。然葱不宜下水，恐防水湿之气侵入，转成破伤湿症也。

发　痉

诸痉项强，皆属于湿，此《内经》之文也。又曰：太阳病发汗太多致痉，风病下之则痉，复发汗则拘急，疮家发汗则痉。薛氏曰：是汗下重亡津液所致。有汗而不恶寒曰柔痉，以风能散气也，宜白术汤加桂心、黄芪。无汗而恶寒曰刚痉，以寒能涩血也，宜葛根汤。皆气血内伤，筋无所营而变，非风也。杖疮及劳伤气血而变者，当补气血；未应，用独参汤；手足冷，加桂附，缓则不救。

《可法良规》云：凡伤损皮开肉绽，或瘀肿刺破之后，或有发热恶寒，口干作渴，怔忡惊悸，寤寐不宁，牙关紧急，目赤头痛，自汗盗汗，寒战咬牙，气短喘促，遗尿手撒，身热脉大，按之如无，身热不欲近衣，或欲投水，或恶寒而脉浮大，重按细微，衣厚仍寒，此气血挟虚使然也，皆宜参、芪、归、术之类亟补之；如不应，速加附子，缓则不救。或手足逆冷，肚腹疼痛，泻利肠鸣，饮食不入，呃逆呕吐，此寒气乘虚而然也，治法同前用药。如有汗而不恶寒，或无汗而恶寒，口噤足冷，腰背反张，颈项劲强，乃血气虚而发痉也，治法亦同前用药，少佐见证之剂。痉症往往误投风药，以致不起者多矣。若果是破伤风证，亦系元气耗损，外邪乘虚而致，皆宜峻补，先固其本为善。倘妄投风药，祸如反掌，治者不可不察。

耀山云：痉者，筋劲强直而不柔和也。痉病者，口噤角弓反张是也。痉与痓，通称破伤风。《正传》云：破伤风者，初因击破皮肉，视为寻常，殊不知风邪乘虚而袭，变为恶候。其症寒热间作，甚则口噤目邪，身体强直，如角弓反张之状，死在旦夕。《回春》云：痉病者，是难治也。有跌磕打伤，疮口未合贯风者，亦成痉，此名破伤风也。脉浮而无力，太阳也；长而有力，阳明也；浮而弦小，少阳也。《纲目》云：初觉疮肿起白痂，身寒热，急用玉真散，姜汁和酒调服，以滓敷疮口上；若口噤，用童便调服。河间云：背后搐者，太阳也；身前搐者，阳明也；两旁搐者，少阳也。又曰：太阳宜汗，阳明宜下，少阳宜和，若明此三法而不中病者，未之有也。又曰：在表则以辛热发散之，宜防风汤、羌活防风汤；在半表半里，以辛凉和解之，宜羌麻汤；在里则以寒药下之，宜小芎黄汤、大芎黄汤。其外敷仍用葱熨法，神效。此家传秘授经效之方也。

论 攻 利

《儒门事亲》云：病生之因，其有四焉。有不因气动而病生于外者，谓坠堕砍射，剥割撞扑，落马堕井，打扑闪肭损折，汤沃火烧，虫蛇螫毒之类，四因之一也。有独治内而愈者，有兼治内而愈者，有独治外而愈者，有兼治外而愈者，有先治内后治外而愈者，有先治外后治内而愈者，有须解毒而攻击者，有须无毒而调引者。方法所施，或重或轻，或缓或急，或收或散，或润或燥，或软或坚。方士之用，见解不同，各擅己心，好丹非素，故复问之。

凡落马坠井，因而打扑，便生心恙，是痰涎散于上也，宜三圣散空心吐之；如本人虚弱瘦瘁，可用独圣散吐之；后服安魄之药，如定志丸之类，牛黄、人参、朱砂之属。

凡跌打损伤，车碾杖疮，肿发焮痛，可用禹功散、通经散、神祐丸、导水丸等药，峻泻一、二十行，则痛止当痒，痛属夏，痒属秋，秋出则夏衰矣。盖此痛得之于外，非其先元虚弱。古人云：痛随利减，病去如扫。此法得之睢阳高大明侯德和，使外伤者不致癃残跛躄之患。

凡一切刀器所伤，有刀箭药，用风化石灰一斤，龙骨四两，二味为细末，先于端四日，采下刺蓟菜，于端午日五更，合杵臼内捣和为团，作饼子若酒曲，中心穿眼，悬于背阴处阴干，捣罗为末，于疮口上掺贴大效。《内经》云，先治外而后治内是也。

　　凡一切虫兽所伤，及杖疮燋发，或透入里者，可服木香槟榔丸七八十丸或百余丸，生姜汤下，五七行，量虚实加减用之。又犬咬蛇伤，不可便贴膏药及生肌散之类，先当用导水丸、禹功散之类，可泻毒气，或泻十余行，即时痛减肿消，然后可用膏药及生肌散之类敷之。《内经》云，先治内而后治外是也。

　　耀山云：按张氏专门大攻大利，薛氏专用大温大补，何二公用药相反如此？有言南方宜补，北方宜攻。李士材又引《内经·征四失论》言富贵人宜补，贫贱人宜攻。故二公之收效若一耶。然而读张氏之论，亦有调引之法；而薛氏之方，未尝无攻利之剂也。是以仅录张氏之法，而原方繁多不录。

辨　生　死

　　《医宗金鉴》曰：十不治症：一颠扑损伤入于肺者，一肩内耳后伤透于内者，一左腋下伤透于内者，一肠伤断者，一小腹下伤内者，一伤破阴子者，一老人左股压碎者，一症候繁多者，一血出尽者，一脉不实重者。

　　《可法良规》云：若元气虚怯，邪气滋盛，溃烂延上必死；不溃而色黯者，亦死。手足心背受病，色黑者多死；手足节髀损去者不死。故伤损骨断筋皮尚连者，急剪去之；若肉被伤欲去尚连者，亦剪之；不尔，溃及好肉，怯弱之人多致不救。如手足与指损去一节，不死可治；惟去其半节，留其半节，或骨断筋皮相连者，最为难治。

陈氏《决疑秘法》云：顶门破而骨未入内者可治，骨陷入者不治。脑骨伤损在硬处者可治，若在太阳穴及骨缝软处不可治。头骨陷入内，未甚者可治，囟门出者死。两目俱伤者可治，鼻骨山根伤者可治，断者死。耳后受伤入内者不治。气出不收，眼开者不治，闭者可治。气管伤者死。食管全断者不治，未全断者可治。男人两乳受伤，急救可治；女人两乳伤重者必烂不治。胸膛红肿青色未裹心者可治，红既裹心者不治。胸腹受伤出黄水黑水血者，十不治一。若正心口青色者，七日死；调医三日后，转黄色者可救，不转者必死。食饱受伤，三日不死者可救。两胁有伤，血入五脏者难治。肠出，不臭者可治，臭者死；肠未断者可治，断者不治。肠出，色紫黑者不治，色不变者急治可愈。夹脊断者不治，腰歪伤重而自笑者不治，伤轻虽笑可治。小腹受伤吐屎，眼直视者不治；伤轻眼未直视，虽吐屎无害也，可治。孕妇小腹受伤，犯胎者不治。孕妇腰伤，其胎必下，不可救。小肚受伤，不分男女皆不治。阴囊有子可救，若肾子受伤，入小腹者不治。阴囊破开，肾子悬系者可治，若肾子伤碎者不治。尾闾骨断者不治。两手受伤，脉骨断者不治。两足腿骨断者难治。脉大而缓，即四至亦不治。鱼际骨有脉者可救。诸骨受铁器伤，五日外流黄水通内者不治。如跌扑及破伤风，头目青黑，额汗不流，眼小目瞪，身汗如油，谓之四逆，均属不治。

按赵除瑛秘本，有验症五法，可取以为初学之津梁，故附于末：

一看两眼，眼白有血筋，腹内必有瘀血，筋多瘀多，筋少瘀少，两眼活动有神易治，两眼无神难治；二看指甲，以我指按其指甲，放指即还原血色者易治，少顷后还原者难治，紫黑色者不治；三看阳物，不缩可治，缩者不治；四看脚趾甲，红活者易治，色黄者难治，看与指甲同；五看脚底，红活者易治，色黄者难治。

《金鉴》云：凡伤天窗穴，与眉角脑后，臂里跳脉，髀内阴股，两乳上下，心下鸠尾，及五脏六腑之俞者皆死。脑后出髓而不能语，目睛直视，喉中沸声，口急唾出，两手妄举者亦死。

诀曰：金伤诸损眼晕青，定主身亡难救命，若见气喘与呃塞，且看一七内中应。

医　案

耀山云：商辂曰，医者，意也。如对敌之将，操舟之工，贵乎临机应变，何必拘泥其成案也。复思案者，验也。又如符之合璧，桴之应鼓，信斯十疗十全，故又谓之治验也。古人以经验之方，治对证之病，记其功效，立为案验，俾使后学，可以遵循固守，以为范则耳。然读《薛氏医案》温补居多，《儒门事亲》攻利为先，而法虽两歧，其取效若一，何也？此皆因地视人，机灵法活，所以术并青囊，能苏白骨者也。兹集各家医案，方法俱备，善学者得医之意，用已验之方，人人可臻寿域矣。

出血不止

张地官坠马伤腿，服草乌等药，致衄血咳嗽，臂痛目黄，口渴齿痛，小便短少，此因燥剂伤肺与大肠而致。薛用生地、芩、连、黄柏、知母、山栀、山药、甘草，以润肺之燥而生肾水，小便顿长，诸证并止。以山药、五味、麦门、参、芪、芎、归、黄柏、黄芩、知母、炙草，以滋阴血养元气而疮敛。

俞进士折腿，骨已接三月，尚发热出血不止，正体医治不应，左关脉洪数，此肝火炽甚，血得热而妄行也。遂投小柴胡汤加栀子、芍药、生地、防风，血止热退。又用八珍、麦冬、五味治之，疮口即愈。

田宗伯姪，仲秋因怒跌扑，遍身作痛，发热衄血，肝脉弦洪。薛曰：久衄脉弦洪，乃肝火盛而制金也。至春则肝木茂盛而自焚，或戕贼脾土，非易治之证，当滋肾水以生肝木，益脾土以生肺金。乃杂用泻肝火等药，殁于仲春之月。

大尹刘国信，金疮出血，发热烦躁，属阴虚为患。用圣愈汤治之，虚火息而血归经矣。

梁阁老姪，金疮肿痛，出血不止，寒热口干，此气虚血无所附而不归经也。用补中益气、五味、麦门主之，阳气复而愈。

瘀血泛注

一患者瘀血流注腰膂，两足俱黑，随饮童便酒，砭出瘀血糜肉，投以小柴胡汤去半夏，加山栀、芩、连、骨碎补以清肝火，用八珍、茯苓以壮脾胃，死肉溃而新肉生。后疮复溃，得静调治，年余而痊。

一患者瘀血攻注阴囊，溃而成漏，脓水清稀，所服皆寒凉之剂，诊其肝脉短涩，余脉浮而无力，此肝木受肺金克制，又元气虚，不能收敛。遂用壮脾胃生气血之方，元气少复，后终殁于金旺之日。

寒药之非

一患者肿痛，敷寒凉之药，欲内消瘀血，反致臀腿俱冷，瘀血并胸腹痞闷。薛急去所敷之药，以热童便酒洗患处，服六君、木香、当归，敷回阳膏，臀腿渐温。又以前药去木香，加川芎、藿香、肉桂，四剂瘀血解，乃刺之，更以壮脾胃养气血得痊。

云间曹子容，为室人中风灌药，误咬去指半节，焮痛寒热，外敷大黄等药，内服清热败毒，患处不痛不溃，脓清，寒热愈甚。薛曰：此因凉药遏绝隧道而然也。遂敷玉龙膏以散寒气，更服六君子汤以壮脾胃。数日后患处微痛，肿处渐消，此阳气运达患处也。果出稠脓，不数日半指溃脱，更服托里药而敛。

上舍王天爵，伤足焮肿，内热作渴，外敷、内服皆寒凉败毒，患处益肿而不溃，且恶寒少食，欲作呕吐。薛曰：此气血俱虚，又因寒药凝结隧道，损伤胃气，以致前证耳。遂用香砂六君子、芎、归、炮姜，外证悉退。惟体倦晡热，饮食不甘，以补中益气汤加地骨皮、五味、麦冬治之而愈。

州守王廷川伤指，即用帛裹之，瘀血内溃，焮肿至手。薛谓宜解患处，以出瘀血，更用推陈致新之剂。不信，乃敷凉药，痛虽少止，次日复作，又敷之，数日后，手心背俱溃，出瘀秽脓水，尚服败毒之剂，气血益虚，色黯脓清，饮食少思。仍请薛治，投以壮脾胃生气血之剂，由是脓水渐稠而愈。

不砭之非

一患者发热烦躁，用四物、黄芩、红花、软柴、山栀、花粉，烦热已清，瘀血深蓄，欲针出之，不从。忽牙关紧急，患处作痛，始砭去脓血即安。用托里养血，新肉渐长，忽患处搔痒，此风热也，用祛风消毒之剂而痊。

发热

杨进士伤手指，焮痛发热，服寒凉之药，致饮食顿减，患处不溃。薛用托里养血之药，食进疮溃。后因劳每日晡发热，此阴虚而内热也，以四物、软柴胡、地骨皮乃退，更用养血气之药而疮敛。

一男子坠马，腹有瘀血，服药下之，致发热盗汗自汗，脉浮涩。薛以为重剂过伤气血所致，投以十全大补汤益甚，时或谵语，此药力未及而然也，以前药加炮附子五分，服之即睡，觉来顿安，再剂而痊。

举人余时正，金疮焮痛，出血不止，恶寒发热，用败毒等药愈甚，此亡血过多，气无所附而然耳。遂以四物、黄柏、知母、软柴胡、玄参、五味、麦门，治之即愈。

一女子年十七，闪右臂，微肿作痛，寅申时发热。薛决其胆经血虚火盛，经水果先期而至。先以四物合小柴胡汤，四剂热退，更以加味四物汤加香附、地骨皮、山栀各五分，二十余剂，其肿亦消，乃去黄连、山栀，又五十余剂，经水调而元气充矣。

昏愦

一妇人孟冬伤足，亡血头汗，内热作渴，短气烦躁，不时昏溃，其脉洪大，按之微弱。此阴血虚于下，孤阳炎于上，故发厥而头出汗也。以四物合小柴胡汤，一剂汗即止，以四物去川芎，加参、芪、麦门、五味、炙草，少用肉桂，四剂诸证悉去，又三十余剂，血气复而愈。

一男子孟夏折腿，出血过多，其初眩晕眼花，后则昏愦。此阴血伤损，阳火炽甚，制金不能平木，木旺生风所致。急灌童便，更用人参、当归各五钱，荆芥、川芎、柴胡、芍药、白术各二钱，山栀、黄柏、黄芩、桔梗各一钱，甘草五分，服之随爽；又用四物、参、芪各五钱，生地、柴胡各一钱，四剂烦躁悉去。

眩晕

一患者腹胀呕吐眩晕，用柴胡、黄芩、山栀、紫苏、杏仁、枳壳、桔梗、川芎、当归、赤芍、红花、桃仁，四剂而定；后又因出血过多，昏愦目黑，用十全大补等药而苏。时肌肉溃烂，脓水淋漓，筋挛骨痛。薛切其脉，浮而涩，沉而弱。此因气血耗损，不能养筋，筋虚不能束骨，遂用养气血之药治之而愈。

一患者杖疮愈后，失于调理，头目不清。服祛风化痰等药，反眩晕，服牛黄清心丸，又肚腹疼痛，杖疮肿痒，发热作渴，饮食不思，痰气上升，以为杖疮余毒复作。诊左尺脉洪大，按之如无。薛曰：此肾经不足，不能摄气归原。遂用人参、黄芪、茯苓、陈皮、当归、川芎、熟地、山药、山茱萸、五味、麦门、炙草，服之而寻愈。后因劳热渴头痛，倦怠少食，用补中益气汤加麦门、五味而愈。

一患者两胁胀闷，欲咳不咳，口觉血腥，遍身臀腿胀痛，倦怠不食，烦渴脉大，此血脱烦躁也。与童便酒，及砭患处，出死血糜肉甚多；忽发热烦躁汗出，投以独参汤，三剂少止；又用补气血、清肝火之药，数剂饮食稍进；后用独参汤间服，诸证悉退，饮食顿加；但不能多寐，以归脾汤加山栀、竹茹，四剂而熟睡；因劳心遂烦渴自汗，脉大无力，以当归补血汤，二剂而安；又以十全大补，去川芎，加麦门、五味、牡丹、地骨、麻黄根、炒浮麦，数剂而汗止，死肉且溃，又二十余剂而新肉生。

一患者烦躁面赤，口干作渴，脉洪大，按之如无。薛曰：此血虚发躁也。遂以当归补血汤，二剂即止；后日晡发热，更以四物加柴胡、牡丹、地骨、黄柏、知母治之，热退而疮敛。

一患者头额出汗，热渴气短，烦躁骨痛，瘀肉不溃，遂割去之，出鲜血，服芩连之药益甚，其脉洪大而微。此气血俱虚，邪火炽盛所致。以四物加参、芪、术、炙草，少用柴胡、炒芩，二剂头汗顿止；又加麦门、五味、肉桂，二剂诸证悉退；后用参、芪、归、术、炒芍药、熟地、麦门、五味，十余剂瘀血溃而脓水稠矣；但新肉不生，以前药倍用白术而敛。

吴给事坠马伤首，出血过多，发热烦躁，肉瞤筋惕，或欲投破伤风药。薛曰：此血虚火动所致，当峻补其血为善。遂用圣愈汤，二剂即安，又养气血而疮瘥。

张进士季秋坠马，亡血过多，出汗烦躁，翌日其汗自止，热躁益甚，口噤手颤。此阴血虚，阳火乘之而汗出，为寒气收敛腠理，故汗不得出，火不得泄，怫郁内甚而益增他证也。予用四物加柴胡、黄芩、山栀，四剂少止，又用四物、参、芪、软柴胡、五味、麦门治之而痊。

发喘

举人杜克弘坠马，服下血药，反作喘，日晡益甚。此血虚所致耳，非瘀血为患。遂以四物加参、芪、五味、麦门治之，其喘顿止；又用补中益气加五味、麦门而愈。

作呕

一患者痛甚发热，呕吐少食，胸膈痞满，用行气破血之剂益甚，口干作渴，大便不调，患处色黯。薛曰：此痛伤胃气所致。遂以四君、当归、炒芩、软柴、藿香，二剂诸证渐愈，又用大补之剂溃之而瘥。

一患者发热焮痛，服寒凉药，更加口干作渴，肚腹亦痛。自以为瘀血，欲下之。薛按其肚腹不痛，脉微细而迟，饮食恶寒，此凉药伤胃而然也。急用六君加芍药、当归、炮附子各一钱，服之前证益甚，反加谵语面赤。薛意其药力未至耳，前药再加附子五分，服之即睡，觉来诸病顿退而安。

一膏粱之人跌腿，青肿作痛，服辛热之药，反发热作呕，患处益痛，口干唇揭。薛曰：膏粱之人，内多积热，更服辛热之剂，益其胃火而使然也。频饮童便，以清胃散加山栀、黄芩、甘草，治之顿止。患处以葱熨之，肿即消散。

一妇人伤指，手背俱肿，微呕少食。彼以为毒气内攻，诊其脉沉细，此痛伤胃气所致也。遂刺出脓碗许，先以六君、藿香、当归，而食进，继以八珍、黄芪、白芷、桔梗，月余而疮愈。

一中年人中脘作痛，食已则吐，面紫霜色，两关脉涩，知其血病也。问之乃云，跌扑后，中脘即痛。投以生新推陈血剂，吐出停血碗许，则痛不作，而食亦不出矣。

作渴

一患者瘀血虽去，饮食形色如故，但热渴焮痛，膈痞有痰。以小柴胡汤加天花粉、贝母、桔梗、山栀，二剂少愈，又加生地、归尾、黄芩、柴胡、山栀、花粉而愈。薛曰：予治百余人，其杖后血气不虚者，惟此一人耳。

瘀血作痛

一患者肿痛发热，作渴汗出。薛曰：此阴血受伤也。先砭去恶秽，以通壅塞；后用四物、柴胡、黄芩、山栀、丹皮、骨碎补，以清肝火而愈。

一患者伤处揉散，惟肿痛不消。薛曰：此瘀血在内，宜急砭之。不从，薛以萝卜自然汁调山栀末，敷之破处，以当归膏贴之，更服活血之剂而瘥。数年之后，但遇阴天，仍作痒痛，始知不砭之失。

一患者臀腿黑肿而皮不破，但胀痛重坠。皆以为内无瘀血，惟敷凉药可以止痛。薛诊其尺脉涩而结，此因体肥肉厚，瘀血深蓄，刺去即愈，否则内溃，有烂筋伤骨之患。薛入针四寸，漂黑血数升，肿痛遂止。是日发热恶寒，烦渴头痛，此气血俱虚而然也，以十全大补之剂遂痊。

一男子闪伤右腿，壅肿作痛。薛谓急砭去滞血，以补元气，庶无后患。不信，乃外敷大黄等药，内服流气饮，涌出秽脓数碗许，其脓不止，乃复请治。视其腿细而脉大，作渴发热，辞不治，后果殁。

窗友王汝道，环跳穴处闪伤，瘀血肿痛，发热作渴。遂砭去瘀血。知其下焦素有虚火，用八珍加黄柏、知母、牛膝、骨碎补，四剂顿止；用十全大补汤少加黄柏、知母、麦门、五味，三十余剂而效。

血虚作痛

一妇人磕臂出血，骨痛热渴，烦闷头晕，日晡益甚，此阴虚内热之证。用八珍加丹皮、麦门、五味、骨碎补、肉桂及地黄丸治之悉愈，却去桂，加牛膝、续断，二十余剂而疮敛。

一患者愈后腿作痛。薛意脓血过多，疮虽愈，肝经血气尚未充实，而湿热乘虚也。遂以八珍汤加牛膝、木瓜、苍术、黄柏、防己、炙甘草，以祛湿热，养阴血，痛渐止，乃去黄柏、防己，服之遂瘳。

疮口痛

一患者患处胀痛，悲哀忿怒。此厥阴之火，为七情激而然耳。遂砭去瘀血，以小柴胡汤加山栀、黄连、桔梗而安，后用生肝血养脾气之药，疮溃而敛。

戴给事坠马，腿肿痛而色黯，食少倦怠。此元气虚弱，不能运散瘀血而然耳。遂用补中益气去升麻、柴胡，加木瓜、茯苓、芍药、白术，治之而痊。

阳气脱陷

梁阁老姪跌伤腿，外敷大黄等药，内服破血之剂，遂致内溃。针出秽脓三碗许，虚证悉具，用大补之剂，两月余，少能步履。后因劳心，手撒眼闭，汗出如水，或欲用祛风之剂。薛曰：此气血尚未充足而然也。急以艾炒热，频熨肚脐并气海穴处，以人参四两，炮附子五钱煎灌，良久臂少动；又灌一剂，眼开能言，但气不能接续，乃以参、芪、归、术四味共一斤，附子五钱，水煎徐徐服之，元气渐复，饮食已进，乃去附子，服之而疮愈。

不补之非

一患者臀腿胀痛，发热烦躁，刺去死血，胀痛少宽，热躁愈甚，此血脱邪火旺而然也。急用独参汤补之，少愈；又以健脾胃养气血药治之，腐肉渐溃，遂愈。大抵此证宜预调补，以顾收敛，切不可伐其气血，不行补益，以致不能收敛矣。

骨伤作痛

一小儿足伤作痛，肉色不变，伤在骨也。频用炒葱熨之，五更用和血定痛丸，日间用健脾胃生气血之剂，数日后服地黄丸，三月余而瘥。

一小儿臂骨出臼，接入肿痛发热，服流气药益甚，饮食少思。薛以葱熨之，其痛即止；以六君、黄芪、柴胡、桔梗、续断、骨碎补治之，饮食进而肿痛消；又用补中益气加麦门、五味治之，气血和而热退，愈矣。

肝火作痛

杨司天骨已入臼，患处仍痛，服药不应，肝脉洪大而急。薛曰：此肝火盛而作痛也。用小柴胡汤加栀、连，二剂而痛止，用四物、山栀、黄柏、知母，调理而康。

一患者瘀血内胀，煅痛发热，口干作渴，饮食不甘，四肢倦怠。薛曰：此肝火炽盛，脾土受制，故患前证。喜其禀实年壮，第用降火清肝活血之剂而愈。

一患者患处胀痛，发热欲呕，两胁热胀，肝脉洪大。薛曰：肝火之证也。但令饮童便，并小柴胡汤加黄连、山栀、归稍、红花，诸证果退。

湿痰作痛

大宗伯沈立斋，孟冬闪腰作痛，胸间痰气不利。以枳壳、青皮、柴胡、升麻、木香、茴香、当归、川芎、赤芍、神曲、红花，四剂而瘥；但饮食不甘，微有潮热，以参、芪、白术、陈皮、白芍各一钱，川芎八分，软柴胡、地骨皮、炙甘草各五分，十余剂而康。

刘尚宝体肥，臂闪作痛，服透骨丹，反致肢节俱痛，下体益甚。以二陈、南星、羌活、防风、牛膝、木瓜、苍术、黄芩、黄柏治之，身痛遂安，以前药加归尾、赤芍、桔梗治之而痊。

郑吏部素有湿痰，孟冬坠马，服辛热破血之药，遍身作痛，发热口干，脉大而滑，此热剂激动痰火为患耳。治以清燥汤去人参、当归、黄芪，加黄芩、山栀、半夏、黄柏，热痛顿去，患处少愈，更用二陈、羌活、桔梗、苍术、黄柏、姜制生地、当归，遂痊。

胁肋胀痛

一患者愈后口苦，腰胁胀痛，服补肾行气等药不愈。薛按其肝脉，浮而无力，此属肝胆气血虚而然耳。用参、芪、芎、归、地黄、白术、麦门、五味治之而愈。

李进士季夏伤手，出血不止，发热作渴，两胁作胀，按之即止，此血虚也。用八珍加软柴胡、天花粉治之顿愈，更用养气血之药调理而痊。

腹内作痛

一患者杖后，服四物、红花、桃仁、大黄等剂以逐瘀血，腹反痛，更服一剂，痛益甚，按其腹不痛。薛曰：此血虚也，故喜按而不痛，宜温补之剂。遂以归身、白术、参、芪、炙草，二剂痛即止。

一患者仲秋夜归坠马，腹内作痛，饮酒数杯，翌早大便自下瘀血即安。此元气充实，挟酒势而行散也。

一男子跌伤，腹痛作渴，食梨子两枚益甚，大便不通，血欲逆上。用当归承气汤加桃仁，瘀血下而瘥。此因元气不足，瘀血得寒而凝聚也。故产妇、金疮者，不宜食之。

一男子孟秋坠梯，腹停瘀血，用大黄等药，其血不下，反加胸膈胀痛，喘促短气。薛用肉桂、木香末各二钱，热酒调服，即下黑血及前所服之药而苏。此因寒药凝滞而不行，故用辛温之剂散之。

陈侍御坠马，腿痛作呕，服下药一剂，胸腹胀痛，按之即止，惟倦怠少气，诊其脉微细而涩。薛曰：非瘀血也，乃痛伤气血，复因药损脾气而然耳。投养脾胃生气血之药而愈。

腰痛

儒者王清之跌腰作痛，用定痛等药不愈，气血日衰，面目黧色。薛曰：腰为肾之府，虽曰闪伤，实肾经虚弱所致。遂用杜仲、补骨脂、五味、山茱、苁蓉、山药，空心服，又以六君、当归、白芍、神曲各二钱，食远服，不月而瘥。

一三岁儿闪腰作痛，服流气等药，半载不愈。薛曰：此禀肾气不足，不治之证也。后果殁。

阴茎作痛

一患者瘀血失砭，胀痛烦渴，纵饮凉童便，渴胀顿止，以萝卜细捣涂之，瘀血渐散；已而患处作痒，仍涂之痒止，后口干作渴，小腹引阴茎作痛，小便如淋，时出白津，此肝经郁火也。遂以小柴胡汤加大黄、黄连、山栀饮之，诸证悉退，再用养血等药而安。

青肿不消

一妇人闪臂，腕肿大已三月矣，手臂日细，肌瘦恶寒，食少短气，脉息细微，属形病俱虚也。遂投补中益气，加肉桂引诸药以行至臂，再加贝母、香附以解久病之郁，间服和血定痛丸，以葱熨之，肿消二三；因怒患处仍胀，胸膈两胁微痛，以前汤更加木香、山栀、半夏、桔梗，服之少可；复因惊不寐，少食盗汗，以归脾汤加五味、麦门，二十余剂而安，肿消三四，手臂渐肥；但经水过期而少，此心脾之血尚未充足而然也；乃用八珍加五味、麦门、丹皮、远志、香附、贝母、桔梗，四十余剂，诸证悉退。愈后因怒，发热谵语，经水如涌，此怒动肝火，以小柴胡汤加生地黄二钱，一剂遂止，以四物加柴胡调理而康。

州守陈克明子，闪右臂膊肿痛，肉色不变，久服流气等药，加寒热少食，舌干作渴。薛曰：损伤等证，肿不消，色不变，此运气虚而不能愈，当助脾胃壮气血为主。遂从薛法治之，不二月形气渐充，肿热渐消，半载诸证悉退，体臂如常。

一小儿闪腿腕壅肿，形气怯弱。薛欲治以补气血为主，佐以行散之剂。不信，乃内服流气饮，外敷寒凉药，加寒热体倦。薛曰：恶寒发热，脉息洪大，气血虚极也，治之无功。后内溃沥尽气血而亡。

李考功子十四岁，脚腕闪伤，肿而色夭，日出清脓少许，肝脉微涩。此肝经受伤，气血虚而不能溃，难治之证也，急止克伐之剂。不信，乃杂用流气等药，后果出烂筋而死。

腐肉不溃

一患者瘀血已去，饮食少思，死肉不溃。又用托里之药，脓稍溃而清。此血气虚也，非大补不可。彼不从。薛强用大补之剂，饮食进而死肉溃；但少寐，以归脾汤加山栀，二剂而寐；因劳心，烦躁作渴，脉浮洪大，以当归补血汤，二剂而安。

一患者受刑太重，外皮伤破，瘀血如注，内肉糜烂，黯肿，上彻胸背，下至足趾，昏瞆不食。随以黑羊皮热贴患处，灌以童便酒薄粥，更以清肝活血调气健脾之剂，神思稍苏；始言遍身强痛，又用大剂养血补气之药，肿消食进。时仲冬瘀血凝结，不能溃脓，又用大补之剂，壮其阳气，其脓方熟。遂砭去，洞见其骨，涂以当归膏，及服前药，百余剂肌肉渐生。

少宗伯刘五清臁伤，一块微痛，少食。用六君子汤倍加当归、黄芪，其痛渐止。月余瘀血内涸而不溃，公以为痊。薛曰：此阳气虚极，须用调补。不从。至来春头晕，痰涎壅塞，服清气化痰，病势愈甚，脉洪大而微细。欲以参、芪、归、术、附子之类补之。不信。至秋初，因怒昏愦而厥。

新肉不敛

一患者溃而不敛，以内有热毒，欲用寒凉之药。薛曰：此血气俱虚而不能敛耳，非归、术、参、芪之类培养脾土，则肌肉何由而生，岂可复用寒凉克伐之药重损气血耶。遂用前药治之而愈。

行气之非

一患者服行气之剂，胸痞气促，食少体倦，色黯脓清，此形气俱虚之证也。先用六君、桔梗二剂，胸膈气和，后用补中益气去升麻，加茯苓、半夏、五味、麦门治之，元气渐复而愈。若用前剂，戕贼元气，多至不救。

下血之非

一患者，去其患处瘀血，用四物、柴胡、红花治之，焮痛顿止。后误服下药一钟，连泻四次，患处色黯。喜其脉不洪数，乃以十全大补倍加肉桂、麦门、五味，数剂肉色红活，新肉渐生，喜在壮年，易于调理，又月余而愈，否则不救。凡杖疮跌扑之证，患处如有瘀血，止宜砭去，服壮元气之剂。盖其气血已损，切不可再用行气下血之药，复损脾胃，则运气愈难营达于下，而反为败证，怯弱者多致夭枉。

破伤风

一患者仲夏伤手，腰背反张，牙关紧急，脉浮而散，此表证也。遂用羌活防风汤，一剂即解。此证若在秋冬腠理致密之时，须用麻黄之类以发汗。此乃暴伤，气血不损之治法也。

一患者杖处略破而患此，脉洪大而实，此里证也。用大芎黄汤一剂，大便微行一次悉退。若投表药必死。宜急分表里虚实而治之，庶不误矣。

一患者寒热口干。用四物、参、芪、白术、软柴、炒芩、麦门、五味，四剂少退。薛欲砭去瘀血，不从。后怔忡不寐，饮食少思，牙关牵紧，头目疼痛，恶寒发热，此脓内焮也，遂砭去之即安；以八珍、枣仁、麦门、五味，二十剂前证渐愈；又用前药及独参汤，瘀肉渐溃；后因劳，少寐盗汗，以归脾汤、麦门、五味、远志而痊；后牙关胀闷，面目焮赤，又似破伤风，仍以为虚，用八珍等药亦安。

一患者腹痛喘促，作渴寒热，臀腿糜烂，与死血相和，如皮囊盛糊。用童便煎四物、桃仁、红花、柴胡、黄芩、麦门、花粉，服之顿退。彼用黑羊皮贴之益甚。

后砭去脓血甚多，气息奄奄，唇口微动，牙关紧急，患处色黯，或欲用破伤风药。薛曰：此气血虚而变证也。用参、芪、芎、归、白术，并独参汤、人乳汁，元气复而诸证愈，乃用十全大补汤调理而安。此证若脓瘀内煽者，宜针之；若溃后口噤遗尿，而类破伤风等证者，乃气血虚极也，急用大补之剂；若素多痰患风证者，宜清痰降火；若因怒而见风证者，宜清肝降火；若人不慎房劳，而忽患前证，此由肾水不足，心火炽甚，宜滋阴补气血为主；若误作风证治之，即死。

发痉

一患者内溃，针出脓三五碗，遂用大补之剂。翌日热甚，汗出足冷，口噤、腰背反张，众欲投发散之剂。薛曰：此气血虚极而变痉也，若认作风治则误矣。用十全大补等药而愈。此证多因伤寒汗下过度，与产妇溃疡，气血亏损所致，但当补气血为善。若服克伐之剂，多致不救。

一患者两月余矣，疮口未完，因怒发痉，疮口出血，此怒动肝火而为患耳。用柴胡、芩、连、山栀、防风、桔梗、天麻、钓藤钩、甘草治之顿愈。刘宗厚先生云：痉有属风火之热内作者，有因七情怒气而作者，亦有湿热内盛，痰涎壅遏经络而作者，惟宜补虚降火，敦土平木，消痰去湿。

《儒门事亲》：

戴人出游，道经故息城，见一男子被杖，疮痛煽发，毒气入里，惊涎堵塞，牙紧不开，粥药不下，前后月余，百治无功，廾分于死。戴人先以三圣散，吐青苍惊涎约半大缸，次以利膈丸百余粒，下臭恶燥粪又一大缸，复煎通圣散数钱热服之，更以酸辣葱醋汤发其汗，斯须汗吐交出，其人活矣。

小渠袁三，因强盗入家，伤其两胻外廉，作疮数年不已，脓血常涓涓然，但饮冷则疮间冷水浸淫而出，延为湿疮，来求治于戴人。戴人曰：尔中焦当有绿水二三升，涎数掬。袁曰：何也？戴人曰：当被盗时，感惊气入腹，惊则胆伤，足少阳经也，兼两外廉皆少阳之部，此胆之甲木受邪，甲木色青，当有绿水。少阳在中焦如沤，既伏惊涎在中焦，饮冷水，咽为惊涎所阻，水随经而旁疮中，故饮水则疮中水出。乃上涌寒痰，汗如流水，次下绿水，果二三升，一夕而痂干，真可怪也。

葛冢冯家一小儿，七八岁，膝被胕跛行，行则痛，数日矣。闻戴人不医，令人问之。戴人曰：小病耳，教来。是夜以舟车丸、通经散，温酒调而下之。夜半涌泄齐行，上吐一碗，下泻一缸，即上床。其小儿谓母曰：膝膑痒不可往来。日使服乌金丸壮其筋骨，一月疾愈而走矣。

一男子落马发狂，起则目瞪妄言，不识亲疏，弃衣而走，骂言涌出，气力加倍，三五人不能执缚。戴人以车轮埋之地中，约高二丈许，上安之中等车轮，其辋上凿一穴，如作盆之状，缚狂病人于其上，使之伏卧，以软褥衬之，令一大人于下，坐机一枚，以棒搅之，转千百遭。病人吐出青黄涎沫一二斗许，绕车轮数匝。其病人曰：我不能任，可解我下。从其言而解之。索凉水，与之冰水，饮数升，狂方罢矣。

谷阳镇酒监张仲温，谒一庙，观匠者砌露台，高四尺许，因登之，下台胴一足，外踝肿起，热痛如火。一医欲以铔针刺肿出血。戴人急止之曰：胴已痛矣，更加针，二痛俱作，何以忍也。乃与神祐丸八、九十丸，下二十余行，禁食热物，夜半肿处发痒痛止，行步如常。戴人曰：吾之此法，十治十愈，不诳后人。

《名医类案》：

葛可久善武艺，一日见莫猱桑弓，可久挽之而彀，归而下血，亟命其子煎大黄四两饮之。其子恶多，减其半。不下，问故，其子以实对。可久曰：少耳，亦无伤也，来年当死，今则未也。再服二两愈。明年果卒。

丹溪治一老人坠马，腰痛不可转侧，脉散大，重取则弦小而长。朱曰：恶血虽有，不可驱逐，且补接为先。用苏木、参、芪、芎、归、陈皮、甘草，服半月脉散渐收，食进，以前药调下自然铜等药，一月愈。

虞恒德治一人，因劝斗殴，眉棱骨被打破，成破伤风，头面大肿发热。虞适见之，以九味羌活汤取汗，外用杏仁捣烂，入白面少许，新汲水调敷疮下，肿消热退而愈，后累试累验。

一人因结屋坠梯折伤腰，势殊亟，梦神授以乳香饮。其方用酒浸虎骨、败龟、黄芪、牛膝、萆薢、续断、乳香七品。觉而能记，服之二旬愈，

台州狱吏悯一囚将死，颇怜顾之。囚感语曰：吾七犯死罪，苦遭讯拷，坐是肺皆控损，至于呕血，适得神方，荷君庇拊之恩，特此以报，只白及一味，米饮调耳。洪贯闻其说，为郓州长寿宰，规之赴洋州任，一卒

忽苦呕血，势极危。贯用此救之，一日即止。

游让溪翁云：被廷杖时，太医用粗纸，以烧酒贴患处，手拍血消，复易之。又用热豆腐铺在紫色处，其气如蒸，其腐紫色即换，须俟伤处紫色散后，转红为度，则易愈矣。

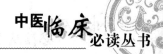
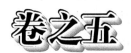

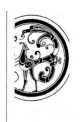

诸 骨 总 论

　　部颁《检骨格》云：仰面：顶心骨，即《医宗金鉴》之颠顶骨，一名脑盖，一名天灵盖，其两旁偏左偏右，又名山角骨也。囟门骨，或称囟骨，或称囟门。额颅骨，一名凌云骨。两额角，左名天贤骨，右名天贵骨，额骨傍近太阳穴处，又名扶桑骨也。两眉棱骨，即左右上眼眶，下名頔骨。两眼眶骨，即左右睛明骨，统言眼眶者，连上下而言也。鼻梁骨之内，即中血堂也。左右两颧骨。左右两腮颊骨，又名钧骨，以纳下牙车骨之尾。上下口骨。上下牙齿。颌颏骨，一名地阁骨。左右颊车骨，即下牙床骨也。两耳窍，有耳门骨，一名玉梁骨。嗓喉、结喉骨，共四层，系脆骨。龟子骨，即胸前三骨，系排连，有左右。心坎骨，一名蔽心骨，即鸠尾骨也，其质亦脆。两肩井臆骨，两血盆骨，两饭匙骨，上三骨俱有左右，此处经名柱骨，又名锁子骨。两横髃骨，即左右肩胛骨也。两胳膊骨，一名肱，即左右臑骨也。两肘骨，俗名鹅鼻骨，即左右手柱撑也。两臂骨与两髀骨，男子相并而生，妇人无髀骨，髀骨一名辅骨。左右两手踝，两手外踝，两腕骨。左右两手掌骨，共十块。两手十指骨，又名竹节骨，共二十八节。左右胯骨前，合缝处即环跳穴也。两腿骨，一名大楗骨，又名股，亦名髀骨。两膝盖骨，即左右膑骨也。两胫骨与两骭骨，男子如手臂骨、辅骨相并而生，妇人无骭骨，与手同。左右两足踝，两足外踝，两歧骨。左右两足掌骨，共十块。十趾骨，共二十六节。两脚跟骨，左右共八块。

合面：脑后骨，即后顶心骨也。乘枕骨，一名后山骨，男子有左右，妇人无左右。两耳根骨，即左右寿台骨，又名完骨，与耳前玉梁骨相接。项颈骨，共五节，上三节，一名玉柱骨，又名天柱骨，即旋台骨也。琵琶骨，亦名髀骨，俗名饭锹骨，在肩后左右大如翅者是也。脊背骨，共六节，其二节之旁，左右横出者两髋骨。脊膂骨，共七节。两肋骨，一名钗骨，男子左右共二十四条，妇人左右共二十八条，其下近边两条，又名凫骨，而凫骨两端相接之处，又名歧骨。腰骨，又名腰眼骨，共五节。其下骨格之方骨，即《金鉴》之尾骶骨，又名尻骨。两旁系胯骨后。尾骶之末节曰尾蛆骨，又名尾闾，一名骶端，一名橛骨，一名穷骨，俗名尾脊也。

耀山云：按部颁《检骨格》分面、背挨次而言，《医宗金鉴》则分首、身、背、腹、四肢而言，骨之名目各有不同，或二三骨总而名之，或一骨分上下而名之，学者由是多惑也。《洗冤录集证签注》言顶心骨则引《金鉴》之文以明之，而《金鉴》之骨名互异，则未之引而解也。今细绎两书，有彼不明者，引之以此，此不明者，引之以彼，两相参合，一以贯之，使学者无歧误之患矣。

颠顶骨

《医宗金鉴》曰：颠者，头顶也。其骨男子三叉缝，女子十字缝，一名天灵盖，位居至高，以函脑髓，如盖以统全体者也。或碰撞损伤，如卒然而死，身体强硬，鼻口微有出入声气，目闭，面如土色，心口温热跳动者，此证可治。切不可撅拿并扶起盘坐，盖恐惊乱之气上冲，或从伤处或从七窍走泄，必伤性命也。惟宜屈膝侧卧，先将高醋调混元膏敷于顶上，以定痛消肿，活血拔毒。再将草纸卷点着，令烟气熏其口鼻。再燃煤淬入醋内，使热气熏蒸口鼻。如无煤之处，烧铁淬之亦可。以引五脏血脉，使之通和。待其口中呻吟有声，即以童便调八厘散温服，可以气转阳回。外用手法，推按心胸两肋腋下腹上，并轻托内腕攒筋，频频揉摩，即掌后高骨寸关尺诊脉处也。夫冲撞损伤则筋脉强硬，频频揉摩则心血来复，命脉流通，即可回生。常服正骨紫金丹，外治用散瘀和伤汤洗去前敷之混元膏，再换敷混元膏。服丸药后，或大便黑色干燥，此乃肠胃存有瘀血，或有耳聋者，俱服加减苏子桃仁汤，以逐瘀血，健脾胃、养精神，兼用导气通瘀锭塞于耳中。饮食宜素粥汤饮，忌气怒、油腻、面食。卧处宜静室，勿令人喧嚷。若伤重已死者，用白布缠头，以木棍轻轻拍击足心，再提发令其正直，安定颈骨，舒其经络，外敷混元膏，内服紫金丹。若坠车马损伤颠缝者，其斜坠而下，多在左而少在右，因右便利而然也，其治法同碰撞诸伤。如顶塌陷，惊动脑髓，七窍出血，身挺僵卧，昏迷厥闷无知觉者，不治。

《准绳》云：凡脑骨伤破，轻手搏捺平正；不破者，用退肿膏敷贴。若皮破肉损者，先用封口药掺之，外以散血膏贴之；血流不止者，用止血散掺之。《肘后方》治脑破，捣葱蜜厚涂，亦效。

囟　骨

《医宗金鉴》曰：囟骨者，婴儿顶骨未合，软而跳动之处，名曰囟门。或跌打损伤，骨缝虽绽，尚未震伤脑髓，筋未振转，其形头项浮光，面虚眼肿，鼻大唇翻舌硬，睡困昏沉，肉虽肿而未皮破血出者，宜扶起正坐，即以葱汁合定痛散敷于伤处，再以毛头纸蘸醋贴药上，烧铁熨斗烙纸上，以伤处觉热痛，口中有声为度。去药贴万灵膏，三日一换，待痛止思食，始揭去膏，以和伤汤洗之，则风除肿消血活气理矣。肉破出血者，即用马屁勃灰，先止其血，次用榆树皮灸熨法，内服人参紫金丹，以提元气，健脾胃，止渴生津，增长精神，强壮身体，令筋血和通为要。忌发物、火酒，宜戴抽口帽，避风寒，不出房。若肉破血流不止，骨陷筋翻，必损脑髓，身软筋强，气息无声，则危笃难医。若破痕触冒风寒者，不治。

《集说》云：童体未毁者囟门骨不合，已毁者囟门骨合。又《疑难杂说》云：囟门一骨，谚称天灵盖，如受伤必浮出脑壳骨缝之外少许。按天灵盖系颠顶骨，非此囟骨也。

《陈氏秘传》云：髓出者，服安髓散，清茶调二合尤妙。若脑骨沉陷者，用白金散加淮乌贴之，即时吸起，内又服药取效。

耀山云：在前者为囟骨，在顶上者为颠顶骨，在左在右乃山角骨也，其实相连混然一骨也，古谓之天灵盖，俗名脑壳也。包含髓液，统乎一身之灵明。稍有触动，即时昏运；至于骨损，已属难医；若破其髓，竟为不治。凡小儿囟骨陷入，乃冷也，用水调半夏末涂足心即起；或用绵乌头、附子，并生去皮脐，各二钱，雄黄八分为末，葱根捣和作饼，贴骨陷处亦起。若小儿脏腑壅热，气血不荣，以致囟陷者，用乌鸡骨一两酥炙黄，生地二两，焙为末，每服半钱，引饮调下并效。如小儿生下，囟门即肿者，以黄柏末，水调贴足心即消。如儿大头缝不合，谓之解颅，用天南星炮去皮为末，淡醋调绯帛上，贴囟门，炙手频熨之立效。又方：用防风、白及、栢子仁等分为末，以乳汁调涂，一日一换。又方：用蛇蜕炒末，以猪颊车骨髓和涂之，一日三四易。又方：用丹雄鸡冠上血滴之，以赤芍末粉之，甚良。又方：用猪牙车骨煎取髓，涂傅三日效。又方：用黄狗头骨炙为末，以鸡子白调和涂之，亦效。

山　角　骨

《医宗金鉴》曰：山角者，即头顶两傍棱骨也。凡跌打损伤未破者，不拘左右，宜紫肿硬，淤血凝聚疼痛，或昏迷目闭，身软而不能起，声气短少，语言不出，心中忙乱，睡卧喘促，饮食少进者，宜内服正骨紫金丹，外用前法熨之。如肉破血流不止者，先用马屁勃灰止血，后以榆树皮盖伤处，以艾合定痛散灸之。如伤重者，先服人参紫金丹，后仍用前法治之。若伤太重，成破伤风者，不治。

《陈氏秘传》云：夫头为诸阳所聚，若囟门脑盖等骨，一有破伤，性命所系。宜分开其发，寻看伤处，剪去近附伤处之发，用手轻轻按捺平正，方好用药。血若涌出，用灯心嚼成团，蘸止血药，或熟艾皆可塞之，血即止矣，如伤小则可不必耳。后若臭烂，先用消风散服之，又用辛香散洗之，或温茶洗之，若用葱艾汤洗更好。洗时切忌当风，恐受风寒，便发寒热，头面皆肿，此成破伤风，将入里也，宜服消风散。患处有肿，用蜜调圣神散，或姜汁酒调亦可。秘法：用葱白捣烂炒熟敷之，或加南星、草乌末，拌入葱内用之，俱妙。《肘后方》：葱白加蜂蜜厚封之，立效。

凌 云 骨

《医宗金鉴》曰：凌云骨在前发际下，即正中额骨也。其两眉上之骨，即俗名左天贤骨，右天贵骨，两额角也。若跌打损伤，皮破，二目及面浮虚肿。若内损瘀血，上呕吐衄，气虚昏沉，不省人事，身软面色干黄，遍身虚浮，躁烦焦渴，胸膈疼痛，脾胃不开，饮食少进。先服疏血丸，再以五加皮汤熏洗患处，敷乌龙膏，定痛消肿。

耀山云：额骨即额颅两边，即两额角，皆系致命之处。若伤轻，仅止皮破血出可治；如损伤其骨，并动其骨缝，难疗。

睛 明 骨

《医宗金鉴》曰：睛明骨者，即目窠四围目眶骨也，其上曰眉棱骨，其下曰颇骨，颇骨下接上牙床。打扑损伤，血流满面者，敷刀疮药；焮痛瘀血者，敷混元膏；如骨损者，内服八厘散。忌生冷发物，倘食猪头肉必发，至一月后始愈。凡眼胞伤损而瞳神不碎者，可治。

《选粹》云：夫面有七孔，眼居其最，为人生一世之紧要者，治宜详慎。如睛出胞外者，速宜乘热送入，但用圣神散贴，退其瘀与肿。若黑睛已破，其目必坏。若反转在胞内，急用象箸轻轻拨转归原，亦用圣神散眶上贴之。

《圣济总录》云：物伤睛突，轻者眼胞肿痛，重者目睛突出，但目系未断者，即纳入，急捣生地黄，绵裹傅之，仍以避风，用膏药护其四边。

《顾氏秘书》云：眼目被物撞损，或拳手打伤，睛珠突出一二寸者，登时急用手掌擦热，托定睛珠，而珠系一得热气，自然紧缩，仍收睛眶中。但不可就洗去血，即用熟地黄捣膏，摊薄绢，封贴眼上，日换三次，内服除风益损汤。若积血凝结，胞睑肿痛难开，白睛红如血灌，服川芎行经散。如积血未散，或即刺痕未痊，久则珠上生白翳遮睛，或有脓血者，亦服川芎行经散。

113

血虚者，仍服除风益损汤。医膜者，点磨翳障眼药。

《圣惠方》治目被物伤，用羊胆一枚，鸡胆三枚，鲤鱼胆一枚，和匀，频频点之。若伤目青肿，羊肉煮熟贴之，或用猪肉片，掺当归、赤石脂末贴之，并效。

《肘后方》治损目破睛，用牛口涎，日点二次，避风，黑睛破者亦瘥。若眼胞青肿，用牛羊肉贴之即消。

《永类方》治目伤青肿，用紫荆皮，小便浸晒七日，研末，用生地黄汁、姜汁调服；如不肿，用葱汁亦可。又《得效方》云：目被撞打，疼痛无时，瞳人被惊，昏暗濛濛，眼眶停留瘀血，宜贴地黄膏，内服石决明散。《东医宝鉴》云：如眼被物撞打着，睛出眼蒂未断，即推入睑中，勿惊触于四畔，以生地黄细捣厚封之，兼服生地黄散。若有瘀血，以针刺出，且用点药。如眼蒂断，睛损破，即不可治。此类聚方也。

《普济方》治损目，瘀肉弩出，用蒸熟杏仁捣汁，入硇砂煮化，点一二次自落。

《圣惠方》治睛陷，弩肉突出，以鲜地肤草绞汁点，干者煎浓汁点，皆良。

耀山云：目被物撞损，或跌打破伤，胞睑积血青紫，或撞破白仁，是伤其硬壳，俱不为害；惟撞破黄仁，血灌瞳神，风轮与水轮混杂，最为利害；即或不破而泪多，苦如柏汁者，难治。又看伤之大小，色之黄白，黄者害速，白者稍迟。若伤破其睛者，必有膏汁流出，或青黑，或白如痰者，为患最急；纵然急治，瞳神虽在，亦难免欹侧之患。又有伤虽轻，而触发其火，致水不清，气滞络涩，以生外障者，亦有变成内障，日夜疼痛者，均宜内服汤剂，有火者散火，受风者祛风，逐其瘀血，消其膜障；若外治，惟地黄捣烂作饼，烘贴两太阳及眼胞，以散其淤，最为稳当。或用鲜芙蓉叶，捣烂烘贴，或南瓜瓤，或生莱菔，并捣烂封之皆效。如淤散后，变生白翳而不痛者，不治。又小儿误跌，或打着头脑受惊，肝系受风，致瞳人不正，观东则见西，观西则见东，名曰通睛，宜石南散吹鼻，用石南一两，藜芦三分，瓜丁五个为末，每吹少许入鼻，一日三度，内服牛黄平肝等药。

两 颧 骨

《医宗金鉴》曰：两颧骨者，面上两旁之高起大骨也。打扑损伤，青肿坚硬疼痛，牙车紧急，嚼物艰难，鼻孔出血，两唇掀翻。内服正骨紫金丹，外以海桐皮汤熏洗，口漱荜拨散，坐卧避冷处。

耀山云：颧角与唇鼻相近，齿骨钓骨相连。若因损伤，非惟唇肿齿痛鼻衄，即牙关亦紧急而不能嚼物矣。如偶因跌打，面目青紫，而骨未伤者，用半夏磨汁，涂之立消。若指甲爬破面皮，用生姜汁调轻粉，敷之即好，且无瘢痕。

鼻 梁 骨

《医宗金鉴》曰：鼻孔之界骨名曰鼻梁骨，下至鼻之尽处名曰准头。凡鼻两孔伤凹者可治，血出亦无妨。若鼻梁骨凹陷者，用当归膏敷贴。若两孔跌磕，伤开孔窍，或金刃伤开孔窍，用封口药敷伤处，外以消毒定痛散敷之。若鼻被伤落者，用缀法。

缀法：用人发入阳城罐，以盐泥固济，煅过为末，乘急以所伤耳鼻，蘸药安缀故处，以软绢缚之定，效。昔江怀禅师，被驴咬落其鼻，一僧用此缀之如旧。按此经效良方也。

又《卫生易简方》：若鼻擦破损伤，用猫儿头上毛，剪碎唾粘傅之。又治肩皮擦伤。

中 血 堂

《医宗金鉴》曰：中血堂，即鼻内颏下，脆骨空虚处也。若被打扑损伤，血流不止，神气昏迷者，宜塞鼻丹塞于鼻中，外复以新汲冷水，淋激头顶。视其人如气虚，内服人参紫金丹；如血瘀，服苏子桃仁汤。服后如血仍不止，饮食不进，气虚面黄目闭者，八日死。凡跌打损伤鼻梁骨者，无妨。

耀山云：凡鼻被伤衄血不止者，除别药塞鼻外，考薛氏方，急用冷水调洪宝丹，即济阴丹，将颈上涂傅，最能截止血路，故又名截血膏，又名抑阳散。

唇 口

《医宗金鉴》曰：唇口者，司言、食之窍也。如跌破击打上唇而拔缺者，用绢片一小条，从脑后扎向前来缚合，先用桑白皮捻线缝定，次以封口药涂敷，次傅截血膏，盖住封口药不令开落，仍忌言语。如整下唇伤而拔缺者，以绢片从下颏兜缚，治法同前。

《顾氏秘传》补缺唇法：用孩儿骨一根，放瓦钵内，将糠火煅过，再研极细末，止用一分，松香研极细五分，狗脊背上毛，不拘多少，瓦上焙存性，研极细末，止用一钱，象皮擂软，用热酒泡浸，瓦上焙，研极细一钱，枯矾三分，和匀，再研极细末。先将缺唇上涂麻药，后以小刀刺唇缺处皮，以瓷碟贮流出之血，调前药，即以绣花针穿丝，钉住两边缺皮，然后搽上血调之药，三五日内不可哭笑，又怕冒风打嚏，每日只吃稀粥，俟肌生肉满，去其丝即合成一唇矣。愚按：缺唇乃先天所致，母胎而成，虽有女娲之巧，恐难补也。惟跌扑缺唇，敷此方药，或冀其生肌，肉长平满，亦未可知。即生肌药，何必用人骨也。

耀山云：唇即上下唇吻也。如伤损拔缺者，轻则用止血生肌之药掺敷，外用乌金纸封贴；重者消瘀长肉之药调点，外用凤凰衣贴之，又外用绢片缚之，俱验。如前方用孩儿骨者，究非正道。

玉　堂

《医宗金鉴》曰：玉堂在口内上腭，一名上含，其窍即颃颡也。若被触刺伤于左右者，惟肿痛而已。若伤正中之孔，则上通于颊，必伤鼻孔之卷肉，俗名鼻须。或犯孔窍，即玉堂也，则血流不止，以致鼻目皆肿，满面青紫，神倦头昏，四肢无力，痛连脑髓。若伤及会厌与上横骨，轻者易愈，重者即不能言。若痛连心膈，则昏迷沉重。急用腻粉、冰片敷于纸上，贴肉破处以止其血，内服正骨紫金丹，以散瘀定痛，理气健脾，宁神定志，复用蟹黄、血竭煎汤，日漱口二、三十次。如气不舒和，饮食少进，日以柿霜、玉露霜、牛奶皮、奶饼、奶酥油、并炒糜子面诸物，以凉润将息之，则愈。

耀山云：大人小儿，偶含刀在口，割断舌头，已垂落而未断者，用鸡子内白软皮，袋好舌头，次用破血丹，蜜调涂舌根断处，却以蜜调蜡，稀稠得所，敷在鸡子皮上，盖性软能透药性故也，常勤添敷，三日舌接住，方去鸡子皮，只用蜜蜡勤敷，七日全安，出朝鲜国《医林撮要》。又自行跌扑穿断舌心，血出不止者，以鹅翎蘸米醋频刷断处，其血即止，仍用蒲黄、杏仁、硼砂少许为末，蜜调成膏，噙化而安，出《医学入门》。又凡舌头被人咬落，须用治下疳药傅之，先以乳香、没药煎水噙口中止痛，后以疮药抹上即长全，有神效，其药即黑铅、水银、寒水石、轻粉、硼砂等味，出《万病回春》。又补唇舌，用鲜蟹烧灰，每二钱，同乳香、没药各二钱半，涂之即生。如唇舌多可用刀取，须用川乌、草乌为末，摊纸一条，以凉水调合贴之，即不觉疼，如流血，以陈石灰涂之即止，愈后舌硬，用白鸡冠血点之即软，方出《古今医鉴》。

《保婴摘要》云：凡舌断者，须乘热接上，急用鸡子轻击周围，去硬壳，取膜套舌上，以洪宝丹敷膜上自接续。若良久舌已冷，不必用接，但以洪宝丹敷之，其舌自生。所有断舌，用鸡子膜含护，恐风寒伤之。外症若寒热作痛，用四物汤加柴胡；如哺热作痛，加地骨皮；如倦怠少食，用四君子汤加芎、归、柴胡；如恶寒少食，用托里散加参、芪；若烦渴发热，用当归补血汤；如不作痛，但用四君以健脾，则肌肉自生，旬余可愈；不宜用辛热之剂，恐助火而益其痛也。

《石室秘录》云：舌头咬落者，以狗舌接之，用接骨等药敷之即续。按此法似属不经，故不录。其生舌金丹，抑或可长，方用人参、麦门冬各四钱，龙齿三分，土狗一个火焙，冰片二分，地虱十个火焙，血竭三分，各研细末，放地上一刻出火气听用，先用人参一两煎汤，含漱半日，以参汤漱完，即以自己用舌蘸药末令遍，不可将舌缩入，务须伸在外面，至不可忍，然后缩入，如此三次，则舌伸长矣。

地 阁 骨

《医宗金鉴》曰：地阁骨，两牙车相交之骨也，又名颏，俗名下巴骨，上载齿牙。打扑损伤者，腮唇肿痛，牙车振动虚浮，饮食不进，目闭神昏，心热神乱，气弱体软。用布兜裹系缚顶上，内服大神效活络丹，消瘀散肿，止痛和血，理气健脾，再噙化人参紫金丹，搽固齿散，以去牙根肿痛，外贴万灵膏。忌风寒冷物，戒气恼。

耀山云：地阁骨即颔颏骨，上载齿牙，亦名下牙床骨，与左右腮颊骨相连，其两边骨稍近耳处，为左右颊车骨，又左为乘骨，右为车骨，俗名总为下巴骨。如下巴脱落者，法详颊车骨条下。

齿

《医宗金鉴》曰：齿者，口龈所生之骨也，俗名曰牙，有门牙、虎牙、槽牙、上下尽根牙之别。凡被跌打砍磕，落去牙齿者，只用补肌散敷之，并封口药，内服破血之药以止其痛，其药止用水煎，不宜酒煎，此法颇收功效。如跌磕砍伤，牙齿未动者，用芙蓉膏涂之。如齿动者，用蒺藜子或根，烧存性为末，常揩之即牢，用固齿散时时擦之亦佳。

《御药院方》治牙齿动摇及外物伤动欲落者，地龙、五倍子各炒等分为末，先以姜揩过，然后傅之。又方：治打动疼痛者，用土蒺藜去角生研五钱，淡水半碗，蘸入盐，温漱甚效。《千金方》治牙齿动欲脱者，用生地黄绵裹呃之，令汁渍齿根并咽之，日五六次。

耀山云：凡齿被伤名斗齿，用点椒五钱，狗头骨、红内消、白芷各二钱，共为末，齿动掺上即安。或已落有血丝未断者，用掺药齿龈间涂之，此《医学入门》之方。或用大戟咬于痛处，良，此《生生编》方也。

扶 桑 骨

《医宗金鉴》曰：扶桑骨，即额骨傍近太阳穴内凹处也。若跌扑损伤，或掀肿，或血出，或青紫坚硬，头痛耳鸣，青痕满面，憎寒恶冷，心中发热，大便干燥，宜内服正骨紫金丹。如破损者，外以灸熨法定痛。外破者，乌龙膏敷之。

《准绳》云：凡头骨伤损，在硬处可治；若在软处及太阳穴内，不可治。

耳

《医宗金鉴》曰：耳者，司听之窍也，耳门之名曰蔽，耳轮之名曰郭。凡耳被砍跌打落，或上脱下粘，或下脱上粘，内用封口药，外用消毒定痛散，敷贴及耳后，看脱落所向，用鹅翎横夹定，却用竹夹子，直上横缚定。缚时两耳相对，轻轻缚住。或用缀法。

耀山云：耳窍系致命之处，凡伤重入耳内者，难医。

玉 梁 骨

《医宗金鉴》曰：玉梁骨即耳门骨，上即曲颊，下即颊车，两骨之合钳也。耳门内，上通脑髓，亦关灵明。若垫伤击伤而有碍于骨肉者，肿痛流血，服正骨紫金丹，以八仙逍遥汤洗之，洗毕贴混元膏，坐卧避冷处。若伤重内连脑髓及伤灵明，必昏沉不省人事，不进饮食，若再平素气血皆虚，必为不治之证。

耀山云：耳门内，即耳窍也。上条论耳，乃言耳之轮郭，未及其窍也。若伤耳之轮郭，虽重至砍削无余，其症犹轻；如伤及耳门之骨，虽轻犹重。外仅肿痛，尚可医治；倘内流血，立至毕命。

两 钓 骨

《医宗金鉴》曰：两钓骨名曲颊，即上颊之合钳，曲如环形，以纳下牙车骨尾之钓者也。如打扑损伤，耳肿腮硬，牙关紧急，嚼物不合。宜内服正骨紫金丹，外贴万灵膏，坐卧避冷处。

耀山云：钓骨者，乃上牙床骨之两边也。此两骨部位虽不致命，若伤损，前近颧骨者可治；如后连耳门者，断不可救。

颊 车 骨

《医宗金鉴》曰：颊车骨，即下牙床骨也，俗名牙钓，承载诸齿，能咀食物，有运动之象，故名颊车，其骨尾形如钓，上控于曲颊之环。或打扑脱臼，或因风湿袭入钩环脱臼，单脱者为错，双脱者为落。凡治单脱者，用手摘下不脱者，以两手捧下颏，稍外拽，复向内托，则双钩皆入上环矣。再以布自地阁缠绕头顶以固之，宜内服正骨紫金丹，外贴万灵膏，待能饮食后去布，只用布兜其下颏，系于顶上，二三日可愈。若双脱者，治法同前。若欠而致脱臼者，乃突滑也，无妨。脱臼，俗名吊下巴。欠者，俗名打哈气。

耀山云：夫颌颏脱下，乃气虚不能收束关窍也。令患人坐定，用手揉脸百十遍，将患人口张开，医者以两手托住下颏，用左右大指，入患人口内，将大牙揿住，用力往下一揿，复往里送上，即入臼矣，随用绢带兜颏于顶上，半时许即愈。又有笑欠口不能开者，及卒然牙关紧急者，水不能食，以致不救，即取盐梅两个，取肉擦牙，即当口开；若不能合，再用盐梅肉，擦两牙傍，候开合当止，却宜服治风药。又如落下颏，用乌梅作饼，塞满牙尽处，俟张口流涎时，随手托上。若气虚开不能合者，南星为末，姜汁调敷牙关处，以帛缚合，二宿而愈；或饮以酒令大醉，睡中吹皂角末于鼻令嚏，即自正矣。如单脱者，筋必宽纵，毋摘下，侧上可也。

后 山 骨

《医宗金鉴》曰：后山骨，即头后枕骨也，其骨形状不同，或如品字，或如山字，或如川字，或圆尖，或月牙形，或偃月形，或鸡子形，皆属枕骨。凡有伤损，其人头昏目眩，耳鸣有声，项强咽直，饮食难进，坐卧不安，四肢无力。内服正骨紫金丹，外敷乌龙膏，洗以海桐皮汤，以散瘀去麻木止痛。如误从高坠下，后山骨伤太重，筋翻气促，而痰响如拽锯之声，垂头目闭，有喘声者，此风热所乘，至危之症，不能治也，遗尿者必亡。惟月芽形者，更易受伤。如被坠堕打伤，震动盖顶骨缝，以致脑筋转拧，疼痛昏迷，不省人事，少时或明者可治，急以凉水蘸发，启开牙关，以酒调八厘散灌之，服后目开，痛苦有声，二目流泪，愈见可治之兆，服正骨紫金丹，炒米粥调养可痊。

耀山云：后枕骨又名承枕骨，按检骨格，男子有左右，妇人无左右，为合面第一致命之骨，凡有伤损酌而治之。

寿 台 骨

《医宗金鉴》曰：寿台骨即完骨，在耳后，接于耳之玉梁骨者也。若跌打损伤，其耳上下俱肿起，耳内之禁骨有伤，则见血脓水，耳外瘀聚，凝结疼痛，筋结不能舒通，以致头晕眼迷，两太阳扶桑骨胀痛，颈项筋强，虚浮红紫，精神短少，四肢无力，坐卧不安，饮食少进。以乌龙膏敷耳伤处，用丝绵裹导气通瘀锭，塞耳内，内服人参紫金丹，通瘀散肿，外再以八仙逍遥汤熏洗，消散虚浮肿痛，忌食热物发物。如血流不止，三日不饮食，必动脑髓，不宜治之。

耀山云：此即耳根骨，致命之处，治宜详慎。如伤重脉促者不救，俗所谓耳后三分，要紧处也。

旋 台 骨

《医宗金鉴》曰：旋台骨又名玉柱骨，即头后颈骨三节也，一名天柱骨。此骨被伤，共分四证：一曰从高坠下，致颈骨插入腔内，而左右尚活动者，用提项法治之；一曰打伤，头低不起，用端法治之；一曰坠伤，左右歪邪，用整法治之；一曰扑伤，面仰，头不能垂，或筋长骨错，或筋聚，或筋强，骨随头低，用推、端、续、整四法治之。凡治者临症时，问其或坠车马踏伤，或高处坠下折伤，或打重跌倒，再问其或思饮食，或不思饮食，或四肢无伤而精神不减，或精神短少，或能坐起行走，或昏睡不语，或疼痛不止，瘀聚凝结，肿硬筋翻，皆宜内服正骨紫金丹，外贴万灵膏，并洗以海桐皮汤，灸熨定痛散，外按手法治之。

顾氏云：有因挫闪及失枕而项强痛者，皆由肾虚而不能荣筋也，用六味地黄汤加秦艽。

《郑氏小儿方》云：凡小儿患痄疾及诸病后，天柱骨倒者，非因挫闪，乃体虚所致也，宜生筋散贴之。用木鳖子六个，蓖麻子六十粒，去壳研匀，先以包头擦顶上令热，以津唾调药贴之。

《全幼心鉴》云：小儿项软，乃肝肾虚，风邪袭入。

用附子去皮脐、天南星各二钱为末，姜汁调摊，贴天柱骨处亦坚。

《活幼全书》云：小儿项软，因风虚者，用蛇含石一块，煅七次，醋淬七次，郁金各等分为末，入麝香少许，白米饭丸龙眼大，每服一丸，薄荷汤化服，一日一服效。

《证治准绳》云：凡从高跌坠，颈骨撺进者，用手巾一条，绳一条，系在枋上，垂下来，以手兜缚颏下，系于后脑，杀缚接绳头。却以瓦坛一个，五六寸高，看捺入浅深斟酌高低。令患人端正坐于其坛上，令伸脚坐定。医者用手掣捺平正，说话令不知觉，以脚一踢，踢去坛子，如在左，用手左边掇出，如在右，用手右边掇出，却以接骨膏、定痛膏敷贴。

耀山云：按《陈氏秘法》，凡头从高坠下顿缩者，先用消风散或住痛散加麻药服之，令患人仰卧，用布巾带兜住下颏直上。又将患人头发解散，用巾带扭作一把，令患人头放平正，医者自伸两足，踏在患人肩上，徐徐用力拔伸归原。或者患人坐在低处，医坐高处，亦用前法，徐徐拔之归原，后仍用膏封缚坚固。其余或颈垂头仰，亦当用前法，再用推、端、续、整四方助之。然须看患之轻重，定手法之疾徐可也。又《部颁骨格》，颈骨有五节，宜参看背骨腰骨注。

咽　喉

《外科正宗》曰：咽喉自刎者，乃迅速之变，须救在早，迟则额冷气绝，必难救矣。初刎时，气未绝，身未冷，急用丝绵缝合刀口，掺上桃花散，多掺为要，急以棉纸四五层，盖刀口药上，以女人旧裹脚布，将头抬起，周围缠绕五六转扎之。患者仰卧，以高枕枕在脑后，使项郁而不直，刀口不开。冬夏须避风寒，衣被覆暖。待患者气从口鼻通出，以姜五片，人参二钱，川米一合煎汤或稀粥，每日随便食之，接补元气。三日后，急手解去前药，用桃花散掺刀口上，仍急缠扎。扎二日，急用浓葱汤，软绢蘸洗伤处，挹干，用抿子脚挑玉红膏，放手心上捺化，搽于伤口处，再用旧棉花薄片盖之，外用长膏药贴裹，周围交扎不脱。近喉刀口两傍，再用膏药长四寸，阔二寸，竖贴膏上，两头粘贴好肉，庶不脱落。外再用绢条，围裹三转，针线缝头。冬月三日，夏月二日，每用葱汤洗，其汤务热，洗毕挹干，其肉渐从两头长合，内服八珍汤调理。如有大便秘结，不可用利药利之，须用猪胆套法。如双颡断者百日愈，单颡断者四十日必收功完口。此法曾治强盗郭忠、皂隶沙万、家人顾兴，俱双颡齐断将危者，用之全活；单颡伤断者十余人，治之俱保无虞矣。

程山龄曰：凡自刎喉管不断者，不可见水，急用麻线缝之，外用血竭细末罨之，随敷天下第一金疮药，厚涂之，绵纸盖定，然后用狭裹脚布缠住，以棉扎之，间日加敷药，头不可动摇，十日痊愈。

《自残篇》小注云：自刎及杀伤，皆当细验刀口，或左或右。如系右手持刀者，虽已晕绝，仍可急救，以药煮之线，缝接在内之食嗓，再将药线杂以鸡身绒毛，缝其外之刀口，敷止痛等药，十救八九，此惟习用右手者为然；若平日习用左手，百无一效。盖男子食嗓在左，气嗓在右，食嗓系肉，可以接而缝之，若气嗓则属骨类，破即气出不可掩，别无可补可接之法，故不可救。且人之右手最活，稍一疼痛，可知而力软，非若左手力劲，非至极痛不能即觉，缘左属阳，右属阴，气随阳布故也。又按医书云，人身有咽有喉，喉在前通气，咽在后咽物，二窍各不相丽。喉应天气，为肺之系，下接肺经，为喘息之道；咽应地气，为胃之系，下接胃脘，为水谷之路。《类经内景图》以喉管在前通心肺，咽管在后通胃。内景赋曰：喉在前，其形坚健；咽在后，其质和柔。喉通呼吸之气，气行五脏；咽为饮食之道，六腑源头。观此则食左气右之说可疑也。又云：一说，伤在喉骨上难死，喉骨坚也；在喉骨下易死，虚而易断也。又一说，伤左系肉可接，伤右系骨不可接。此二说亦未合。其签注云：当从医书及《类经内景图》。

耀山云：咽喉系要害之处，一有触犯，性命所关。刀刃相加，至于勒断，可医者少；惟食管微破则可治。即不用线缝之法，可将患者脑后枕高，两旁挨实，使刀口合拢，不致动移，然后急傅止血药，用绵纸盖之，用布裹之，可遵法洗挹、贴膏调理也。《洗冤录》正文载，伤气喉者即死。又云：食系、气系俱断者，当下死；食系断，气系微破者，一日死；食系断，气系不断，三五日死；若食管全断，决不能救也。吾乡王某自刎，伤在左颈，斜长四寸有余，开阔近寸，食管已破，尚未断也。当将金丝烟一盒，罨在伤处，止住其血。移时，刎者鼻中稍有声息，随用手巾包裹其颈，不用线缝之法，惟以止血生肌掺药，并收口膏药医治，二月全愈。

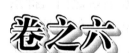

卷之六

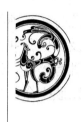

锁 子 骨

《医宗金鉴》曰：锁子骨，经名柱骨，横卧于肩前缺盆之外。或击打损伤，或骑马乘车，因取物偏坠于地，断伤此骨。用手法，先按胸骨，再将肩端向内合之，揉摩断骨，令其复位。然后用带挂臂于项，勿令动摇。内服人参紫金丹，外熨定痛散，贴万灵膏，其证可愈。

陈氏云：夫井栏骨折断者，先用消风住痛散加痹药服之。秘法：用保命丹，揣搦相接归原，须捺平正，次用蜜调圣神散贴之。秘法：用五香膏亦妙。即用水竹一片，长短宽狭以患处为则，破作两片，用大半片削去棱角，嵌入骨内，用绵团一个，实其腋下，以布带缚至那边，紧紧系住，服紫金丹取效。

耀山云：按《检骨图注》，胳膊之上，横髃骨，即肩胛也。肩胛之上，饭匙骨，系居肩上项侧，非在胸前也。其上是血盆骨，其中陷者曰缺盆，亦即血盆骨也。血盆骨之上曰肩井臆骨。又《尸图》仰面云：食气嗓之下，两血盆骨，两血盆骨之下，即胸膛也。按此骨又名柱骨，锁子骨俗名也，在膺上，缺盆之外，内接横骨，外接肩解也。则此骨系颈项根骨也，在肩端之内，抑系骨图内之饭匙骨及陈氏称井栏骨者，相似。但此骨连血盆，致命险隘，骨有碎损，性命相关，治宜谨慎，切勿视为寻常之处，以戕生命，贻悔无穷。

胸　骨

《医宗金鉴》曰：胸骨即𩨗骭骨，乃胸胁众骨之统名也，一名膺骨，一名臆骨，俗名胸膛。其两侧自腋而下，至肋骨之尽，统名曰胁。胁下小肋骨名季胁，单条骨之谓也。统胁肋之总，又曰胠。凡胸骨被物从前面撞打跌扑者重，从后面撞扑者轻。轻者先按症用手法治之，再内服正骨紫金丹，外用面麸和定痛散灸熨之，或以海桐皮汤洗之，贴万灵膏，即能获效。若内瘀聚肿痛，伛偻难仰者，早晨以清上瘀血汤、消下破血汤，分上膈、下膈以治之，晚服疏血丸。有受伤日久，胸骨高起，肌肉削瘦，内有邪热瘀血，痞气臌闷，睛蓝体倦，痰喘咳嗽者，宜服加减紫金丹，以消热化痰，理气健脾，润肌定喘。若伤重者，内干胸中，必通心肺两脏，其人气乱，昏迷目闭，呕吐血水，呃逆战栗者，则危在旦夕，不可医治矣。若两侧撅肋诸骨被伤者，则相轻重以分别治之。凡胸胁诸伤轻者，加黎峒丸、三黄宝蜡丸等药，皆所必需，宜酌用之。

《骨格》云：胸前骨三条，排连有左右，即龟子骨也。按此骨头圆身长，尾略小，头之接连处本有断痕，其左右有凹各六，每一凹凑肋骨一条。

《证治准绳》云：凡胸骨肋断，先用破血药，后用定痛膏、接骨药敷贴，皮破者补肉膏敷贴。又云：凡胸脯骨为拳捶所伤，外肿内痛者，外用定痛膏，内服破血药利去瘀血，或用消血草擂汁酒服。或为刀剑所伤，仍用封口药掺口，外用补肌散，鸡子清调敷，内服活血丹。又云：凡胁肋伤重血不通者，用绿豆汁、生姜和服，以壮力人在后挤住，自吐出血，后服破血药。凡胸前跌出骨不得入，令患人靠实处，医人以两脚踏患人两脚，以两手从胁下过背外，相人抱住患人背后，以手于其肩掬起其胸脯，其骨自入，却用定痛膏、接骨膏敷贴。

《辍耕录》载：常熟支塘里，朱良吉者，母病将死，良吉祷天，以刀割胸，取心肉一窝，煮粥以进，母饮而愈。良吉心痛，就榻不可起。邑人俞浩斋，闻而过其家，观良吉胸间，疮裂几五寸，气腾出，痛莫能言。俞为纳其心，以桑白皮线缝合，未及期月，已无恙矣。《孝经》云：身体发肤受之父母，不敢毁伤。父母有疾，岂肯自食其骨肉乎。子之事亲，有病则拜托良医，至于祷天祈神，情之极也。割股以毁父母遗体，已为不孝，割股不已，至于剖心如良吉者，若无良医以全其命，则洞胸而死，乃愚昧之见，悔何及也！

《幼科》云：小儿病后，或胸骨突出，或背骨突出，谓之龟胸、龟背，若不急治，即成痼疾，以终其身也。若胸高如覆掌，是肺热胀满之故，宜服清肺泻热等剂。若风入督脉，脊背受伤，故背高如龟，宜服祛风活血等药。孙真人秘方：用龟尿摩其胸背，久久自瘥。又方：

龟尿调红内消，贴骨节处，久久自安。按龟尿性能走窍透骨，故磨墨书石，深入数分，此其功效可以类推也。

岐　骨

《医宗金鉴》曰：岐骨者，即两凫骨端相接之处，其下即鸠尾骨也。内近心君，最忌触犯。或打扑，或马撞，则血必壅瘀而多疼痛，轻者只在膈上，重者必入心脏，致神昏目闭，不省人事，牙关紧闭，痰喘鼻搧，久而不醒，醒而神乱，此血瘀而坚凝不行者也，难以回生。如神不昏乱，仅瘀痛不止，胸满气促，默默不语，醒时犹能稍进饮食者，宜早晨服加减苏子桃仁汤加枳壳，晚服疏血丸，外贴万灵膏，再以炒热定痛散熨之，庶可愈也。

又注云：周身骨之两叉者，皆名岐骨，学者宜知之。

蔽　心　骨

《医宗金鉴》曰：蔽心骨即鸠尾骨也，其质系脆骨，在胸下岐骨之间。跌打撞振伤损，疼痛不止，两胁气串，满腹疼痛，腰伛不起，两手按胸者，宜内服八厘散，外用艾醋汤洗之，贴万灵膏，渴饮淡黄酒，忌茶水、生冷、糯米粥。

耀山云：蔽心骨又名心坎骨。按《检骨条注》系护心软骨，居胸骨之下。又龟子骨尾接心坎骨，而心坎骨实后天生成之脆骨，精力壮盛后天完固者，骨大；气血稍充后天不足者，其骨小；若气质本弱，稚年斫丧者，心坎骨或不生。是大小有无，不可一律论也。

凫骨

《医宗金鉴》曰：凫骨者，即胸下之边肋也。上下两条，易被损伤，左右皆然。自此以上，有肘臂护之，难以着伤。在下近腹者，用手提之易治，盖其肋边可以着手，则断肋能复其位也。其人必低头伛腰，痛苦呻吟，惟侧卧不能仰卧，若立起五内皆痛，或头昏神迷，饮食少进。内服正骨紫金丹，洗以八仙逍遥汤，贴万灵膏及散瘀等药可愈。若在上之第二肋，或有断裂垫伤，塌陷不起，位居膈上，难以入手，虽强为之，亦难完好。其伤之血留于膈上，若不随药性开行，必结成包囊，其包轻者系黄水，重者血块，则成痼疾矣。

耀山云：胸膈系各经络脉道之所会。查手太阴之脉，上膈属肺；手阳明之脉，下膈属大肠；足阳明之脉，下膈属胃络脾；足太阴之脉，上膈夹咽，其支者，别上膈，注在心；手少阴之脉，下膈络小肠；手太阳之脉，下膈属小肠；足少阴之脉，上贯肝膈；手厥阴之脉，下膈历络三焦；手少阳之脉，下膈偏属三焦；足少阳之脉，贯膈络肝属胆；足厥阴之脉，上贯膈，布胁肋。以上十一经皆贯膈，惟足太阳循下于背。凡胸膈有损伤破折，皆当加意调医，况胸膛、两乳、心坎、肚腹、两胁、肚脐，皆属要害之所，慎而治之，不可轻忽也。

肚腹

《保婴撮要》曰：腹破肠出者，急复纳入，以麻缕缝合，外敷花蕊石散。如脂已出，急以手取去而缝之；如已出而复推入，则内溃害命矣。若肠出干燥者，煮大麦粥取汁洗湿推入，不时少以米粥研烂饮之，二十日外始饮薄粥，百日乃瘥。切勿令惊，惊则杀人矣。注云：用桑皮线尤佳。

顾氏澄曰：凡肠出，可令病人手搭在医人肩上，随其左右收起，先以麻油润疮口，整入腹。若肠破裂有小孔，以灯火照之，肠中有气射灯，则不治。

《选粹》云：伤肚肠出，以麻油润疮口，轻手纳入，以通关散少许吹其鼻，令喷嚏，其肠自入。用桑白皮线向皮内缝合，后以封口药涂伤，外用补肌散，鸡子清调匀敷贴，或用散血膏尤妙，线上用花蕊石散敷。凡肚内被伤，急服利大小便药，令肠不可秘，恐致重患。

《纲目》云：金疮肠出，用小麦五升，水九升，煮取四升，绵滤净，取汁待极冷，令病人卧席上，含汁噀之，肠渐入，噀其背。并勿令病人知。若多人见，傍人语，即肠不入也。乃抬席四角轻摇，使肠自入。十日中略食美物，慎勿惊动；若惊动，即杀人矣。又云：以慈石、滑石为末，米饮服方寸匕，日再服效。并《鬼遗方》。

《嘉祐方》治坠损肠出，用新汲水喷其身面，则肠自入也。又《千金方》：以干人屎粉之，即入。

《病原》云：肠断一头见者，不可连也；两头见者，可速续之，用鸡冠血涂之，勿令泄气。否则大肠一日半死，小肠三日死。《图经》云：桑白皮作线，缝金疮肠出，更以热鸡冠血涂之。唐金藏用此法而愈。

《得效方》云：伤破肚皮，肠与脂膏俱出，先用汤药如活血散、佛手散即芎归汤与服，用手劈去脂膏，此是闲肉，放心去之，然后推肠入内，用线缝之，仍服通利药，勿令二便秘涩。又云：肠及肚皮破，麻缕为线或桑白尖茸为线，以花蕊石散敷线上，从里缝之，肠子则以清油拈活，放入肚内，乃缝肚皮，不可缝外重皮，留皮开，用掺药，以待肉生。又云：肚破肠出在外，若肠全断者难医，不断者可治。

耀山云：按《生死决疑秘法》，肠出不臭者可治，其肠未破也；臭者死，其肠已破也。肠出色变紫黑者不治，其肠伤也。如腹破脂膏已出，虽云急宜取去，不可复入，恐内溃害命也；然而病家畏怕，慎勿为之。唐朝工人安金藏自剖其腹，五脏皆出，太后命医纳入，以桑皮线缝之，以药敷之而苏，方见前。

冯鲁瞻云：胎前如有跌扑所伤，须逐瘀生新为主，佛手散最妙，腹痛加益母草服，痛止则母子俱安。若胎已损，则污物并下，再加童便、制香附、益母草、陈皮，煎汤汁饮之。如从高坠下，腹痛下血烦闷，生地、黄芪补以安之。如因扑跌腹痛下血，加参、术、陈皮、白茯苓、炙甘草、砂仁末以保之。如胎下而去血过多，昏闷欲绝，脉大无力，用浓厚独参汤冲童便服之。小产本由气血大虚，今当产后，益虚其虚矣，故较正产，犹宜调补。

张文仲云：神效佛手散，治妇人妊娠伤动，子死腹中，血下疼痛，口噤欲死者，服此探之，不损则痛止，已损便立下，此乃徐王神效验方也。每服三钱，加酒温服，三五服便效。

阴　囊

《医宗金鉴》曰：凡阴囊被人扯破者，用鸡子黄油，并金毛狗脊毛，薄摊油涂于上，次敷封口药，又用截血膏敷贴，或乌龙膏敷贴亦可，内服加减紫金丹，用紫苏叶煎水洗之。又凡有阴囊青黑紫色肿者，用定痛膏加赤芍、草乌、良姜、肉桂各少许打和，用韭菜叶捣烂同贴，如无韭菜，葱叶亦可，仍服利小水之药。

薛氏云：阴囊皮破出血作痛者，敷当归膏。初伤出血骤止之，血瘀于内则作脓，或伤口原小，血出不尽而内溃，甚至睾丸露出或阴囊尽溃者，内服托里之剂，外敷当归膏，则囊自生。其外伤腐溃及内伤瘀血作脓者，皆同囊痈治法。惟睾丸碎者不治。

《选粹》云：一人骑马坠落，被带锁匙伤破肾囊，二丸脱落，尚有筋膜悬系。或以线缝，外贴膏药，不三五日，线烂复脱。金溪氏以为治刀伤出血，但敷壁钱而效且敏，遂令人慢慢托上，多取壁钱敷贴，渐愈如故。

赵除瑛《理伤秘本》云：凡小腹受踢疼痛者，小便闭塞，一步不能行，内必有停滞瘀血，故作痛也。急投当归、桃仁破血通利等药而安。若小便不通，在二三日之内，尚可救治；不比大便不通，迟则难治也。踢伤阳物阴囊者，除肾子不碎并不缩入腹内，并以破淤活血利水等剂治之。踢伤肛门谷道者，看其肛门或肿或胀，或大便不通，或有血无血。若肛门肿胀，急投活血通淤之剂。若大便不通，竟将大黄承气等汤行之，倘有血来紫黑者不妨；如血来鲜红者，乃伤于大肠也，以槐花、地榆凉血等味治之。凡在阴囊之后，谷道之前，名曰海底穴，或被踢伤者，其伤之轻重，看色之浅深，青黑者重，紫红者轻，必兼肿胀疼痛。如肿而紫红，痛极不可忍者，行气活血，以止痛为先。如肿而青黑者，必发寒热，小便不通，肾子升上升下，小腹胀痛，急以疏风行气破淤通利为主。如兼谷道肿胀，大小便不通，非抵当承气不可治也。按妇人阴门踢伤者，势必翻肚而危，古无治法，轻者可与阴囊治法稍同。

耀山曰：肾囊破则睾丸垂下，即将睾丸纳入，以桑白皮线缝之，敷止血收口等药可愈。惟伤及睾丸，囊虽完固，痛苦难忍，其丸缩入腹内即死。急按揉小腹，或摘住囊丸，不使缩入，庶保其命。如捏伤阳物以致小便不利者，急宜通之。如割落阳物者，宜密室避风，敷止血等药。若疮口不合，将割之物煅为末，酒服即愈。《辍耕录》载：杭州沈生犯奸，自割其势，疮口流血，经月不合。偶问诸阉奴，教煅所割势，捣粉酒服，如其言，不数日而愈。

背　骨

《医宗金鉴》曰：背者，自身后大椎骨以下腰以上之通称也。其骨一名脊骨，一名膂骨，俗呼脊梁骨。其形一条居中，共二十一节，下尽尻骨之端，上载两肩，内系脏腑。其两旁诸骨附接横迭而弯合于前，则为胸胁也。先受风寒，后被跌打损伤者，瘀聚凝结。若脊筋陇起，骨缝必错，则成伛偻之形。当先揉筋令其和软，再按其骨徐徐合缝，背脊始直。内服正骨紫金丹，再敷定痛散，以烧红铁器烙之，觉热，去敷药，再贴混元膏。

《检骨图注》云：背后颈骨共五节，第一节系致命之处。五节之下系脊背骨，共六节，亦第一节系致命之处。其下脊脊骨共七节，亦第一节系致命之处。其颈之旁，两肩井臆骨，俗名井栏骨。其肩后如翅者琵琶骨，亦名髀骨，俗名饭锹骨。背骨两节之旁，横出者髋骨。自背骨以下，腰眼以上，两旁附生环抱于前者肋骨，又名钗骨，俗名肋扇骨，男子左右共二十四条，妇人左右共二十八条。其脊脊之下即系腰骨，有五节，详释于后。

耀山云：《金鉴》云背骨者自大椎骨以下，其形一条居中，共二十一节，下尽尻骨之端，系除项颈骨三节连腰骨尻骨而言。此乃仍遵《灵枢》骨度之篇，似与《骨格图注》头骨五节，脊背骨六节，脊脊骨七节，腰骨五节，方骨一节，尾蛆骨一节，共骨二十五节之文互异。然考诸明堂图以及铜人图，载背骨一行，大椎骨上有颈骨三节俗名天柱骨，其下背骨一椎、二椎以至二十一椎长强穴止，逐节注明分寸，以定五脏俞穴，末节曰尾闾。又王肯堂《证治准绳》曰：天柱骨下属脊窳，脊窳骨共二十二上接天柱，脊窳次下为大动骨者一，上通天柱，共二十四椎，大动之端为归下骨者一，道家谓之尾闾。又《刺灸心法要诀》云：颈骨名天柱骨，系三节圆骨也，加背骨二十一节，尾闾骨一节，共骨二十五节。又《内经素问·疟论》云：其出于风府，日下一节，二十五日下至骶骨。参核各书立论虽殊，但骨二十五节之

138

数皆同。若针灸穴道，当遵《灵枢》经文为是；如整治损伤骨节，应遵《骨格图注》，兼知其致命之处也。

《证治准绳》曰：凡锉脊骨，不可用手整顿，须用软绳从脚吊起坠下，身直其骨便自归窠，未直则未归窠，须要待其骨直归窠，却用接骨膏或定痛膏或破肉膏敷，以桑皮一片放在药上，杉皮二三片安在桑皮上，用软物缠夹定。凡腰骨损断，用门一扇放地下，一头斜高些，令患人覆眠，以手伸上搬住其门，下用三人拽伸，以手按损处三时久，却用定痛膏、接骨膏敷贴。病人浑身动作一宿，来日患处无痛，却可自便左右翻转，仍服破血药。凡臀胯左右跌出骨者，右入左，左入右，用脚踏进，搏捺平正用药。如跌入内，令患人盘脚，按其肩头，医用膝抵入，虽大痛一时无妨，整顿平正，却用接骨膏、定痛膏敷贴，只宜仰卧，不可翻卧、大动，后恐成损患。凡腰腿伤，全用酒佐通气血药，俱要加杜仲。凡老人堕马，腰痛不可转侧，先用苏木、人参、黄芪、川芎、当归、陈皮、甘草煎服。凡杖打闪肭疼痛，皆滞血证，宜破血药下之。凡人醉卧跌床下，胂背疼痛不可屈伸，服黑豆酒数日愈，豆能下气，所损轻也。

陈氏云：夫肩膊饭锹骨砍伤者，先用消风散加痹药敷之。秘法：用保命丹，用布巾蘸药汤洗之，舒其筋骨，令患人之手与肩并齐，然后撑开患人之腋，如此则骨伸而易入也。医者居其肩后，用手搦之，令骨相接如旧，要折转试其手，上至脑后边，下过胸前，令其手敛于心腕下，不许摇动，却用五香膏贴之，后用纸裹篾片数片，掩在膏上，用布带二条，从患处腋下，绑至那边肩上缚住，又用带从那边腋下，绑至患处肩上，日服活血住痛散。秘法：用紫金丹。又云：两胁肋骨折断者，不必夹，用冷花枭，折三四层，盖在膏药上，用裹脚布横缠之，又用布带缚之，服药如前。

腰　骨

《医宗金鉴》曰：腰骨即脊骨十四椎、十五椎、十六椎间骨也。若跌打损伤，瘀聚凝结，身必俯卧，若欲仰卧侧卧，皆不能也，疼痛难忍，腰筋僵硬。宜用手法，将两旁脊筋向内归附脊骨，治者立于高处，将病人两手高举，则脊筋全舒，再令病人仰面昂身，则脊骨正而患病除矣。内服补筋丸，外贴万灵膏，灸熨止痛散。

《骨格》云：腰眼骨共五节，第一节系属致命，其五节之下，是方骨也。又《集证》注云：腰眼骨即《图经》之腰门骨，《疑难杂说》之命门骨也。又《签注》云：尾蛆骨倒数上第七椎骨，即《骨格》内所载腰眼骨之第一节。按此腰骨即命门骨也，应从颈上旋台骨第一节起，数至十九节，方是腰骨第一节，即脊骨十四椎下，以至第十六椎之骨也。其验骨条云：男女腰间各有一骨，大如掌，有八孔，系方骨也，在腰骨五节之下，尾蛆骨之上。椎间、腰间两间字，宜活看。又《疑难杂说》：凡命门骨最为虚怯，以手击之，即可立毙。因命门骨两旁左右两穴，俗名腰眼，即肾俞穴，有红筋若细丝通于两肾，拍断即死，外无痕迹。凡伤腰肾者，其人发笑，即无救矣。

陈氏云：夫腰骨脊骨断者，令患人覆卧凳上，再用物置于腹，布带缚其肩胛于凳脑上，又缚其两足两腿于凳脚横木，如此则鞠曲其腰，折骨自起，而易入窠臼也。又用扁担一根，从背脊趁起时，直压其断骨处，徐徐相接归原，然后圣神散敷之，五香膏贴之更妙，外用杉木皮，以纸包裹一片盖膏上，以缓带紧紧缚之，日服加减活血住痛散取效。

耀山云：《金鉴》是治突出之腰骨，陈氏系治折断陷入之腰骨，故骨有不同，治法各异，要在相机而行，妙得于手矣。

尾 骶 骨

《医宗金鉴》曰：尾骶骨，即尻骨也。其形上宽下窄，上承腰脊诸骨，两旁各有四孔，名曰八髎，其末节曰尾闾，一名骶端，一名橛骨，一名穷骨，俗名尾椿。若蹲垫壅肿，必连腰胯，内服正骨紫金丹，洗以海桐皮汤，贴万灵膏。

耀山云：按《洗冤录》云：尾蛆骨，男子九窍，妇人六窍。又《验骨条》云：男女腰间各有一骨，大如掌，有八孔。又《检骨图》载：方骨一块，有八孔。注云：在尾蛆骨上。按：此是骨末节曰尾闾，即尾蛆骨也。其称腰间一骨即是方骨，方骨即此尻骨也。皮伤肉肿可医，骨若碎损不治。如伤肛门者，详阴囊条下。

髃 骨

《医宗金鉴》曰：髃骨者，肩端之骨，即肩胛骨臼端之上棱骨也。其臼含纳臑骨上端，其处名肩解，即肩骸与臑骨合缝处也，俗名吞口，一名肩骨。其下附于脊背成片如翅者名肩胛，亦名肩膊，俗名锨板子骨。以上若被跌伤，手必屈转向后，骨缝裂开，不能抬举，亦不能向前，惟扭于肋后而已。其气血皆壅聚于肘，肘肿如椎，其肿不能过腕，两手筋反胀，瘀血凝滞。如肿处痛如针刺不移者，其血必化而为脓，则腕掌皆冷或麻木。若臑骨突出，宜将突出之骨，向后推入合缝，再将臑筋向内拨转，则臑、肘、臂、腕皆得复其位矣。内服补金丸，贴万灵膏，烫洗海桐皮汤，或敷白胶香散，或金沸草汁涂之，亦佳。

《陈氏秘传》云：肩胛骨脱出腕外者，此处下段手骨如杵，上段身骨如臼。治法，先用保命丹服之，次用布袱蘸药汤洗其患处，令筋骨舒软。如左手骨出向外者，令患人仰卧，一人坐患人左膝之侧，曲其左足，踏着患人左腋下，用带缚住患处左手股之上，系于医者之腰间，坐者扶平患人之肘，起身向前，徐徐拔伸患骨，用手按正于臼腕中归原，转折试手，后贴膏药，其腋下实棉絮一团。如骨脱内腋敛不开者，令患人侧卧于地，用凳子一条夹其肩背，令不转动，令一人曲腰坐于椅子上，用带缚住患人肘股之上，而悬于坐者之肩，伸足踏于患人腋下，然后抬肩带肘，徐徐用力拔伸患骨，用手按正其肩腕，务折转试其手，上至脑后，下过胸前，反手于背，方是归原。然后用膏贴之，布带一条从患处绑至那边腋下缚住，又用一条从患处腋下绑至那边肩上，亦用棉絮一团实其腋下，方得稳固，日服活血住痛散。又云：肩膊骨出臼，如左手出者，医者以右手叉病人左手，如右手出者，医者以左手叉病人右手，却以手撑推其腋，用手略带伸其手，如骨向上，以手托上，要折转试其手，可上头上肩，方可贴膏，以布块实其腋下，用带二条，缚如前法，内服活血住痛散，外贴五香灵膏取效。

《准绳》云：凡两肩骨跌堕失落，其骨又出在前，可用手巾系手腕在胸前，若出在后，用手巾系手腕在背后，若左出，折向右肱，右出，折向左肱，其骨即入。山阴下方寺西房世传医僧南洲云：如患人左肩骨出臼者，令患人坐于廊柱边兀凳上，一僧从后连人及柱抱定，一僧拉其不患之右手，一僧拉患之左手，两僧对立摩弄，骤然用力，一拉骨入臼，且不觉痛，右肩与左肩同法。又云：如年少妇人患此畏羞，僧碍动手者，或用粗带吊住女手，以戒尺在带上搒之，或靠壁以隔窗拉之，或嘱仆妇动手拉之，或用言语哄骗，或用榔锤试吓，令患者一惊，两手一缩，骨即入臼，要在相其形势，随机应变之活法也。均可为法，余故述之。

耀山云：肩骨脱臼者，此上身之大骨髎也。以上之法非不详悉周到，然家传另有一法，更为省便。不拘左右两肩，如臑骨脱后，臂敛前者少；如脱骨在前，手敛后者多。均令患人直立，倩旁人扶住，如脱骨在前手敛后不开者，医立患人肩后，蹲身将肩凑入患人腋下，医者又将患手拿住，徐徐立起身子，肩掮用力，患者身重下垂，患手又被医者两手往下按住，其势不小，则肩臑入臼合缝矣。偶有患手脱后敛前不开者，医立患人肩前，用肩往后凑入患腋，仍将患手揪住，立身掮起，则骨又入臼矣。较之《证治准绳》用梯子两部,竹杠一根,横放于梯上,令脱髎之腋扼于杠上,医者拉手以上其髎,省力多矣。又有一法:令患人安坐于凳上,医者侧立其旁,一足亦踏于凳上,以膝顶于胁肋之上,两手将患肩之臂膊擒住,往外拉之,以膝往里顶之,骤然用力,一拉一顶,则入臼矣。比之用肩头掮者,更为简捷矣。又按《资生论》云:有肩头冷痛不可忍者,其臂骨脱臼,不与肩相连接,将患中风之兆,多有治不愈者,此乃筋脉纵弛宽长之故也。其治法云:要知才觉肩上冷痛,必先灸肩髃等穴,毋使至于此极可也。

臑　骨

《医宗金鉴》曰:臑骨,即肩下肘上之骨也。自肩下至手腕一名肱,俗名胳膊,乃上身两大支之通称也。或坠车马跌碎,或打断斜裂,或碎断。打断者有碎骨,跌断者无碎骨。壅肿疼痛,心神忙乱,遍体麻冷,皆用手法循其上下前后之筋,令得调顺,摩按其受伤裂缝,令得平正。再将小杉板逼定,外用白布裹之,内服正骨紫金丹,外贴万灵膏。如壅肿不消,外以散瘀和伤汤洗之。

耀山云:两胳膊骨折断而碎者,先用保命丹服之,后用洗药汤洗其伤处,使气血调和,筋骨宽软,然后用手法按之平正,贴五香膏,外用杉木皮或阔竹篾,将纸逐根包裹,附于四围膏上,用布带宽紧如法缚之,或膏外先用白布缠之,外又用夹俱可。其手常令悬于项下,要时常伸屈,内服接骨紫金丹,再按内外兼病,汤药调治，庶不致有虚虚实实之虑也。又按《陈氏秘传》有骨折断，其手短缩不能归原者，此筋脉紧急绞劲之故也。法令患人卧于地上，用大布带缚臂肘于医者腰间，医者坐于患者膝侧，双手按定患处，伸脚踏其腋下，倒腰向后，徐徐拔伸断骨，用手揣令归原，以姜汁或醋或酒调圣神散涂之，秘法用五香膏易之。外用夹缚宽紧如法，用带兜其手臂，悬于项下。肘腕须时常伸屈，否则久而筋强，难以伸屈。内服加减活血住痛散，或易紫金丹。若夹两头起泡，不可挑破，用黑神散清油调搽即消，或用陈年火腿猪骨灰为末掺之。此说同上肩骨，皆以明筋急筋宽之因，若筋宽之人复遇骨折，手必纵长，故《接骨秘法》要将两手比较，合掌验之，毋使稍有长短歪斜，贻害终身。然而筋急手短易医，筋宽手长难治，此又不可不知也。

肘　骨

《医宗金鉴》曰：肘骨者，胳膊中节上下支骨交接处也，俗名鹅鼻骨。若跌打，其肘尖向上突出，疼痛不止，汗出战栗。用手法翻其臂骨，托肘骨令其合缝，其斜弯之筋，以手推摩令其平复，虽即时能垂能举，仍当以养息为妙。若壅肿疼痛，宜内服正骨紫金丹，外贴万灵膏。

《陈氏秘传》云：两手肘骨出于臼者，先服保命丹，后用药洗软筋骨，令患人仰卧，医者居其侧，用布带缚其臂，系于腰间，伸足踏其腋下，捉正其手股，倒腰往后，徐徐伸拔，揣令归原，就以大拇指着力强按其中，余四指分作四处，托其肘撑后，又用两指托其骨内，却试其曲肱，使屈伸两手，合掌并齐，方好摊膏贴之。复又加夹，其夹须用杉木皮一大片，能容肘撑尖处，折转可动，其阔以患处粗细为则，其长以两边上下可缚为则，杉木皮中间对肘撑处挖一大孔，两旁皮弦另用皮纸包束其弦粘定，复用纸包束其夹之两头，亦用粘定，如此肘可屈伸，又用副夹数片，编作两截，上截两夹，缚住胳膊，下截两夹，绑住臂上，其腕间各空二分，庶合夹不相撞，屈手亦无碍。日服紫金丹取效。

耀山云：按《灵枢经》言：手屈而不伸者，其病在筋；伸而不屈者，其病在骨。若骨碎，或上连臑骨，或下连臂骨，须用正副夹缚。如仅出髎，其筋受伤，以手揉挪平复，不必夹缚，用布裹足矣。

臂　骨

《医宗金鉴》曰：臂骨者，自肘至腕，有正辅二根，其在下而形体长大连肘尖者为臂骨，其在上而形体短细者为辅骨，俗名缠骨，迭并相倚，俱下接于腕骨焉。凡臂骨受伤者，多因迎击而断也，或断臂辅两骨，或惟断一骨，瘀血凝结疼痛。以手法接对端正，贴万灵膏，竹帘裹之，加以布条扎紧，俟三日后开帘视之，以手指按其患处，或仍有未平再揉摩其瘀结之筋，令复其旧，换贴膏药，仍以竹帘裹之，每日清晨服正骨紫金丹。

耀山云：凡手骨足骨，截断斜断，折断碎断，夹缚之宽紧，详记于骺骨条下。此臂骨折断，接后不可长挂于项，常要屈伸活动，坐则舒于几案，卧则舒于床席，三五日后，令其手上至头，下至膝，前要过胸，后要过背，二十日后能转动亦不为迟。有肿贴五香膏可消，药忌寒冷，恐筋寒肉冷难伸也。

腕　骨

《医宗金鉴》曰：腕骨即掌骨，一名壅骨，俗名虎骨，其骨大小六枚，凑以成掌，非块然一骨也。其上并接臂辅两骨之端，其外侧之骨名高骨，一名锐骨，亦名踝骨，俗名龙骨，以其能宛屈上下，故名曰腕。若坠车马，手掌着地，只能伤腕。若手指着地，其指翻贴于臂上者，则腕缝必分开。伤腕者壅肿疼痛，法以两手揉摩其腕，内服正骨紫金丹，外贴万灵膏。若手背向后翻贴于臂者，以两手捉其手背，轻轻回翻之，令其复位，仍按摩其筋，必令调顺，内服人参紫金丹，外敷混元膏。

《证治准绳》曰：手有四折骨，六出臼。凡手臂出臼，此骨上段骨是臼，下段骨是杵，四边筋脉锁定，或出臼亦锉损筋，出臼此骨须拽手直，一人拽，须用手把定此间骨，搦教归窠。看骨出那边，用竹一片夹定一边，一边不用夹，须在屈直处夹。才服药后，不可放定，或时又用拽屈拽直，此处筋多，吃药后若不屈直，则恐成疾，日后曲直不得。凡肩胛上出臼，只是手骨出臼归下，身骨出臼归上，或出左，或出右，须用舂杵一枚，矮凳一个，令患者立凳上，用杵撑在于出臼之处，或低用物垫起，杵长则垫凳起，令一人把住手，拽去凳，一人把住舂杵，令一人助患人放身从上坐落，骨节已归窠矣，神效。若不用舂杵，则用两小梯相对，木棒穿从两梯股中，用手把住木棒，正棱在出臼腋下，骨节蹉跌之处，放身从上坠，骨节自然归臼矣。凡手踭手腕骨脱，绷直拽出，医用手抬起手踭腕，以患人本身膝头垫定，医用手于颈项肩处按下，其骨还窠。凡手腕失落，或在上在下，用手拽伸，使手拈住，方可用前膏敷贴夹缚。凡手踭骨出，用圆椅横翻向上，医足踏住椅，将病人手在椅横内校曲入腕内，以小书簿上下夹定平稳，却用前膏敷贴，绢布兜缚，兜缚时要掌向上。若手盘出臼，不可牵伸，用衣服向下承住，用手撙按动摇，挪令平正，却用膏敷贴夹缚，下用衬夹。凡手骨出向左，则医用右手拔入，出向右，则医用左手拔入，一伸一缩，摇动二三次，却用膏敷贴夹缚。凡手盘出向下，将掌向上，医用手撙损动处，将掌曲向外，捺令平正，贴膏。再用夹向背一片长，下在手背外；向面一片短，下在掌按处；向小指一片长，下在指曲处；向大指一片短，下在高骨处，三度缚之。凡手指跌扑，刀斧打碎，用鸡子黄油润，次掺封口药末，外以散血膏敷贴，绢片缚定；若跌扑咬伤者，用泽兰散敷之；若有寒热者，用退热散敷之，寒热退即去之。凡手臂骨打断者有碎骨，跌断者则无碎骨，此可辨之。凡四折骨，用杉皮竹片夹缚；如六出臼，宜以布帛包缚，不必用夹。要时时转动，不可一时不动，恐成直骨难伸屈也。

《陈氏秘传》云：手腕出臼，如在右手者，使彼仰掌，医以左手托捏被伤手臂，再以右手桩住下节，不可使彼退缩，尽力一拔，即入臼矣。如左手出臼，使患者左手仰掌，医以右手托捻被伤手臂，再用左手桩住下节，尽力一拔，即入臼矣。外以五香膏贴之，内服紫金丹。又云：手掌骨被伤而碎者，令患人仰卧，医者坐其膝侧，伸脚踏其腋下，一手将患人手指一把捏住，着力拔伸，一手揣令伤处归原，即贴五香膏。如夹缚，用杉木皮一大片，要阔可托得过手掌骨，其长从臂骨中间起至掌背上为则，其对掌腕处挖一横孔，令可屈伸。又用杉木皮小者数片，如指面大，其长从臂起至掌边掌弦下。又用两小片夹臂边各半寸。均用皮纸束定，用绑绳五部编之，将两部缚其托掌背之大夹，并再两臂侧小夹之梢，其中一部，以绳缚于拇指根掌两边弦上，令其骨接得牢，四部皆要宽舒，用带覆掌络之，悬于项下。亦要折转屈伸活动，服药取效。

耀山云：按《得效方》论，脚手各有六出臼，四折骨，每手有三处出臼，脚亦有三处出臼。惟手掌骨出臼，其骨互相交锁，或出臼，则是挫出锁骨之外，须用搦骨于锁骨下归窠，若外出则须搦入内，若入内则须搦出外，方入窠穴。不拘左右两手，倩傍人将患人身手扶住，若外出者，令其仰掌，医用两手齐托伤处，两大拇指捺在骨陷之所，医者之掌复又压在患手之上揪住，尽力四指向上一拗，掌往下捺，微带拽势，则入窠臼矣。若出内者，令其覆掌，亦用两手托、拗、压、拽四法，骤然用力，使患者不防，以乱疼痛也。若徐徐用力，恐患者退缩，更难下手矣。又掌骨者，乃五指本节之后节也，若被打碎，势必陷下；若用拳打，别人击断，势必突出。陷下须用手托出，突出须用手捺入，均要略带拽势，不可强为。贴膏药后，外用杉木皮大片逼住，再用布包带缚五指并腕上。如有溃烂，用麻油调金白生肌散取效。

五 指 骨

《医宗金鉴》曰：五指骨名锤骨，即五指本节之名也。若被打伤损折，五指皆株连肿痛，因其筋皆相连也。手掌与背，其外体虽混一不分，而其骨在内乃各指之本节相连而成者也。若手背与手心皆坚硬壅肿热痛，必正其骨节，则无后患。若不即时调治，其所壅之血，后必化而为脓，气盛者服疮毒之剂，调治可愈，气虚者将来成漏矣。洗以散瘀和伤汤，贴万灵膏。

陈氏云：两手指骨碎断者，先整筋骨，合皮肉，用桃花散止其血，以棉竹箸柔软者一大片，要包得过，用麻油调金白生肌散摊纸上，以包束患指，用布缚之，次日药干，再用麻油调润之，或蜜调圣神散敷之亦可，仍服活血住痛散。

耀山云：若包裹法，先将患指包好，后将好指同夹缚之，即不移动而易愈，此秘法也，惟大拇指二节难缚。

竹 节 骨

《医宗金鉴》曰：竹节骨，即各指次节之名也。或跌打损伤，骨碎筋挛，指不能伸，以手拈其屈节，则指必舒直，洗以散瘀和伤汤，贴以万灵膏。如指甲缝蓄积毒血，其甲必脱落，若再生指甲，其形多不如旧。若第三节有伤，治同次节。其指甲名爪甲。

耀山云：《摄生方》治手指被刀斧伤断者，用真苏木末，将断指乘热掺之接定，外以蚕茧包缚完固，数日如故。又若骨碎伤者，只用阔麻片夹缚，冬月热缚，夏月凉缚，余月温缚，乃麻片性能破瘀活血也。如受伤者，泽兰散敷之。

跨　　骨

《医宗金鉴》曰：跨骨，即髋骨也，又名髁骨。若素受风寒湿气，再遇跌打损伤，瘀血凝结，肿硬筋翻，足不能直行，筋短者脚尖着地，骨错者臀努斜行。宜手法推按跨骨复位，将所翻之筋向前归之，其患乃除。宜服加味健步丸，熏海桐皮汤，灸熨定痛散。

《陈氏秘传》云：两足臀环跳骨脱出臼者，此最难治之症也。其患足短而失上者犹可治之，如脱出而足长者难治。日服活血住痛散，外用手法治之。

《选粹》云：凡脚大腿根骨出臼者，此处身上骨如臼，腿根骨似杵，或前出，或后出，须用一人抱住患人身子，一人拽足，用手尽力搦令归原。或足锉开，可用软绵绳从脚缚住，倒吊在上，用手整骨节，从上垂下，自然归窠，用接骨药敷贴，外用绑缚。凡出臼者，急宜挪入臼中；若日久血溃臼中者，难治。

耀山云：字典髋音宽，两股间也；又音坤，体也，臀也。凡辨腿胯骨出内外者，如不粘膝，便是出向内，从内捺入平正；如粘膝不能开，便是出向外，从外捺入平正，须要临机应变。

环 跳 骨

《医宗金鉴》曰：环跳者，髋骨外向之凹，其形似臼，以纳髀骨之上端如杵者也，名曰机，又曰髀枢，即环跳穴处。或因跌打损伤，或蹬垫挂镫，以致机枢错努，青紫肿痛，不能步履，或行止欹侧艰难。宜先服正骨紫金丹，洗以海桐皮汤，贴万灵膏，常服健步虎潜丸。

耀山云：环跳穴处错努肿痛，未致脱臼，故治法如此。若已出臼在前在后者，依上条治法整之归原，未尝不当。余家传更有捷法：如左足出臼，令患人仰卧于地，医人对卧于患人之足后，两手将患脚拿住，以右足伸牮患人胯下臀上，两手将脚拽来，用足牮去，身子往后卧倒，手足身子并齐用力，则入窠臼矣。如患右腿，须用左足牮去，则如法合式矣。倘妇人女子患此，必须如前骗吓之法，使其无暇提防，而骨自然入臼。此等施治，要在意度受伤之因，神于巧妙之法。

大 楗 骨

《医宗金鉴》曰：大楗骨，一名髀骨，上端如杵，入于髀枢之臼，下端如锤，接于骺骨，统名曰股，乃下身两大支之通称也，俗名大腿骨。若坠马拧伤，骨碎筋肿，黑紫清凉，外起白疱，乃因骨碎气泄，此证治之鲜效。如人年少气血充足者，虽形证肿痛，而不昏沉，无白疱者可治。法以两手按摩碎骨，推拿复位，再以指头按其伤处，无错落之骨，用竹帘裹之，每日早服正骨紫金丹，俟三日后，开帘视之，若有不平处，再捻筋结令其舒平，贴万灵膏，仍以竹帘裹之。

《陈氏秘传》云：两足腿骨折断者，用住痛散加痹药服之，次用药洗软其筋骨，令患者仰卧，绑其胸胁于凳脑上。如左足伤者，直伸左足，竖屈右足。医者侧立其右手凳沿边，击其左足之胫骨，着力挽带拔伸患骨，复又揣扣患骨归原接定，双手按住勿动，令伸其足，试其齐否，然后贴膏药，外加夹缚。按《疡科选粹》用苎麻夹缚，两边用袜袋盛米挨定患处外，又用砖块挨定，日服活血住痛散取效。

耀山云：楗音件，庄子所谓大辄也。可不慎欤。如打跌骨断者，以手拽正，上拽七分于前，下拽五分于后，整定用膏敷贴。夹缚时，先缚中正，后缚上下。

膝 盖 骨

《医宗金鉴》曰：膝盖骨即连骸，亦名膑骨，形圆而扁，复于楗胻上下两骨之端，内面有筋联属，其筋上过大腿至于两腋，下过胻骨至于足背。如有跌打损伤，膝盖上移者，其筋即肿大，株连于腘内之筋；腘内之筋上连腰胯，故每有腰屈疼痛之证，或下移胻骨，则掀肿或足腹冷硬步履后拽斜行也。若膝盖离位向外侧者，则内筋肿大，向内侧者，则筋直腘肿，宜详视其骨如何斜错，按法推拿以复其位，内服补筋丸，以定痛散灸熨之，熏八仙逍遥汤则愈。

《证治准绳》云：若膝头骨跌出臼，牵合不可太直，不可太曲，直则不见其骨棱，曲则亦然。

耀山云：两膝盖骨，如人往前跌扑跪碎者，须参看器具门抱膝条下各注扎缚。按《秘传手法》云：两膝盖骨被伤，或碎断，或干脱，用绢绢篾圈子一个，要箍得膝盖骨住，其旁要两道带。令患者仰卧，直伸其足。医者揣扪相居原位，用圈子箍住膝盖骨上，将带两道上下缚定，用圣神散敷于圈子内，油单纸裹束，则不污染衣服，内服活血住痛散取效。凡小儿膝粗腿瘦，行走维难，非伤筋动骨之故，乃肾气不足所致，为之鹤节，宜服六味地黄丸加牛膝，外用南星末，米醋调涂膝上，渐愈。

骱　骨

《医宗金鉴》曰：骱骨即膝下踝上之小腿骨，俗名臁胫骨者也。其骨二根：在前者名成骨，又名骱骨，其形粗；在后者名辅骨，其形细，又俗名劳堂骨。若被跌打损伤，其骨尖斜突外出，肉破血流不止，疼痛呻吟殻细，饮食少进，若其人更气血素弱，必致危亡。宜用手法按筋正骨，令复其位，贴万灵膏，以竹帘裹住，再以白布缠之，先服正骨紫金丹，继服健步虎潜丸。

耀山云：按《沿身骨脉论》曰：膝盖骨下生者胫骨，胫骨旁生者骱骨，亦名髀骨，男子有，妇人无。又《梅氏字汇》：骭，骹骨也；又骹，胫也，即胫骨也，近足细于股者。再查字典：骱音行，脊后骨也；胻音行，又音炕，胫也。《史记》龟笑传：壮士斩其胻，即此骨也。其断各有不同，或截断，或斜断，或碎断，或单断，或二根俱断。用手摸悉其因，再用端接之法，令其归原复位，然后再施夹缚手法。按《选粹》云：凡手足骨折断，夹缚必用三道，中间一缚可要紧扎，两头略宽，庶乎气血流荫。若如截竹断者，却要两头紧缚，中间略宽，使气血来聚断处。若接缚手者，前截放宽缚些，使血散前去；若接足者，下截放宽缚，使气血散下去。

踝　骨

《医宗金鉴》曰：踝骨者，骱骨之下，足跗之上，两旁突出之高骨也。在内者，名内踝，俗名合骨；在外者，为外踝，俗名核骨。或驰马坠伤，或行走错误，则后根骨向前，脚尖向后，筋翻肉肿，疼痛不止。先用手法拨筋正骨，令其复位，再用竹板夹定跟骨，缚于骱骨之上。三日后解缚视之，以枕承于足后，用手扶筋，再以手指点按其筋结之处，必令端平。内服正骨紫金丹，灸熨以定痛散，洗以海桐皮汤，常服健步虎潜丸。若稍愈后遽行劳动，致骱骨之端向里歪者，则内踝突出肿大，向外歪者，则外踝突出肿大，血脉瘀聚凝结，步履无力，足底欹斜，颇费调治，故必待气血通畅全复，始可行动。

《证治准绳》曰：脚有六出臼，四折骨。凡骨节损折，肘臂腿膝出臼蹉跌，须用法整顿归原，先用麻药与服，使不知痛，然后可用手法矣。凡脚盘出臼，令患人坐定，医人以脚从腿上一踏一搬，双手一搏，摇二三次，却用接骨膏、定痛膏或理伤膏敷贴。凡膝盖损断，用手按捺进，平正后，用前膏敷贴，桑白皮夹缚，作四

155

截缚之。其膝盖骨跌蹉开者，可用竹箍箍定，敷药夹定，要四截缚之，膝盖不开也；若肿痛，须用针刀去血，却敷贴用夹。凡脚膝出臼，与手臂肘出臼同，或出内出外，只用一边夹缚定，此处筋脉最多，时时要曲直，不可定放不动；又恐再出窠，时时看顾，不可疏慢；宜用接骨膏、定痛膏敷贴夹缚。凡妇人腿骨出，进阴门边，不可用脚踏入，用凳一条，以绵衣覆上，令患人于上卧，医以手拿患人脚，用手一搿，上在好脚边上去，其腿骨自入，却用接骨膏、定痛膏敷贴。凡伤下近腿胯阴囊等处，不用通药，但贴不令血荫。凡胯骨从臀上出者，用二三人捉定腿拔伸，仍以脚捺送入，却用前等膏敷贴；如在裆内出者，则难治矣。凡脚板上交胝处或挫出臼，须用一人拽正，自摸其骨，或突出在内，或突出在外，须用手力，整归窠臼，若自拽不用手整，便成痼疾，正后用定痛散、接骨膏敷贴。凡四折骨用正副夹缚，六出臼则以布包，不必用夹，手臂骨与足同。又手足筋脉最多，时时要曲直，不可定放，又时时看顾，恐再致出臼。

《陈氏秘传》云：两踝骨脱而脚蹒跚者，复合奠如前，用杉木皮二大片，向小腿下起至脚底为则。其杉木皮对踝处各挖一孔，一片要箍得踝骨过，一片要托得踝骨过。又用杉木皮，从足趾下起，至胫后折转直上，夹住后胫，要留两边弦，可以折转夹上。再用小片杉木皮四五片，如指面大，编作栅栏样，夹住胫骨。面前所用杉木皮，皆用纸包油透，如法用绳绑，踝上两部，脚底下两部，其脚底仍用布兜，前系于膝下，使脚掌不直伸于下也。又令时时屈伸，日服活血住痛散。

耀山云：足踝骨者，犹手之有腕骨，虽分内踝、外踝，合骨、核骨之名，然合与核同音，内外同一致也。居于小腿之下，脚板之上，交接处是也。若挫出在内侧、在外侧，非向前、向后也。余家传捷法，整拽并施，令患者坐定，以突出之足垂下，另倩一人，将膝胫抱住。如患在左足，骨向内侧突出者，医人用两手将患足拿起，上面两大拇指按在骨陷处，下面八指托在突骨处，以两手掌揿在患足跟跗之上，两手托起，两掌揿落，略带拽势，并齐着力一来，无有不入窠臼矣。如骨突向外侧者，令患人侧转，使突骨向下，用前法揣入。右足治同。如骨碎者，应用夹缚绑扎。如仅出臼，揣令归原后，贴五香膏，外用布裹，亦足以固，不必夹缚也。

跗　　骨

《医宗金鉴》曰：跗者，足背也，一名足跌，俗称脚面，其骨乃足趾本节之骨也。其受伤之因不一，或从陨坠，或被重物击压，或被车马蹍砑。若仅伤筋脉，尚属易治；若骨体受伤，每多难治。先以手法轻轻搓摩，令其骨合筋舒，洗以海桐皮汤、八仙逍遥汤，贴以万灵膏，内服舒筋定痛之剂及健步虎潜丸、补筋丸。

《准绳》云：凡手脚骨被压碎者，以麻药服之，用刀刮去骨尖，或用剪刀剪去骨锋或粉碎者去之，以免脓血之祸；后用大片桑皮，以补肉膏或定痛膏糊在桑皮上，夹贴骨肉上，莫令不正，致有差错，三日一洗，勿

157

令臭秽，徐徐用药调治。

趾　骨

《医宗金鉴》曰：趾者足之指也，名以趾者所以别于手也，俗名足节，其节数与手之骨节同。大指本节后内侧，圆骨努突者，一名核骨，又名核骨，俗呼为弧拐也。趾骨受伤，多与跗骨相同；惟奔走急迫，因而受伤者多。治法与跗骨同。

耀山云：按《部颁骨格》：手指骨、足趾骨并三节，而足大趾与手大指皆二节，其足小趾亦二节，与手不同。

《选粹》云：足趾骨碎断者，治法与两手指骨同。一云：手足指骨扑跌或刀斧打碎，用鸡子黄油润之，次掺封口药，外以散血膏敷贴，绢片缚定。如咬伤者，用泽兰散敷之。

《摘玄方》：治妇女缠脚生疮，用荆芥烧灰，葱汁调敷，先以甘草汤洗之。如趾疮甲内恶肉突出不愈，蜈蚣焙研，傅之；外以南星末，醋和，傅四围。

跟　骨

《医宗金鉴》曰：跟骨者，足后跟骨也。上承骱辅二骨之末，有大筋附之，俗名脚挛筋，其筋从跟骨过踝至腿肚里，上至腘中，过臀抵腰脊至项，自脑后向前至目眦，皆此筋之所达也。若落马坠镫等伤，以致筋骨拧转向前，足趾向后，即或骨未破碎，而缝隙分离，自足至腰脊诸筋皆失其常度，拳挛疼痛不止，宜拨转如旧，药饵调治，皆同前法。

《外科心法》注云：足跟俗名脚挛根，若汗出涉水，远行伤筋，而成红肿紫痛，日后溃破，脓水淋沥，状如兔咬。经云：兔啮状如赤豆，至骨急治，迟则害人。盖谓毒之深恶也。此处属足太阳膀胱经，穴名申脉，即阳跷脉发源之所，又系肾经所过之路。如疮口久溃不合，阳跷脉气不能冲发，肾气由此漏泄，以致患者益虚。初起宜隔蒜片灸之，服仙方活命饮加肉桂、牛膝；溃后宜补中益气汤、人参养荣汤、桂附地黄丸，余按痈疽溃疡门治之。

海藏云：兔啮久不收敛，用盐汤洗之，白术研末撒之，两日一易。谨戒一切劳碌，即效。

耀山云：此证多在肾虚好色之人，稍有损伤，即成肿毒，溃后鲜有痊愈，沥尽气血而殁。其病虽因虚损而生肿毒，总由磕碰伤损筋骨而成，故引此以备参考也。

治　　验

耀山云：治验者，言治病而已效验也。曷为而记之？盖是科有用方药而验者，有用手法而验者，不可以一例论也。若使方药，苟能熟读《内经》、《本草》，即可挈其领而知其要；若讲手法，设非世传秘授渊源，无以得其巧而通其元。吾于前论已详细言之，究于根底有所未尽，兹特检家藏医案，见有症之险异，治之便捷，可为是科进一解者，录取数条，补前人之未备，为后学之前驱，区区之心如此而已，修辞之鄙背非所计也。

一幼女，年甫十二，遇暴斫伤囟门，血流不止。治者用桃花散、铁扇散、封口止血等药，俱不能止，创口血水仍如汤沸，浡浡而出，诸医束手，延予治之。予忆《金鉴》有用熨斗榆树皮灸烙之法，又思乌毡亦能止血，遂取乌毡帽一顶，于炉上烤之极热，令戴于伤处，紧紧包扎，血即止。俟女稍苏，进人参紫金丹，后服八珍汤补气血调脾胃之剂，外贴太乙膏，掺花蕊石散，医治二月而愈。大凡金疮血涌不止者，因气血大泄，疮口僵冷，必温暖之而后合，用热毡帽亦熨烙之遗意。诸医各药非不能止血，予独奏效者，总以坚缚紧裹得法也。

一比邻兄弟争殴，厨刀斫伤顶心偏左二处，劝者亦被斫伤囟门额角二处。予急赴看，二人帽俱破，发辫俱断，伤非轻浅可知。即用古方桃花散掺上，止其血。后三日以地葱煎汤洗去污血，复用剪刀剪去近伤处顶发，用花蕊石散掺之，太乙膏盖之，一日一换药，内服补血祛风之剂，满月皆愈。异哉！致命之处，受致命之伤，而不死者几希。

一老妇年六旬外，因呵欠脱落下巴，请先君子上之，数日复落。适先君子外出，予往上之，后又时常脱落，七八次矣。先君子曰：此乃气虚不能收束关窍所致，须内服汤剂以奏其功。若全恃手法，即用带子络住，终无益也。授以补中益气汤，加归、芍兼养肝血，四剂果愈，不复脱矣。

一七龄幼女从楼窗堕地，颈骨缩入腔中。众医不敢动手，最后请先君子往视。先君子急用右手兜其颏，左手握其发，徐徐拔而出之。内服鸡鸣散，外贴五香膏而愈，众医叹服。

一邻友晋京会试，途次车覆压断肩骨，即饭匙骨也。是时医药两无，幸同伴粤人带有黎峒丸，服之稍安，迨后触之则痛。到京日求予药，授以自然铜、地鳖虫等接骨药，服之全愈。然肩骨又出不能合缝，惜初跌时无人凑合平正，夹缚完固，遂成痼疾。尚能持笔作文，亦一幸也。

一车户骑牛堕地，肩骨出髎，倩予上髎。缘无器具，又无旁人帮助，予用肩凑其腋下，一捎而入，手能举动矣。惟青肿不消，因居海边，取药未便，用葱捣烂炒热罨之，肿退青消而愈。

一少妇归宁，刚抵母家，车覆坠地，肩骨跌出髎外，手不能举，举家失措，耳予名，因就予医治。奈娇幼羞涩，手法难施。遂令伊母紧抱，坐在椅上，用布搭连一条，一头系住其手，一头从槛下穿过，隔屋牵之，又以布尺击其搭连，如弹棉花然，俟妇心不提妨，猝用力拉之，骨入髎矣。外贴跌打膏药，内服活血行气等剂而愈。

一青年幼妇因攀高取物，两手举而不下，想必出髎使然，究属罕见之症也。请先君子下之，无如患妇娇羞异常，碍难动手。因暗嘱其家人，代为多系单裙而出，用阔带绑于庭柱之上。向妇吓曰：此症乃筋之病也，虽然在肩，其患在腿，必须脱去裙子，用针挑之，可期手下病除。家人唯唯，而妇不允。初则解其外裙。妇曰：宁可成废，切勿动手。继将解其内裙，妇亟狂呼求免，忙作迎拒之状，而两手已齐下矣。其家人曰：先生药不用，手不动而病除，真奇人也。先君曰：治病如行军一般。兵法云：欲击东而先攻西。今则欲刺其腿而肩患自瘳矣，何奇之与有。

一两友赌力，手挽手而拗之，用力过猛，一友臑骨砉然有声而断，即大手膊骨也。于是伤者痛而欲绝，致伤者危不自安。予曰：无惧，只费予一张膏药耳。遂将断骨按捺平妥，以五香膏贴之，外用纸包，厚篾周围夹缚，匝月既愈，而二人相好如初。

一少年与人角口，被铁锹划伤臂膊，围圆四寸，斜长七寸有余，色如猪肝，红筋外露，见者骇然。即用桃花散敷之，以帛紧裹之，三日后换贴太乙膏而愈。此仅皮破以致脉膜外见，而筋肉未伤也，故速效。

一患者夜卧新木柜上，因取溺器堕地，擦伤臂膊，微有血瘀皮破而已，而痛则彻骨。他医以清凉败毒等膏敷贴，创仍腐烂，经年不愈。予换以跌打膏药贴之，未满月脓行腐脱而愈。此乃皮虽微伤，而肉已挤碎，瘀滞作祟也。大抵斫割等伤，血虽流而肌未损，非比磕擦等伤，虽不见皮破血出，而内有肌糜肉烂之患，必须去瘀生新，热药行之，方能获效。如清凉败毒之药，岂能瘳乎？医者审焉！

一予表弟十二岁，从学堂归家，被桑枝绊足跌仆，垫断臂骨，不红不肿，亦不甚疼痛。按其骨处，乃斜断也，为之接正其骨，用长样膏药裹贴，以纸包篾片夹定，再用布带如法宽紧缚之。年轻不肯服药，劝吞接骨丹数粒而愈。

一石工砌石阶，大拇指被石压扁，骨已碎矣，痛苦莫可言状。适予在乡探亲，未携医药。主人问予是患作何治法？予曰：不难。遂命觅取花椒研成细末，以红沙糖熬稠成膏，拌入椒末。嘱令主人将石工抱住，亦不顾其疼痛，急持其指搓圆，以椒糖乘热厚涂指上裹之，以布紧紧扎之，疼痛遂止，不脓不肿，旬日而愈。主人曰：是药出于方书否？予曰：药之贵者犀角、牛黄，药之贱者鼠屎、马勃，不拘贵贱，皆有用之药也。然庶民之家用药，一则取其贱，二则取其便。椒性辛热，辛能散，热则行，《纲目》云开腠理，通血脉，可作膏药。糖味甘寒，甘能缓痛，寒能除热。凡损伤者，未有不瘀滞而热痛者也。方虽杜撰，药则对症，今获其功，即可称为椒糖膏也。又恒见杭州捶锡箔者，每伤拇指，以青麻片缚之而愈。按麻性破瘀活血，亦取其贱其便也。大凡能察其性，得奏其功，何往非药，岂必尽出于方书，而后始能用耶！

一予族叔因劝相打，中指误被咬伤，痛不可言，次日肿胀而发木。彼以小患，漫不经意，劝伊觅童便洗之，用人粪涂之，又嫌脏而不肯涂。予曰：此患虽小，痛连五内，况齿有热毒，其害甚大，若不遵方早治，性命攸关。彼始悟而日日涂之，晚间以热童便浸洗，五日后肿少退而溃，换贴太乙膏数张，治腐去新生而始愈。

一予弟妇因剖石首鱼，刺伤食指甲缝，溃烂经旬。予初未知之也，将腐至节，鱼骨尚在而色黑，始以告予。予急令连甲剪去，以葱汤洗净，用蚕茧壳纳太乙膏套之，收敛而愈。此症若早治，可不至此，既至此矣，若不急为剪去，势必蔓延过节，一入手掌则不可救药矣。噫！莫谓患小而不早为医治，世之辗转殒命者不少矣。

一邻居业箍桶者，初学持斧，食指半节斫落，彼拾落指凑于伤处，求予接。予曰：微断者可接，今已一丝不连，岂能接乎？彼曰：果木之树尚可移接，医案中应有接指之方。予曰：人非草木可比，古方虽有接指之说，总不能医断落之指。即用桃花散止住其血，亦不脓溃，二十日收敛生甲而愈。或曰：如此险症，何愈之速，又能生甲也？予曰：咬伤者有齿毒，刺伤者有刺根，此则无毒无根，故愈之速也。又留有甲根，故能复生，然略湾小，不能如初也。

一王姓屠牛为业，与邻朱姓角口逞忿，王持牛刀戳朱，腹破肠出而殒。王避匿，寻潜回，捕觉往拿，王闭门以厨刀自刎。捕者破门而入，见王晕仆，血流殷地。众各惶悚，延医莫敢下药，捕者以金丝细烟罨之，与饮，则口入喉出，始知食喉破矣。报官赴验毕，饬官医调治，两月而愈。定谳后，发配湖北，不知所终。此虽非予医痊，然与彼居不远，目睹其事，可以为法，故说在咽喉条下，而此复详叙之。

一予表叔与人玩要，互相扭击跌仆，以致折断左肋二条，骨尖外突，身难转侧，号痛不食。予以手从背后向前抱之，一手按其不断之右肋，一手按其已断之左肋，稍以予胸对其脊背挤之，将左边断肋按捺平正，与右边好肋同。然后用膏药贴之，膏外用旧硬棉絮二层护之，再用细光布周身裹之三匝，又以宽带紧紧缚之两道，卧则以高枕承之。内服破瘀清热等剂，加以生猪肉片，十余剂始能食，间服接骨紫金丹，后以健脾活血调气等药服之，三月而愈。大凡肋骨折断，若形瘦者摸而知之，肥胖者难明；如陷入者伛偻难仰，突出者身难转侧，必须察其病形以施手法，庶无错误。

一小儿夏月就浅池裸浴，习泅甚乐，忽被缸片割破肚皮，肠出在外。他医千方百计，肠不能入。时小儿仰卧在绳床之上，予即用大麦煎汤，俟稍温，喷润其肠，令人对持绳床之边，左右抬而摇之，其肠徐徐而入。用桑白皮绒为线，缝合肚皮，外掺花蕊石散，内服润肠滑剂，弥月之后，破处两边渐渐生长而合。大抵病无常形，方皆死法，要在临机活变，触类旁通，斯为法生法矣。

一雇工，主疑其有奸，形于颜色。雇工恐虑祸及，将势剪落，明其诬陷。后溃烂疼痛难忍，叩予求治。予令其觅剪落之势，煅灰用酒冲服，未尽剂而愈。又一僧人，地方上亦疑有奸，僧割势自明，愈后惟溺管闭小，仅容一线之宽，小便滴沥甚艰。如用药线用刀割，是再伤之也。因忆铅珠能穿耳孔，开石女窍，遂用黑铅作针纴之，不旬日而大通。

一患者醉后与人争殴，肾囊扯碎，两卵落在裆内，急倩予治。将肾丸托入，用桑白皮绒线缝合，掺以花蕊石散。四五日后，讵患者不谨，动怒胍张，以致睾丸复脱。用药水洗去脓污，线缝之处皆已腐烂，再无可缝之地。方踌躇间，忽忆金溪氏治刀伤，用壁钱贴之而愈。遂令人复将睾丸托上，觅壁钱层层贴之，掺以生肌收口之药，服以疏风利水之剂，并戒以少动大怒，调理两月而平复。

一某因自不检，贪夜摘人桑叶，被守者觉而逐之，心慌堕地，肾囊被树枝钩住，裤亦破矣，身卧地上。守者疑其跌死，持灯视之，讵知两丸夹在树叉内，以筋连络牵挂，如瓜之藤蔓也。守者恻然，将睾丸取下，筋即缩上，纳丸于囊，以破裤裹兜而释之归。某就予医，予遵法缝而治之，四十余日而愈。或有问予曰：致命重伤而能苏者何也？予曰：幸睾丸未碎，而筋未断故也。

一商从粤至闽，海上遇盗，斫伤脊背，溃烂数月，百药不效。问其受伤之因，称遇盗时，心惊胆裂，初不知盗用刀背斫伤，破而后腐，盖有瘀未消之故也。先用五香膏贴之，瘀肉渐化成脓，次用太乙膏以生其新，并服健脾胃等药，未满月长肉成痂而愈。

一兵堕马闪腰，非特不能转侧，更且声咳皆疼，予用疏风散气破瘀活血之剂而愈。凡坠堕者，百骸皆振，五脏俱动，有血不瘀而气不滞者哉？若专从血论，乃一偏之说也。虽云坠堕瘀血必归于肝，然肝藏血，肝亦主气，欲破其瘀者必先理其气，欲补其血者必先养其气也，所以古方有鸡鸣散、补血汤等法也。

一儒者过桥石滑而蹲坐，垫伤尾蛆骨，腰疼不能转侧，胯痛不能步履，伤处壅肿。予用四物、桃仁、苏木、陈皮、甘草等药，以疏其风而调其血，又用大黄、白芷、皮硝煎汤熏洗，以散其壅肿，后贴五香膏而愈。

一受杖者就予医视，其臀赤而肿。令其用烧酒调雄黄刷之，干则润以烧酒，又禁其不可近内，未三日，赤消肿退而愈。按烧酒性热，散瘀而消肿，雄黄性寒，破血而败毒，阴阳调剂，瘀行血活，故愈之速也。又一患者受责后三日而殁，闻之其人素不信医，亦不知禁忌之故。昔先君子有言：凡人受杖后，不得坐妇人裙裤上，犯之十死八九。旨哉斯言，敢不敬信也耶！

一粮船水手堕跌舱内，腿骨出髎，痛苦万状。予适北往，运丁张某求予整治，遂令患者卧于天棚上，以布缚两足，系于桅索上，令人扯起，患者则倒吊矣。予用手按捺入髎，放下即能步履也。惟伤处微痛，大便不通，此瘀血作患，无他害也。外用膏药散其瘀注，内服桃仁承气汤通其积聚，未旬日而愈。

一宦家爱姬，年可十七、八，下楼堕地，左腿骨脱出在外。时夏月暑甚，内着猩红轻縠，隐隐见玉；外罩蝉色罗裙，飘飘若仙，真天上人也。宦素稔先君子，急命舆舁去。尔时手法固不可施，吓法亦恐难使，遂令铺重茵于密室，扶姬席地而坐。倩一仆妇坐于身后，两手揽胸抱住，用小布带系住患足，穴壁于别室，先君子自引之，稍稍用力将布带牵引，则娇声骇耳，计无所出。时先君子手持鹤羽扇一柄，踱过密室，向患者一搧，云罗得风，雪肤将露，姬含羞急缩，不觉腿骨已入髎矣。遂用光细布一尺，摊五香膏四两贴之，不服药而愈。凡用膏药，贴内伤宜重而厚，贴外疮宜轻而薄，徐大椿医论已详言之矣。

一日郊游，见少年卧地呻吟，予问其患何疾苦。答云：乘骑驰骤，马惊而堕，腿疼不能行耳。予按其腿，骨髎脱矣。予就地对卧，以足踏其臀尻，两手扯其足胫，用足辇去，以手拽来，则入髎矣。少年忍痛而起，作揖而谢，缓步寻马而归。予始悟病有千端，法无一定，随机应变，见地使宜。即如此症，泥旧法而倩多人，不特辗转维艰，抑恐迁延致重，欲顷刻起立得乎？嗣后以此法治人，甚为便捷。惟妇女不能用，格于礼也。

一农妇因搭蚕架堕地，腿骨跌出胯外，不能步履。先君子置有大槌二柄，一实一虚，实者以檀木为之，重三十余斤，虚者以牛皮为之，轻至一二斤。先将重者放于患前，铿然有声。遂令患妇侧卧于地，患腿在上，一妇按住其身，又将患足用袼连布缚住，着人在隔屋拽之。暗地令将槌重者易之以轻，持高向脱臼处，击而吓之。患妇心慌胆怯，筋骨作紧，亦不知痛，腿骨入臼矣。外贴散瘀活血膏药，内服调气行血等剂，半月后步履如初。

一耕者牧野遇雨，骑牛过桥堕地，膝盖骨跪碎矣。先君子以手按之，窸窣有声，捺正平妥，用跌打膏药贴之，外加篾笌箍住，四角以棉带绑缚，内服接骨丹，调治百日而痊。后年余因登高复跌，膝骨又碎，彼虑重伤故犯，恐成痼疾。先君子仍用前法治之，如期完好，竟无别恙。皆由手法之纯熟，方药之精良，故能屡屡奏其功也。

一邻贾与人争值致殴，小腿胫骨被击而断。予按上下断如截竹，凑对整齐，用膏固贴，遂加夹缚，外以布袜盛米挤住，勿使游移摇动。五日一看，十日一换，内服活血去瘀接骨等药，未满两月，而能行步完好如初。愈之速者，惟斯一人而已。

一兵部书吏之妻，年四十余矣，因穿尖跷木屐，下阶泼水致跌，胫骨折断，骨尖破露，血流无数。彼部同事者，皆吾郡之亲友也，辗转相邀，请予整治。予先用马屁勃止其血，次则整其骨，贴以上海膏药，外裹以布。缘北方少竹，用柳木签四根，以纸裹之，绑其四围，用阔带三道缚之。内服四物汤加益母草、续断、川牛膝，煎好冲自然铜末，四剂后，用补血活血药而愈。此症因出血太多，故用补如此。

一少妇年仅十九，因遭洪水，屋内成渠，以门扇搭阁而居，半月有余，以致足挛。水退地滑，未及开步，身早跌仆，右足踝骨拗出在外。其家倩予上髎，但见其瘦玉一弯，纤纤半搦，心犹生怜，手岂不软，试问如何着手而有把握哉？急令着其夫之袜，然后动手而捩入之。时妇有孕三月，腹痛便秘已四日矣。此乃妊娠蓄血之症，用四物汤加大黄酒制治之，通利而愈。汪讱菴先生诀曰：妇人妊娠若蓄血，抵当桃仁莫妄施，要教母子俱无损，大黄四物对分之。古人之言，信不诬矣。

一武生学飞腿，偶有犬过其旁，腿起一弹，犬则无恙，足跟伤矣。初则青肿，继而溃烂，百治不效，将及半载。予曰：此乃肾虚也。谚有之曰：伤筋动骨，一百廿日。指最重而言者也。此久不愈，非虚而何？经曰：壮者气行则愈，怯者着而为病。宜大补肝肾之剂治之。彼不见信，仍服治损伤行气破血之药，溃烂年余，沥尽气血而殁。又一僧久匿尼菴，觉者围门欲捉，僧越后墙而逸，跌伤脚根，溃烂三年而殁。此名兔啮疮，皆患于好色肾虚之人，故无起者，否则稍为敷治，即愈矣。

一邻居因摘木莲子，失足堕地，昏不知人，与死无二，舁回请先君子救治。众曰：人已僵矣，无能为也矣。先君子按其心坎尚温，将患者扶直，屈膝趺坐，令人握持发辫，勿使倾倚。因无别药，忆及宣和时，国医治打秋千堕地女子，用苏合香丸，火上焙去脑麝，以黄酒研化灌之之法，治之逾时始呻吟。幸其年力强壮，又无磕碰伤损，投以行气破瘀通利之剂，调理半月而愈。

一友赴武试飞骑习射，堕马昏不知人。予适在场，仓促无药，遂抱而抖擞之，举舁十余次，始能言。又以手拍其背，使气血流通，少时遂能行矣。后用黎峒丸一粒，酒调服，通利而愈。大抵骤惊猝堕，与溺水、自缢相仿佛，经脉已失其常度，气道闭塞而不通，若俟迁延取药而后医，救无及矣。故拯溺者反负疾行，救缢者急捶其背，亦有苏者。然从高坠堕，又要看其有无磕碰垫砑等物，如仅从高坠堕，气闭昏迷，先用手法，次以药调，罔不效也。

一木匠造楼搭架，堕地即死。后检周身并无伤痕，细细查验，惟少一睾丸。凡人跌堕，无不心惊胆裂，阴子必缩入腹，则无救矣。设使初堕时，或拍其背，或挽其肾，或用半夏末吹鼻，或用热童便灌口，或者可望一线生路，惜乎无见及之者。

一棚匠从二丈多高跌落堕地，并无重伤，竟能行走取药。予问其故。答曰：将堕地时，同伴用力横斜一推，势则缓矣，故不甚碍；若正向接抱，则二人俱伤也。予与鸡鸣散三服，通利而愈。

　　一泥瓦匠某适修予寓，时因雨后苔滑，从檐堕落，端坐于地，面如尸厥，口不能言。予急用掌重拍其背四、五下，始能言语。旋服通利药，泻出瘀滞而愈。后见袁子才作徐灵胎先生传云：有拳师某与人角伎，当胸受伤，气绝口闭。先生命患者复卧，奋拳击其尻三下，遂吐黑血数升而愈。大凡骤逢击坠，无不血凝气塞，或拍或击，散其瘀而通其闭，可立苏矣。夫两人受伤虽不同，而用手法略相似，均可为则，故并录也。

　　一僧修屋堕地，墙边刀头戳伤脚底，血流不止。适予在花坞树雪林菴抄书，求方于予。仓卒无药，予取门档灰掩之，血止痛定结靥而愈。后读医案，此法与温州僧人用门扇上缝尘者方同。又古人用桯尘者，亦此法也。

卷之七

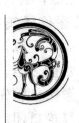

用药总论

耀山曰：伤科血病，四物（汤）为君，失亡补益，瘀滞攻行。盖闻内蓄不散，治分三部：上宜犀角地黄（汤），中必桃仁承气（汤），瘀在下者，抵当（汤）通利。外感有邪，医随四季：春用五积（散）、香苏（饮），夏以五苓（散）、香薷（饮），秋拟（藿香）正气（散），冬则双解（散）。且如损伤发热，须别阴阳；阴虚者当归补血（汤），阳衰者（四）君子（汤）、（加）附（子）、（生）姜。挟表体疼，虚实宜详，形实者疏风败毒（散），气弱者羌活乳香（汤）。初患之时，审症择方，瘀凝昏愦者花蕊石（散），痰迷心闷者苏合香（丸），血瘀泛注者葱熨法，亡血过多者圣愈汤，烦躁而不眠者加味归脾（汤），眩晕而呕胀者六君子汤。三五日间，变症多端，喘咳者参苏二味（参苏饮）、十味（参苏饮），口渴者竹叶石膏（汤）、（竹叶）黄芪（汤），血热发躁仍用（当归）补血（汤），气虚下陷（补中）益气（汤）升提，胃火作呕（加）栀芩清胃（散），寒凉克伐六君（子汤）补脾。过此之后，更宜调理，呕吐黑汁兮百合（散加味）、芎归（汤），肝火炽盛兮（加味）逍遥（散）加剂，血蕴内呕兮四物（汤加）柴（胡黄）芩，元气虚脱兮人参独（参汤）味。或以筋骨作痛，肝肾之伤，六味地黄（丸）；肌肉作痛，荣卫之滞，复元通气（散）。火盛而痛，（小）柴胡（汤、加）栀（子、黄）连；湿痰为祟，二陈（汤）加味。头痛兮（当归）补血（汤）、安神（汤）、（补中）益气（汤），胸痛兮四君（子汤）、四物（汤）、归脾（汤）。然腰痛者，瘀留血沥，破血（散）、舒筋（散），虚者四物（汤），实者桃仁（承气汤）。而阴疼者，白津便淋，小柴胡（汤）应；肝经郁火，加（山）栀、（黄）连、（生）军。即如胁肋胀疼，分其通塞，不通者瘀聚，复原活血（汤）；便通者肝火，（小）柴胡（汤）、栀（子）、青（皮）。下后腹痛，察其阴阳，阳伤者恶寒，十全（大）补（汤）济；阴伤者发热，四物（汤）、（加白）术、（人）参。若夫秘结者润肠（丸）、导滞（汤），血虚便秘者玉烛（散）调和，作泻者清暑（益气汤）、清燥（汤），肾衰脾泄者破故（纸）、肉果。青肿不溃皆虚弱，外熨内托；新肉不生因亏乏，峻加温补。至于破伤风分表里，发痉又辨柔刚，柔饮白术（汤）而刚则葛根（汤），表服（羌活）防风（汤）而里用（大小）芎黄（汤）；羌麻（汤）疗表里之和剂，玉真（散）医是症之总方。始终秘诀，养血理伤。短句义难尽悉，当于长篇究详。

伤损论曰：夫伤损必须求其源，看其病之轻重，审其损之浅深。凡人一身之间，自顶至足，有斫伤、打伤、跌伤及诸刃伤者皆有之。凡此数证，各有其说，有当先表里而后服损药者，为医者当循其理治之。然医者意也，不知意者，非良医也。或者禀性愚昧，不能观其证之轻重，明其损之浅深，未经表里，先服损药，误人多矣。有因此痰涎上攻，有因此大小脏腑闭结，差之毫厘，谬以千里，所谓医不三世，不服其药，信哉。

刘宗厚曰：打扑金刃损伤，是不因气动而病生于外，外受有形之物所伤，乃血肉筋骨受病，非如六淫七情为病，有在气在血之分也。所以损伤一证，专从血论，但须分其有瘀血停积或为亡血过多之症。盖打扑坠堕，皮不破而内损者，必有瘀血；若金刃伤皮出血，或致亡血过多，二者不可同法而治。有瘀血者，宜攻利之；若亡血者，兼补而行之。又察其所伤，有上下、轻重、浅深之异，经络气血多少之殊，唯宜先逐瘀血，通经络，和血止痛，然后调气养血，补益胃气，无不效也。

《证治准绳》用药诀云：凡树木压或自高处颠下者，此等伤皆惊动四肢五脏，必有恶血在内，专怕恶心，先用清心药、打血药及通大小肠药次第服之，临服时加童子小便入药内立效。如专用通利大小肠，恐作隘塞，利害之甚。要先清心而后通利，自然无昏闷烦躁，无恶血污心等患，以次用止痛药服之即止，或二十五味药加减用之。

凡跌扑伤、刀石伤、诸般伤至重者，先服清心药，次服童子小便，再服去血药。或被伤而血未结，打从疮口出者；或结在内，用药打入大肠，即时泻出者；或结在外，用药打散者；或归上膈，打从口中吐出者；则用姜汤、灯心汤调二十五味药服之，薄荷汤亦可。

凡打扑伤损，折骨出臼者，便宜用何首乌散服之。若发热体实之人，用疏风败毒散。若恶寒体弱之人，用五积交加散。后用黄、白、红、黑四种末子及活血丹、补损丹等药调理。

凡折骨出臼者，不宜用下瘀血之药及通利大便之药，只宜疏风顺气，和血定痛，补损而已。

凡打扑砍磕，从高跌堕，瘀血攻心，不能言语者，用独圣散及破血药，下去瘀血，即能言语，次宜临证详治之。

凡打扑跌堕，伤于胁下，瘀痛不可忍者，先用破血药及独圣散，次以复元活血汤调理。

凡打扑跌堕，损破皮肉，紫黑色者，先用破血药，次用独圣散，又次用清上瘀血汤、消下破血汤。

凡打扑损伤，呕吐恶血汁者，先用独圣散，次用百合散，又次用生料四物汤加硬骨牛乳根，加减调理。

凡打扑刀斧斫磕等伤，破皮损肉，血出去多，头目眩晕者，先用川当归、大川芎煎水服，次加白芍药、熟地黄、续断、防风、荆芥、羌独活、南星煎水，加童便和服则可，不可用酒。如血出少，内有瘀血者，以生料四物汤一半，独圣散一半，煎水服。未破皮肉者，加酒和服。

凡打扑刀斧斫磕，成伤破风，痛不可忍，牙关紧急，角弓反张者，用生南星、防风等分为末，米泔调涂患处。又用热酒、童便各半调，连进三服即苏，次用疏风败毒散调治之。

凡刀斧斫磕伤，破阴囊皮者，先服独圣散，次服止痛药。内有瘀血者，用破血药。

凡刀斧伤破肚皮肠出者，先用清心药加童便和服，及用独圣散，次用止痛药。如血出过多，先用当归、川芎水煎服，次加白芍药、熟地黄、羌活、独活、防风、荆芥、白芷、续断，水煎，调乳香、没药末和服之。

凡伤损药中，不可缺乳香、没药，此药极能散血止痛。

凡跌磕闪肭脱臼者，不可使用自然铜，久后方可用之。折骨者宜使用之，若不折骨不碎骨则不可用，修合诸损药皆要去之。用自然铜必用火炼，然新出火者，其火毒与金毒相煽，夹香热药毒，虽有接骨之功，其燥散之祸甚于刀剑，戒之！

凡堕伤内有瘀血者，腹胀满而痛，或胸胁满，宜用破血药、清心药，以通利之，自然而愈。痛不止者，用独圣散服之效验。如更不止者，用止痛药服之大效。

凡金刃所伤，从高跌堕，皮肉破损，出血过多，此宜止痛兼补为先，宜当归补血汤。若皮肉不破损者，宜作瘀血停积治之，先以独圣散，次以破血药，随证加减。续后痛不止者，用止痛药调理。

凡损伤，妙在补气血，俗工不知，惟要速效，多用自然铜，恐成痼疾也。初伤只用苏木活血，黄连降火，白术和中，童便煎服。在下者可下瘀血，但先须补托。在上者宜饮韭汁，或和粥吃。切不可饮冷水，血见寒则凝，但一丝血入心即死。

凡老人堕马，腰痛不可转侧者，先用苏木、人参、黄芪、川芎、当归、陈皮、甘草煎服，次以前药调下红、黑、黄、白四末子及活血丹、补损丹调理。

凡杖打闪肭疼痛，皆滞血证，宜破血药下之。痛不可忍，则伤血故也，宜清心药。更不止，用独圣散。

凡损伤，大小便不通，未可便服损药，盖损药性热，又用酒服，涩秘愈甚。看患人虚实，实者用破血药加木通，尚未通，加芒硝；虚者以四物汤加枳壳、麻仁、桃仁滑肠之类；虚人不可下者，四物汤加穿山甲。

凡服损药，不可吃冷物、鱼牛肉，若吃牛肉，痛不可治，瘟猪肉、母猪肉尤不可吃，切记之！

凡损药内用酒者，不问红白，只忌灰酒，且重伤不可使用酒，恐反发气，或作腹胀胸满，切记切记！

凡损药其性必热，能生气血以接骨也，更忌用火炙。如敷药不效，服药亦不效。

凡损伤不可服草药，服之所生之骨必大，不得入臼，要相兼君臣药服则可，加温补气血药同煎更妙。

凡打伤在两胁、两胸、两肚、两肋，却用通气通血清心药。又看病人虚实不同，虚者通药须兼补药放缓，且用贴药在前，通药在后。

凡用通药反不通者，后用顺气药，腹肚全无膨胀，服而得安，此为不干血作，乃是气闭不通。如腹肚果有血作，一通便下，亦须以顺气兼之，庶胸膈肚腹不致紧闷，气顺后却用损药。

凡人醉卧跌床下，胛背疼痛，不可屈伸，用损药不效，服黑豆酒数日愈，豆能下气，所损轻也。

凡小儿跌凳角上，用萝卜子煎服愈，亦顺气也。

凡损伤，整时先用热酒磨草乌服一二盏方整。整时

177

气绝，用苏合香丸须苏；未苏，以黑豆、防风、甘草、黄连水煎冷服，或苊草擂水服，不可用盐解之。若吐，加生姜汁。

上皆专科用药之法，人有虚实，不可一律而施。即如末条，整时先服草乌酒，整而气绝，灌以苏合香丸走窜之剂，未苏，又以冷药灌之，若施之气虚之人，惨于加刃矣。惟薛氏法，量证施治，专于内补，可以遵用，学者宜审焉。

耀山曰：内治既明，外敷宜晰。皮开肉绽兮封口（药），血流不止兮止血（药）。筋脉断兮白胶香（散），骨膠脱兮（跌打）膏药贴。万灵（膏）、接骨（膏），治骨节之碎折；消肿（膏）、抑阳（散），治身体之肿凸。坚硬不消，须用回阳（膏）；肌肉不生，还须太乙（膏）。若逢脑壳破损，混元（膏）、定痛（膏）；如遇眼目青肿，（生）地黄（散）可灭。颧腮损伤者含以荜拨（散），嘴唇破碎者涂以截血（膏）。蒺藜固齿（散），疗跌磕之斗齿；鸡（子）皮含护，医咬割之断舌。鼻伤者以塞鼻（丹），耳落者以耳缀（法）。咽喉自刎破，忙将线缝合；杂以鸡绒毛，外掺花乳石（散）。腹破肠出者，缝以麻缕、桑皮；囊开丸脱者，贴以（喜子）壁钱、（金毛）狗脊。箭刺入肉，鼠脑、（象）牙屑；破伤风患，葱熨（法）须热。杖疮臀黑，切忌寒凉敷罨；夹棒踵伤，法要破瘀活血。百症千方，概难尽说；谬叙俚言数句，聊为初学之诀。

《证治准绳》云：凡脑骨损伤，皮不破者，用退肿膏敷贴。若皮破肉损者，先用封口药掺之，外以散血膏贴之。若皮破血流者，用止血药掺之。

　　凡面目伤青黑色，用一紫散敷，或紫金膏贴。伤重者，用补肉膏敷贴。

　　凡两鼻孔跌磕，伤开孔窍者，用封口药掞伤处，外以散血膏贴之退肿。

　　凡耳斫跌打落，或上脱下粘，或下脱上粘，内用封口药掞，外用退肿膏敷贴。

　　凡唇口，刀斧斫磕跌堕等伤，破皮伤肉者，先用桑白皮线缝合，却以封口药涂敷，次以散血膏敷贴，牵住所封之药，不令开落，或用鸡子黄油涂，次以金毛狗脊毛，薄掞于外，仍以封口药涂抹之，次日以茶清洗净，掞末药，一日换一次，至八日剪去线，又掞末药。

　　凡腮颊颧，刀斧斫磕跌堕等伤，破皮肉者，用封口药填疮口，外以散血膏敷贴。或跌磕损伤，未破皮肉者，用补肉膏敷贴。

　　凡戏耍误割断舌头，未全断者，用封口药敷，一日换二三次药，七八日全安。

　　凡齿牙被人打跌砍磕落者，只用补肌散掞之。

　　凡牙断跌磕斫伤，牙齿未动者，用芙蓉膏末掞。如齿动者，用蒺藜根烧存性为末，常揩搽之即牢。

　　凡割喉者，以丝线先缝内喉管，后缝外颈皮，用封口药涂敷，外以散血膏敷贴。

　　凡手指跌扑打碎者，用鸡子黄油润，次掞封口药末，外以散血膏敷贴。若咬伤者，用泽兰散敷之。

　　凡胸脯骨有拳捶伤，外有肿，内有痛，外用定痛膏敷贴，内服破血利药。

　　凡肚皮裂开，用麻缕为线，或捶桑白皮为线，以花蕊石散敷线，须从里面缝，外面皮不可缝，留为掺药，用封口药涂，或补肌散以鸡子清调敷。

凡阴囊被人扯脱者，用鸡子黄油涂，以金毛狗脊毛薄摊于上，次掺封口药，又用散血膏敷贴。

凡阴囊处有青黑紫色肿者，用补肉膏敷贴，或用定痛膏加赤芍、草乌、良姜、肉桂各少许打和，用韭叶捣烂，同药敷贴。如无韭叶，葱叶亦可。仍服利小便药。

凡骨碎断或未碎断但皮破肉损者，先用补肌散填满疮口，次用散血膏敷贴。如骨折者，要接骨膏敷贴夹缚。或皮破骨断者，用补肉膏敷贴。

凡筋断者，用枫香以金沸草捣取汁调涂，次用理伤膏敷贴。

凡用夹，须摊药于纸上平，两头要带薄搭头，搭得不厚不碍肉。平坦者，无高低不均之患。若四岸高低不均，此上便有空缺不着肉处，即生泡。切记之！

凡敷贴接骨等膏药，仍疼痛不止者，可加乳香、没药、枫香、白芷、肉桂、南星、独活等味，各量加些于药中敷贴，其肉温暖，疼痛即住。如刀斧伤者，去肉桂、南星、独活。

凡刀斧伤者，看轻重用药。如轻者，只用补肌散掺；重者，宜用封口药掺，紧缚住；如伤最重者，外用散血膏敷贴。

凡被杖打肿痛而未破者，先用棱针挑出黑血，若已破者不须出血，只用撒地金钱、山薄荷、地薄荷、生地黄、猪猕苧叶、泽兰叶、血见愁，捣烂敷贴。

凡治刀斧金刃打扑，从高跌堕，皮肉破损而伤重者，中间用封口药掞破处，或补肌散亦可；其四边用截血膏箍住，使新血不来潮，此秘传之妙诀也。凡用敷贴等草药，皆要临时生采新鲜者，用之有效。如出远路讨不便者，可为末用，然终不及生采者为胜。如无草药讨处，就用君臣药接缚之。

愚按：草药皆本草所载，故并录无遗。倘于穷乡僻壤，亦可选而用之，其效一也。

二 字 药

痹药　凡接骨入臼，先用此药服之，软其筋骨。

猴姜即骨碎补　香附各二钱　草乌钱半　川芎一钱

上共为细末，每用姜酒调服。饮醋即解。

麻药　凡整骨取箭头，服之不知痛。

草乌三钱　当归　白芷各二钱半

共为细末，每服五分，热酒下。饮甘草汤解，或白糖汤冷服亦解。

三 字 丸

黎峒丸　治跌打损伤，瘀血奔心，昏晕不省，及一切无名肿毒，昏困欲死等症。

京牛黄　冰片　麝香各二钱五分　天竺黄三钱　雄黄　阿魏各一两　川大黄　儿茶　瓜儿血竭　三七各三钱　乳香　没药各二两　藤黄二两，隔汤煮十数次，去浮沫，用山羊血五钱拌晒，如无山羊血，以子羊血代之。

以上十三味，共为细末，将藤黄化开为丸，如芡实大，若干稍加白蜜丸之，外用蜡封固。内服用无灰酒送下，外敷用茶卤磨调，忌一切生冷发物。

里东丸 此方乃少林僧所传，绅释是方，都用血肉灵动之药，盖草木具无形之气，不足以治形伤也。五灵脂，受五行之灵气，迅入肝经，用以利气行血，退肿接骨。番木鳖，刑伤者必肿，肿则气凝血死，用以解破处之血热，消形伤之结肿。穿山甲，寓水而食，穴陵而居，用以出阴入阳，走窜经络，迅达伤处。蚯蚓，上食槁壤，下饮黄泉，用以从阳入阴，取蚓毒攻络内之瘀，更取蚓性逐水，解热消肿。四者，功专外消结肿，分两独重者，治伤纲领之药也。黄麻灰，用以破血，利小便，行伤接骨。麝香，通关入肾，用以外通百窍，内透骨髓。乳香入心，经言诸痛皆属心火，用以护心托里，安神定痛。芸香，性燥入脾，用以胜腠理之湿，排脓止痛，强筋骨，生肌肉。古文钱，跌扑损伤者用半两五铢，折伤必然肉败，用以腐蚀坏肉。自然铜性燥破血，用以逐败恶之血。六者，去瘀生新，安神定痛，分两次之，治伤之条目也。草乌，外风袭入破伤之处，即为破伤风，用以祛经之风，从表而出。全蝎，外风袭入，内风必从，用以直攻破损之处，消散内风。二者非防微杜渐，亦折伤中所必有之证也。当归补营血，用以去瘀生新。京墨灰，涩能固卫气，用以生肌肤，合伤缝。二者，各具收成之理。统论全方，虽非控经定证，然其调治折伤之法井井有条，先退肿，后定痛，腐其坏肉，去其恶血，祛其风，活其血，俾经脉流通，则血气调畅，脂膏流着伤处，其骨自接。

五灵脂炒，酱色为度，九两五钱五分 穿山甲炒黄焦，

二两五钱　地龙韭菜地者佳，将滚汤泡熟，在日内晒干，不干在火上焙干，不得隔夜，九两五钱　番木鳖用麻油在铜杓内煎滚放在内，约二沉二浮即好，十两　麝香三钱三分　黄麻灰用麻切碎，贮阳城罐内，盐泥封固罐头，以大火煅存性，三两　芸香二两五钱　古文五铢钱火煅醋淬十七个　乳香去油，一两二钱五分　自然铜火煅醋淬，二两　草乌去皮尖炒，三钱五分　全蝎去尾上钩，一两二钱五分　当归酒洗，一两二钱五分　京墨陈久者佳，火烧烟尽为度，二钱五分

上酒糊为丸，朱砂为衣，蜡丸，永久不坏。每丸一钱五分重，好酒送下，清晨服时，先略饮食，然后用药，即下部伤，亦食后服。

玉壶丸　治痰厥头痛眩晕。

白面三两　生半夏　生南星各一两　天麻五钱　白术五钱　雄黄三钱半，水飞

上为末，姜汁和丸，如梧桐子大，每用三十丸，用水一盏先煎沸，下药煮至五七沸，候药浮漉出放温，别以生姜汤吞下，食后服。

没药丸　治打扑筋骨疼痛，或气逆血晕，或瘀血内停，肚腹作痛，或胸膈胀闷等症。

没药　乳香　川芎　川椒　芍药　当归　红花　桃仁　血竭各一两　自然铜四钱，火煅醋淬七次

上为末，用黄蜡四两熔化，入前末速搅匀，丸弹子大，每服一丸，酒化服。

补筋丸　此丸专治跌扑蹉闪，筋翻筋挛，筋胀筋粗，筋聚骨错，血脉壅滞，宣肿青紫疼痛等症。

五加皮　蛇床子　好沉香　丁香　川牛膝　白云苓

白连蕊　肉苁蓉　兔丝子　当归酒洗　熟地黄　牡丹皮
宣木瓜各一两　怀山药八钱　广木香　人参各三钱

共为末，蜜丸三钱大，无灰好酒送下。

疏血丸　此丸止血开胃。

百霜草三钱　阿胶蛤粉炒成珠　藕节　侧柏叶　茅
根　当归酒洗，各一两

共为细末，炼蜜为丸，如梧桐子，每服五钱，早晚
老酒送下。

润肠丸　治跌打损伤，或脾胃伏火，大肠干燥，或
风热血结等症。

麻子仁一两　桃仁一两，去皮尖　羌活　当归尾　大
黄　皂角刺　秦艽各五钱

上为末，炼蜜丸，桐子大，猪胆汁丸尤妙。每服
三、五十丸，食前白汤送下。

江鳔丸　治破伤风入里，惊而抽搐，脏腑秘涩
等症。

天麻　雄黄各一钱　蜈蚣一条　江鳔　野鸽粪炒
僵蚕炒，各五分

共研细，分作两份：一半饭丸如桐子大，朱砂为
衣；一半加巴豆霜二分五厘，饭丸不加衣。每服二十
丸，加有巴霜一丸，二服加二丸，白汤送下，以利为
度；再服朱衣丸，病愈即止。

应痛丸　治折伤后，为四气所侵，手足疼者。

破故纸　骨碎补去毛　苍术生用　草乌各半斤　穿
山甲去膜，桑柴灰炒，起泡为度，砂炒亦可　舶上茴香炒，
各六两

184

上除草乌用生姜一斤捣烂淹两宿焙干，与众药共为末，酒煮面糊为丸，如梧桐子大；每服五十丸，用酒或米汤送下，忌热物片时。

三 字 散

乳香散　治打伤手足，疼痛不可忍者。

乳香　没药各另研，三钱　肉桂五钱　白芷二钱　白术炒　当归炒　粉甘草各五钱

上为细末研匀，每服二钱，不拘时，酒调下。

急风散　治新旧诸疮，破伤中风，项强背直，腰反折，口噤不语，手足抽掣，眼圆上视，喉中锯声，并皆治之。

草乌三两半，烧存性　生黑豆二钱半　麝香五分，另研　朱砂一两

上为细末，每服酒下一钱。如出箭头，内服外敷。

一字散　治破伤风。

草乌　天麻各五钱　香白芷三钱　全蝎一钱　金头蜈蚣一条，去头足，炙

上为细末，每服半钱，如发热，茶清调下，发寒，温酒调下，不拘时服。

八厘散　治跌打损伤等症，功能接骨散瘀。

苏木面一钱　半两钱一钱，制　自然铜三钱，制　乳香三钱　没药三钱　血竭三钱　红花一钱　丁香五分　麝香一分　番木鳖一钱，油煠去毛

共为细末，酒服，童便亦可。

又方　江湖方姓所传，盖亦经验良方也。

土鳖虫焙末　乳香去油　没药去油　血竭各一钱　生半

夏大者 当归酒浸 巴豆霜 砂仁 香甜瓜子 雄黄各五分

共为细末，收贮听用，每服八厘，好酒调下，小儿三厘。凡伤损垂危，但能开口，服下即得活矣。歌诀云：此方八仙传授，千金世上难寻，止疼止痛效如神，接骨续筋立应。不问外感苦楚，哪管内损伶仃，八厘一服保安宁，须臾便得活命。

千里散 治破伤风，寒热拘急，口噤咬牙等症。

用行远路骡蹄心，以阴阳瓦火上煅存性，研细，每服三钱，热黄酒冲服。

雄鼠散 治破伤风，邪在表者。

活雄鼠一枚，用铁丝缚绕，阴阳瓦煅存性，研为细末，作一服，热黄酒调下。

星风散 治破伤风表证，能搜风发汗。

南星 防风各二钱五分 蜈蚣二条 江鳔三钱

共研细末，每用二钱，黄酒调服，一日二服。

榆丁散 治破伤风证在半表半里者。

地榆 紫花地丁 马齿苋 防风各五钱

共研细末，每服三钱，温米汤调下。

安髓散 治脑陷头疼。

川芎 白芷 香附制，各等分

姜汁和酒服。

固齿散 治牙齿损动。

骨碎补 牡鼠骨煅灰

共研末，收贮听用。

住痛散 此药辛香，治气壅疼痛。

杜仲 大茴 小茴

等分共为末，每服二钱。

止血散　此药止血生肌立效。

狗头骨灰　黄丹　密陀僧　血竭各一两　石灰二升，生地黄、青蒿二汁和作团，火煅赤，研

上为末，遇伤处敷之。

消风散　此陈氏治跌打损伤之开手方也，用者审之。

人参　防风　川芎　厚朴　南星　半夏　桔梗　肉桂各一钱　当归　黄芩　白芷各二钱　羌活　独活各钱半　柴胡七分　甘草三分

加童便煎服。一方多蝉蜕钱半，僵蚕二钱。

定痛散　治跌打扑伤，定痛消肿，舒筋和络。

当归　川芎　白芍　官桂各一钱　山柰三钱　升麻　防风各一钱　紫丁香根　红花各五钱　麝香三分

共为细末，老葱汁调合敷患处，再用灸熨法，其方在后三字法。

舒筋散　治闪挫血沥腰痛。

玄胡索　当归　桂心

三味等分为末，每服二钱，温酒调下，空心服。或加牛膝、桃仁、续断亦效。

七厘散　治跌打损伤，骨折筋断。重者先用烧酒服七厘，不可多，再用烧酒调敷伤处，轻者只须调敷伤处。如金刃割伤，及割断食嗓，血流不止，急用此药干掺，不须鸡皮包扎，立即止血定痛，真有起死回生之效。方出京都汪顺之、同仁堂二家。方进士七厘散：用土鳖虫煅研为末，酒服。

血竭三两二钱　儿茶八钱　乳香　没药　红花各五钱
片朱砂四钱　麝香　冰片各四分

上药研极细末，和极匀，用瓷瓶收贮，黄蜡封口，端午午时试制更妙，药虽平淡，功极神速。

四圣散　治跌打疼痛等症。方系陈凤占先生口授。

草乌　白芷　山奈　当归

等分为末，量人强弱，或八分、一钱，酒下，慎毋多服。

铁扇散　此方盖明大中丞德，得于山右卢医。

老材香即山陕等省，年久朽棺内松香、黄蜡，谓之老材香，如无，以陈年石灰代之　寸柏香即黑松香　松香各一两，与寸柏香同熔化搅匀，倾入冷水，取出晾干　象皮五钱，切薄片，焙黄色，以干为度，勿令焦　龙骨五钱，上白者生研枯矾一钱

以上六味，共研细，贮瓷瓶内，遇有刀石伤破，用药敷伤口，以扇向伤处搧之立愈，忌卧热处。如伤处发肿，煎黄连水用翎毛蘸涂即消。

臭科散　王寅东传，接骨。

臭科子一名镂地风草，用条上嫩皮，焙干，研细

每服空心酒调二钱即愈，遍身俱伤者二服亦愈。此草即今人地界沟边所植者，丛生高四五尺，茎粗如指，叶似绣球花叶。

慈云散毕峻功　治跌打损伤，接骨回生，及痈疽疔肿大毒，初起即消，已成即溃，功效如神。

番木鳖　川乌　土鳖虫　鹿角煅，各二两　穿山甲一两六钱　明天麻　草乌　川芎　升麻　当归尾　闹羊花　生香附　僵蚕各一两　蜈蚣　斑蝥各四钱

上各制毕，研极细末，重者服一钱，轻者用六分或八分，俱用无灰酒调服，盖被取汗，不可见风，必须汗干然后出帏幙。

急救散周鹤仙方　治跌打损伤。

当归尾酒洗　自然铜醋制七次　桃仁去尖　红花各七钱　陈麻皮三钱　土鳖虫酒洗浸焙，五钱　骨碎补酒蒸大黄各二钱　乳香去油　没药去油　老鹰骨　血竭　朱砂　雄黄　麝香各五分

以上共为极细末，收贮勿泄气。如遇跌死打死，尚有微气者，用酒调二厘，入口即活。如骨折瘀血攻心，用药八厘，酒灌之，其伤自愈，神效之极。

调气散　治昏晕者，以淡盐汤灌醒，然后服此调其气。

木香　乌药　厚朴姜制　白芷　青皮　杏仁去皮尖苍术米泔水浸炒　陈皮　前胡　桔梗　甘草梢

上加姜枣，水煎，服后方可服接骨丹。

玉龙散　治跌打损伤，昏晕而骨未碎者，神效。

人中白一味，醋煅七次，用酒冲服。又名接骨丹。以上二方出刘青田秘本。

黑龙散　治跌打损伤，筋骨碎断等症。

土当归二两　丁香皮六两　百草霜六两　炙山甲六两枇杷叶半斤

共为细末，姜汁调敷患处，然后用夹缚。

土龙散　治打伤将死，神效。

白颈蚯蚓不拘多少，去土洗净，焙干研末

每服二钱，葱姜汤下，衣被盖暖，出汗即愈，亦治

痛风。

内补散　一名当归散，又名苁蓉散。治金疮去血多，虚竭，此药内补。

肉苁蓉四两，酒浸一宿，去皮炒干　厚朴去粗皮，用姜汁炙令香熟　人参　黄芪各一两　白芍药　黄芩　吴茱萸　干姜炮　当归微炒　川芎　川椒去目，炒出汗　桂心　桑白皮　炙甘草各五钱

上为细末，每服二钱，食前温酒调下，日三四服。一方有白及，无黄芩、桑白皮。

内塞散　治金疮去血多，虚竭，疼痛羸弱，内补。

黄芪　当归　白芷　芎䓖　干姜　黄芩　芍药　续断　细辛　鹿茸酥炙，各二两　附子五钱

上为细末，每服五分匕，食前酒调下，日三服，稍增至方寸匕。一方无芍药。

百草散　治金疮。

凡一切金疮，出血伤折，即时以药封裹使牢，勿令转动，不过十日即瘥，不肿不脓，不畏风。若伤后数日始得药，须暖水洗令血出，然后傅此药，大验。平时宜多合，以备仓卒金疮之要。

五月五日，任意采取百草，不得回头。采回将百草入臼内捣烂如泥，量药多少，以意入石灰和匀，取出拍成饼，日中曝干，遇用旋取拈碎。若刀斧伤干敷，以血止为度；汤火伤，冷水调开涂敷；蛇蝎犬鼠咬伤，先以温水洗净，以津唾调涂；疥疮，先抓破，以药末干贴；湿癣以醋调傅，其效如神。

退热散　治跌磕打伤手指，身发寒热者。

山布瓜根多　景天草　泽兰叶　地薄荷　鱼桐根皮

上捣烂，冷缚伤处，大退身上寒热。

一赤散　治伤损敷药后起疱者，以棱针挑破掺末。

大黄　赤石脂　石膏煅，各等分

上研为细末掺之。

一黄散　治打扑伤痕紫黑，有瘀血流注，有热者。

大黄

上为细末，姜汁调，温敷。

一白散　治打扑伤痕紫黑，有瘀血流注，无热者。

半夏

上为细末，姜汁调敷。

一紫散　治伤损眼胞，青黑紫色肿痛。

紫荆皮童便浸七日晒干　生地黄各等分

上捣烂，茶清调匀傅贴。

一绿散　治打扑眼胞，赤肿疼痛。

芙蓉叶　生地黄各等分

上捣烂敷贴，或为细末，鸡子清调匀敷之。

走马散　治折伤接骨。

骨碎补去毛　皂角　柏叶　荷叶俱生用

上各等分为末，先将折伤处揣定，令入原位，以姜汁调药如糊，摊纸上，贴骨断处，用杉木片夹定，以绳缚之，莫令转动。三五日后开看，以温葱汤洗后，再贴药，复夹七日。如痛，再加没药。

补肌散　此药止血除痛辟风，续筋骨，生肌肉。

地黄苗　地松　青蒿　苍耳苗　赤芍药各五两，水煎取汁　生艾汁三升

191

上择五月五日、七月七日午时修合，以前药汁拌石灰阴干，入丹三两，更研为细末。凡有折伤出血，用药包封，不可动，约十日可瘥，不肿不脓。

通关散　治卒中壅闭，握手咬牙，不省人事，用此探嚏。

牙皂　细辛

二味等分为末，吹鼻以验肺气。

圣神散　治跌打损伤，一切血瘀疼痛。

淮乌即草乌　白芷　赤芍　白及　秋叶　枇杷叶
韭菜根各一两

共捣末，蜜调敷。

如神散　治挫闪腰痛。

玄胡索　当归　桂心　杜仲姜汁炒

各等分，共为末，每服二钱，温酒调下。

黑神散　治颠扑迷闷。

黑豆去皮炒，半升　熟地黄酒浸　肉桂　当归　干姜
甘草　白芍药　蒲黄各四两

上共为末，每服二钱，酒半盏、童便半盏煎服。

又方　治夹缚伤起泡者。

百草霜

不拘多少，炒令烟尽存性，清油调敷。

活血散　治刀枪伤，腹裂肠出者。

黄芪　当归　川芎　白芷　续断　赤芍　鹿茸　黄
芩　细辛　干姜　附子炮

各等分为末，每三钱，温酒调下，日三服，立瘥。

佛手散　治妊娠胎动，子死腹中，肠出在外等症。

川芎　当归

煎服。一名芎归汤。

托里散　治金疮杖疮，及一切疮毒，因气血不能成脓，或脓成不能溃敛，脓水清稀，久而不瘥者。

人参一钱，气虚者倍用　黄芪盐水拌炒，一钱　白术炒，七分　陈皮七分　当归身酒拌　芍药酒炒　熟地黄　白茯苓各一钱

水煎服。

百合散　治瘀血入胃，呕吐黑血。

川芎　当归　百合　丹皮　生地黄　犀角　黄连大黄　黄芩　侧柏叶　赤芍　荆芥　郁金　栀子

水煎，加童便服。

立安散　治挫闪，气滞腰痛。

白牵牛头末半生半熟，二钱　当归　肉桂　玄胡索杜仲炒　茴香炒，各二钱　木香五分

上为细末，空心酒下两匙。

清胃散　治血伤火盛，或胃经湿热，唇口肿痛，牙龈溃烂，或发热恶寒等症。

生地黄　黄连　当归　丹皮各五分　升麻一钱

上水煎服，如痛未止，黄芩、石膏、大黄之类可量加。

独圣散　治血凝气滞。

姜制香附子一味，捣末，每服三四钱。

双解散　治损伤挟有外邪，以解表解里，和血调气，故曰双解。

麻黄　防风　荆芥　薄荷　川芎　白术　甘草　黄

芩　栀子　连翘　当归　芍药　石膏　滑石

加生姜、葱白煎服。加硝、黄，即防风通圣散。

五苓散　此利湿之剂也。

猪苓　茯苓　泽泻　白术　肉桂

用水煎服。

五积散　此发表温里之剂也。

白芷　陈皮　当归　厚朴　川芎　芍药　茯苓　桔

梗　苍术　枳壳　半夏　麻黄　干姜　肉桂　甘草

加姜葱煎服。

泽兰散　治跌咬所伤及指伤。

芙蓉叶　泽兰叶　地薄荷　白佛桑叶　耳草叶

上捣烂，敷伤处，留口通气。

地龙散　治瘀血在太阳经，令腰脊痛。

羌活二钱　独活　黄柏盐酒炒　甘草各一钱　苏木六分

麻黄五分　地龙焙　肉桂各四分　当归梢二分　桃仁六个

上锉作一贴，水煎服。

荜拨散　治颧骨伤，牙车紧急，嚼物艰难者。

荜拨　良姜　细辛各一钱

用水三钟，煎一钟，漱口。

鸡鸣散　治从高坠下，及木石所压，瘀血凝积，痛

不可忍，并宜此药。用杏仁者，因血入气分故也。

大黄一两　杏仁廿一个，去毛尖并双仁者，另研

上为细末，酒煎去渣，鸡鸣时服，至晓下瘀而愈。

失笑散　治血瘀腹痛。

蒲黄半生半炒　五灵脂研去炒

等分为末，每酒下二钱。

白金散 治刀箭伤疮。

香白芷梢，为末，清油调敷。

桃花散 此药止血住痛，去腐生肌。

千年石灰捣碎为末，水漂　大黄煎汁，拌入灰内

共炒再研，水飞过方可用，愈陈愈妙。

又方 治金疮血出不止，生肌长肉。方出《景岳全书》。

漂广丹研　软石膏煅研

各等分，和匀掺之，甚妙。

玉烛散 耀山曰：此方治血虚秘结之下药也。

生地黄　当归　川芎　赤芍药　大黄酒浸　芒硝

引用生姜，水煎服。

玉真散 治破伤风及损伤，项强口噤欲死。又名定风散。

天南星汤泡七次　防风各等分，南星得防风制其毒不麻

上为末，先以热童子小便洗净疮口，拭干掺之，良久浑身作痒，疮口出赤水，是其效也，又以温酒调下一钱。如牙关紧闭，腰背反张，用药二钱，童子小便调服。心头温者，急灌之亦可救，屡用屡效。

止痛散 此散止痛消肿，活血通经，辟风驱寒。

铁线透骨草二钱　防风　荆芥　当归　蕲艾　丹皮

鹤虱　升麻各一钱　赤芍药　苦参各二钱　川椒　甘草八分

共为末，装白布袋内扎口，煎滚熏洗。

辛香散 治跌打损伤溃烂及接骨，换膏洗之。

防风　荆芥　寄奴　独活　大茴　明矾　倍子　苦参　柏叶　当归　白芷　泽兰　细辛　银花　苍耳

上各少许，水煎，加盐一撮洗之。

三 字 膏

万灵膏 治跌打损伤，消瘀散毒，舒筋活血止痛，接骨如神，兼去麻木寒湿风痛等症。

鹳筋草　透骨草　紫丁香根　当归酒洗　自然铜醋淬七次　瓜儿血竭　没药各一两　川芎八钱　赤芍二两半两钱一枚，醋制　红花一两五钱　川牛膝五钱　五加皮石菖蒲　茅山术各五钱　肉桂　木香　附子　半夏　石斛　草薢　鹿茸各三钱　虎胫骨一对　麝香二钱

上除血竭、没药、麝香三味各研细末另包外，共二十一味，先将香油十斤，微火煨浸三日，然后将群药入油内，熬黑为度，去滓，加黄丹五斤，再熬至滴水成珠，离火俟少时，将血竭、没药、麝香下入，搅匀取起，出火气。

混元膏 治打扑损伤，骨碎筋翻，瘀血凝聚。消青紫肿痛等症。

羚羊角五钱　没药五钱　漏芦三钱　红花三钱　大黄二钱　麝香三钱　升麻三钱　白及五钱　生栀子二钱　甘草二钱　雄黄五钱　白蔹三钱

上为细末，用高醋熬成膏，调敷。

回阳膏 治跌打所伤，为敷凉药。或人元气虚寒，肿不消散，或不溃敛，及痈坚硬，肉色不变，久而不溃，或筋挛骨痛，一切冷症并效。

南星煨　白芷　军姜炒　赤芍炒，各一两　草乌二钱肉桂五钱

上为末，葱汤调涂，热酒亦可。

当归膏　治杖扑汤火疮毒，不问已溃未溃，肉虽伤而未坏者，用之自愈；肉已死而用之自溃，新肉自生；搽至肉渐白，其毒始尽，生肌最速，殊有神效。盖当归、生地、麻油、黄蜡，主生肌止痛，与新肉相宜也。

当归一两　　生地黄一两　　麻油六两　　黄蜡一两

上先将当归、生地黄入油煎黑去渣，入蜡溶化，候冷搅匀，即成膏矣。白蜡尤妙。

太乙膏　耀山云：与上方相同，治伤口不合，贴之生肌长肉，消肿去腐，神效无双。太乙者，无上之称也。

香麻油　　当归　　生地黄　　甘草

上三味，入麻油内煤枯去渣，再以丝绵滤净，再入净锅内熬至滴水成珠，取起少倾，入飞过黄丹，或铅粉亦可，熬成膏，软硬得中，再入白蜡、黄蜡少许，再加去油乳香、没药，搅匀收贮，过三日去火毒，用纸摊贴。其煎膏分两法则，大抵一斤油，六两煎药为则，多则碍油，少则无效。其收膏之丹、粉，要审冬夏，略分增减，一斤熟油，夏则六七两，冬则五六两，如老硬加熟油，若嫩软加蜡亦可。

乌龙膏　此膏治跌打损伤，筋断骨折，青紫肿硬。

百草霜三钱　　白及五钱　　白蔹三钱　　百合五钱　　百部三钱　　乳香五钱　　没药五钱　　麝香一分　　糯米一两，炒

用陈小粉四两，隔年者佳，炒黑，共为末，醋熬成膏。

玉红膏　治金疮棒毒，溃烂肌肉不生者，乃收敛中

之神药也。

当归二两　白芷五钱　甘草一两二钱　紫草二钱　血竭　轻粉各四钱　白占二两　麻油一斤

先将上四味，入油内浸三日，慢火熬至药枯，去渣滤净，次下白蜡、血竭、轻粉，即成膏矣。

地黄膏　治眼被物撞打，肿痛昏暗。

生地黄汁一合　黄连一两　寒水石　黄柏各五钱

上三味为末，和地黄汁成饼，以纸摊贴眼上。此膏非但撞打可贴，即风热赤眼热泪出者，皆可以用。

芙蓉膏　治打扑伤损肿痛，紫黑色久不退者。

芙蓉叶二两　紫荆皮　南星各一两　独活　白芷　赤芍药各五钱

上为末，生姜汁、茶清调温敷。如伤损紫黑色久不退者，加肉桂五钱。

定痛膏　治打扑伤损，动筋折骨，跌磕，木石压伤肿痛。

芙蓉叶二两　紫荆皮　独活　南星生　白芷各五钱

上为细末，加马齿苋一两捣极烂，和末一处，用生葱汁、老酒和炒暖敷。

退肿膏　治一切破伤肿痛。

芙蓉叶　地薄荷　耳草叶　泽兰叶　金桐叶　赤牛膝　大黄另研，各等分

上捣烂，敷伤处，中留一孔出气。

散血膏　治敷跌打损伤金疮，及虎伤，獐猪牛咬伤。

耳草叶又名猪猸疔，又名虎疔藤，又名狮子疔，藤生有

棘，叶如木棉叶　泽兰叶

上各生采捣烂，冷敷伤处。先用金毛狗脊，薄薄铺于患口，以掺封口药，再贴此膏。四围用截血膏敷贴，令血不潮。

消肿膏　治胸胁跌伤肿痛，或动筋折骨。

芙蓉叶　紫荆皮各五两　白芷　当归　骨碎补　独活　何首乌　南星各三两　橙橘叶　赤芍药各二两　石菖蒲　肉桂各五钱

上为末，以姜汁热酒调，乘热涂肿。若动筋折骨，加山樟、毛银藤皮及叶各五两，同前为末，酒调暖敷，缚定。

又方　一名接补消肿膏，治跌打损伤及虎狼等咬伤。

耳草叶　雪里开　水坊叶　乌苞叶　紫荆皮

上为末，以鸡子清入桐油少许，调匀敷贴。

苣子膏　张日新传，接骨。

莴苣菜子　桑白皮　榆白皮各四两

上各焙为末，用香油四两熬滚，先入苣子末，次桑次榆，熬至老嫩合适，摊贴患处，候一炷香长时，即揭去药，则复原矣。

紫金膏　治赤肿焮热者。

芙蓉花叶二两，白花者佳

上俱生采，入生地黄同捣，傅贴。或为末，以鸡子清入蜜少许和匀，调入生地黄，捣烂和傅。

黄金膏　治跌打损伤，筋骨断落，刀伤杖疮，汤火泡伤等症。

麻油半斤，熬至滴水成珠，离火入白蜡、黄蜡各五钱搅化，再入藤黄一两搅匀收贮，此药愈陈愈妙。如收久膏老，加熬过麻油，炖化搅匀，冷透敷之。惟刎颈者勿用，因恐藤黄毒入耳。

仙传膏 治杖后重伤，死血郁结，呃逆不食，并夹伤内烂，贴之可以起死回生。

轻粉 血竭各二钱 樟脑二钱 冰片三分 麝香一分 乳香去油 没药去油，各一钱五分

共研极细，用猪板油一两二钱，黄蜡一两，同化调药成膏，摊贴患处，昼夜流水，即时苏醒。

忍冬膏 治诸般肿痛，金刃伤疮，并一切恶疮。

金银花藤四两 吸鉄石三钱

上药二味，用香油一斤熬枯去滓，再熬至滴水不散，入黄丹八两成膏，如常摊用。

益母膏 能治打伤筋骨内损，遇天阴则痛。

益母草不拘多少阴干

用水煎膏，随病上下，食前后，酒化服。

木鳖膏顾氏家秘 治跌打损伤肿痛，一切疮疡诸风症。

真麻油三斤，番木鳖一百四十七粒，入锅内熬至番木鳖黑脆为度，熬时以柳枝频搅；将木鳖子捞起，再入铅粉炒黄色三十两，徐徐投下，逐渐成膏，以缸盛井水，将膏倾入，置露处出火气一宿，捞起听用。摊后加后掺头药。

掺头药

山奈 北细辛 川乌 樟冰 肉桂 当门子 大茴

母丁香　乳香去油　没药去油　甘松　自然铜煅　半夏
大黄　荜拨　皂角　干姜　白芷　小茴香各五钱　阿魏
三钱

上各忌见火，即自然铜亦须放倾银缸内煅，逐味另
碾，合匀密贮，勿泄香气，多少随用可也。如骨碎者，
不可多用麝香，以其性热而散，能耗髓也。若伤损血积
齼齼者，先贴无掺膏药一个，贴一二时辰揭起，则伤口
血迹被膏揭净，然后用掺药之膏贴之。倘无木鳖膏，即
寻常膏药亦可用。

松葱膏　治伤损。

松香研末

上杵捣成膏，炙热缚伤处，先以生姜捣烂炒热罨少
时，次以此膏贴之，退肿住痛。

截血膏　治跌打斫磕诸症，能化血破瘀，退肿
止痛。

天花粉三两　片子姜黄　赤芍药　白芷各一两

上共为末，茶调匀，敷疮口四围。若头面伤，其血
不止者，急用此药调涂头上周围。若手伤，则涂臂上周
围。若伤足，则涂腿上。若伤各处，则涂疮口四围，使
截其血不潮。如疮口肉硬不消者，此被风袭也，可加独
活，用热酒调敷；如又不消，则风毒已深，肌肉结硬，
加紫荆皮末和敷，无有不消之理。

补肉膏　一名理伤膏。治刀斧刃扑，肉破骨碎
等伤。

黄蜡　猪油各四两　乳香　没药各一两　松香　麻
油各一斤

上以折伤木皮一两捣碎，入油内煎数沸，滤去渣，煎至滴水成珠，却入密陀僧、黄丹，慢火熬成膏，次入松香、黄蜡熔化，后入乳、没，再加自然铜末，治骨折效。

接骨膏 此膏治骨碎筋断，复续如初。

当归七钱半　川芎煨　骨碎补各五钱　　没药五钱　古文钱二个，火煅　川乌四钱　乳香二钱半　木香一钱　松香六两　香油一斤

和油煎成膏，摊贴患处。

三字丹

麻肺丹 此丹接骨上镠拔箭，饮之不知疼痛。

羊踯躅三钱　茉莉花根一钱　当归一两　石菖蒲三分

用水煎服一碗，即人如睡寝，任人整骨矣。后以人参五钱，生甘草三钱，陈皮五分，半夏一钱，白薇一钱，石菖蒲五分，茯苓五钱，煎服即醒。盖羊踯躅专能迷心，茉莉根亦能使人不知，用菖蒲引入心窍以迷乱耳。用人参解之，正气盛则邪药自解。

保命丹 治跌打损伤，接骨入臼。

川乌　草乌各二两二钱半，均用泔水浸去皮　大黄一两　五灵脂一两　肉桂　木香　细辛　香附　延胡　三棱　莪术　柴胡　青皮　枳实　桃仁　红花　苏木　大茴　小茴　归尾　甘草　蜂房　蒲黄生　鹰骨　土鳖　广黄三七各五钱　川椒二两　广皮一两　乌药七钱半　蚺蛇胆五分　血管鹅毛灰五钱

共为细末，炼蜜丸如龙眼大，朱砂为衣，量病轻重

老壮用药，若病重与壮者服一丸，如病轻与老弱者半丸，陈酒和童便化下。

破血丹　治舌断，即截血膏也，一名洪宝丹，即抑阳散也。

活血丹　治扑跌伤、刀斧伤，诸般风瘫顽麻，妇人血风，浑身疼痛等症。

青桑皮一斤　当归　牛膝　川芎　赤芍　熟地　黑豆酒煮　何首乌　南星制　白芷　松节烧　杜仲　破故纸　羌活　独活　苍术　防风　荆芥　骨碎补　桔梗　续断各四两　川乌　草乌　肉桂　木鳖　地龙　白蔹　白及　细辛　降香　檀香　枫香　五灵脂　京墨　血竭　乳香去油　没药去油　大茴　松香以上各二两

上为末，秫米醋煮糊为丸弹子大，晒干，以生漆抹手挼漆为衣，以袋盛挂当风处，用时以当归酒下。

塞鼻丹　此丹治跌打损伤，鼻中流血不止，神气昏迷，牙齿损伤，虚浮肿痛者，及一切衄血之症皆可用之。

朱砂　麝香　丁香　乌梅肉　川乌　草乌　山柰　当归各一钱　乳香二钱　皂角七分

共为细末，用独蒜泥为丸，以丝绵包裹，塞于鼻中。

接骨丹　治接骨入臼。

鹫鸟骨三钱　麝香三分　乳香去油　没药去油　自然铜醋淬　铜末醋淬，各二钱　土鳖虫二十个

用湖蟹两只，捣烂糊为丸，重一钱大，朱砂为衣，酒下。鹫鸟骨，即老鹰骨也，盖鹫鸟之力在骨，详见

《本草纲目》接骨方。

洪宝丹 即截血膏，古之抑阳散也，又名济阴丹也。

接骨丹

七气罂口古屋上广汉前上层坐瓶，年深者良，用纯钢锉生锉末，研之无声，水飞，一钱 古文钱约五百年者良，火煅醋淬七次，研之无声，如尘者佳，五分

上和匀，每服七厘，先用甜瓜子仁去壳三钱，嚼烂吐出，再服下，清酒过口。

《古方选注》云：罂，小口瓶也。七气者，日、月、风、雨、露、霜、雪也。火土结成，坚刚锐利，复借天之七气，能透骨入髓，理伤续绝。古文钱，其半两、五铢，出自秦汉红铜者佳，唐时开元钱亦可入药，功专腐蚀坏肉。陈藏器曰：能直入损处，焊人断骨。甜瓜子仁，开肠胃之壅遏，通筋骨之机关，因丹药厘数甚微，助以入胃转输，为丹药之向导也。

玉枢丹 即太乙紫金锭，又名万病解毒丸。治跌打损伤，可作下药，能逐瘀血，外敷虫伤毒螫，神效。

紫金丹 治损伤，定痛接骨。

红娘子 麝香 没药各一钱半 乌药 地龙去土 茴香 陈皮 青皮各二钱半 川乌炮 草乌炮，各一两 黑牵牛五钱，生用 禹余粮四钱 自然铜醋淬七次 威灵仙 金毛狗脊 防风去芦 五灵脂去皮 木鳖子去壳 骨碎补各五钱

上为细末，醋糊丸如桐子大，每服十丸至二十丸，温酒送下，病上食后服，病下食前服。

圣灵丹　治一切打扑损伤，及伤折疼痛不可忍者，并宜服之。

莴苣子大盏一盏，炒取净末二两八钱　乌梅去核，五个　乳香五钱　白米一撮

上为细末，炼蜜和丸，如弹子大，每服一丸，细嚼热酒吞下，食后一伏时痛不止，再服。

接骨丹　治折骨出臼，无草药讨处，用此方效。

南星生，四两　木鳖子三两　紫金皮　芙蓉叶　独活　白芷　官桂　枫香各一两　乳香　没药各五钱　松香一两

上为末，米醋、生姜汁各少许，入酒调匀，摊油纸上夹缚，冬月热缚，夏月温缚。

火龙丹　治腰腹诸痛。出《集玄方》。

焰硝　雄黄各一钱

共为细末，每点少许，入眼眦内，即愈。

接骨丹

土鳖虫火酒醉死，焙干，二钱，雌雄不拘　自然铜火煅醋淬十四次，三钱　血竭三钱　骨碎补去毛，五钱　当归酒浸，五钱　乳香去油，五钱　硼砂二钱　大半夏制，三钱

上为细末，每服八厘或一分，酒服。一方有半两钱十文。

续筋丹

土鳖虫　三七　血竭　龙骨

上各等分，为细末，用津唾调搽。

活血丹　治跌扑损伤神药。

地鳖虫烧酒浸死，晒干　桃仁去皮尖　山楂　刘寄奴花头　五加皮各四两　香附童便浸炒　红花　牡丹皮　牛

膝肉酒洗　延胡索醋煮　当归各三两　蓬术　山棱醋炒
枳实　槟榔　川芎　赤芍　降香　苏木　威灵仙　凌霄
花　青皮各二两　乳香　没药去油，各一两　大黄八两，
用陈酒煮晾干

上各如法制度，为极细末，每服二钱，壮者三钱，
陈酒送下，核桃四五枚过口。

透骨丹　治扑打损伤，深入骨髓，或隐隐疼痛，或天
阴则痛，或年远四肢沉重无力，此药主之，真神方也。

闹羊花子又名山芝麻，火酒浸炒三次，童便浸炒二次，
净末一两　乳香不去油　没药不去油　真血竭各三钱

各取净末秤准和匀，再加麝香一分再研，瓷坛收贮
封固。每服三分，壮者五六分，不必用夜饭，准要黄昏
睡好方服，酒可尽量送下，吃荤用猪肉过口，吃素用豆
腐过口，服后避风，有微汗出为效。忌房事、酸寒茶酱
等物及诸般血物。若虚弱者，间五日一服，壮实者，间
三日一服，以愈为度。

活络丹　治湿痰死血在手足间，有一二点痛，年久
不愈者。

川乌　草乌　南星　半夏　胆星　地龙灰酒洗煅
上为细末，丸桐子大，每服七丸。

接骨丹　治骨折、骨碎等症。

自然铜火煅醋淬七次　古塚铜钱火煅醋淬
上等分，研为细末，伤重者服一二分，多服则骨突
出矣。

九龙丹　治跌打损伤，接骨神效。《疡科选粹》名
接骨九龙丹。

粪池内陈年砖头，洗净火煅，醋淬九次，研细，每服三钱或四钱，极效。

补损丹　治诸般伤损肿痛，此丹能散血定痛。

当归　川芎　赤芍药　生芐　白芍药　牛膝　续断　白芷　杜仲　骨碎补　五加皮　羌活　独活　南星制　防风各一两五钱　官桂　乳香　没药各一两　南木香　丁皮　八角茴各五钱

上共为细末，黄酒调服。

胜金丹　即膏药掺头。

麝香　花蕊石　象皮各三钱　血竭三两　乳香　没药　海螵蛸　樟脑　人参　木耳灰　三七根　儿茶各一两　古石灰　紫石英各二两　自然铜　冰片　干地虱　干大粪　琥珀各一钱　生甘草五钱　土狗十个

各研极细和匀，瓷瓶密贮，每膏一张，用末药三钱掺膏上贴之，绝妙。

回生丹　治跌打损伤如神。

黑豆炒，去皮　蒲黄　当归　桂心　赤芍药　干姜各八两　茄种晒干，四两

择天德月德日修合，忌生人鸡犬。碾细炼蜜为丸，每服二钱，童便冲酒送下。

三　字　汤

独参汤　治一切失血，与溃后气血俱虚，恶寒发热，作渴烦躁者，宜用此补气。盖血生于气，阳生阴长之理也。

用人参二两，枣十枚，水煎服。

四物汤　治一切血虚，日晡发热，烦躁不安者，宜服。

当归　熟地黄各三钱　川芎一钱五分　芍药二钱

上水煎服。加白术、茯苓、柴胡、丹皮，亦名加味四物汤。加巴戟、大黄，名巴戟汤，治血闭脏腑，嗜卧不食。

八珍汤　治心肺虚损，气血两亏等症。

即四物汤与四君子汤相和为剂也。

圣愈汤　治金疮杖伤，脓血出多，热躁不安，或晡热作渴等症。

熟地黄酒洗　生地黄酒洗　人参　川芎各一钱　当归酒洗　黄芩各五分

上水煎服。

归脾汤　治跌扑等病，气血伤损，或思虑伤脾，血虚火动，寤而不寐，或心脾作痛，怠惰嗜卧，或怔忡惊悸，自汗盗汗，大便不调，或血上下妄行，其功甚捷。

白术　当归　白茯苓　黄芪炙　龙眼肉　远志　酸枣仁各一钱　木香五分　人参一钱　甘草三分

上加姜、枣，水煎。加柴胡、山栀，即加味归脾汤，治胸腹胀满，饮食少思，肝脾气滞等症。

芎归汤　治血虚头痛，胎动下血，子死腹中等症。

当归　川芎

水煎服。若为末服，即佛手散也。

参附汤　治金疮杖伤，失血过多，或脓瘀大泄，阳随阴走，上气喘息，自汗盗汗，气短头晕等症。

人参四钱　附子制，三钱

上用清水煎服。如阳气脱陷者，倍用之。

白术汤　治破伤风，汗出不止，筋挛搐搦者。

白术　葛根　升麻　黄芩　芍药各二两　甘草二钱五分

上每服五钱，水煎，无时服。

葛根汤　治太阳无汗而恶寒，拘急项强等症。

葛根　麻黄　桂枝　芍药　甘草

加生姜、大枣，水煎服。

独活汤　治劳役腰痛如折等症。

独活　羌活　当归　连翘　防风　泽泻　肉桂各一钱　大黄　黄柏　甘草各五分　桃仁留尖，九粒

上锉一贴，水酒各半煎，空心服。

羌活汤　治破伤风在半表半里，急服此汤，稍缓即入里不可用。

羌活　麻黄　菊花　川芎　石膏　防风　前胡　黄芩　细辛　甘草　白茯苓　枳壳　蔓荆子各一两　薄荷白芷各五钱

上每服五钱，水煎服。

羌麻汤　即前方羌活汤之化名也。

二陈汤　治一切痰饮为病，咳嗽胀满，呕吐恶心，头眩心悸等症。

陈皮一钱五分　半夏制，二钱　茯苓二钱　甘草五分

引加生姜，水煎服。

防风汤　治破伤风在表，未入里，急服此药。

防风　羌活　独活　川芎各一钱

上水煎，调蜈蚣散服大效，用蜈蚣一对，鳔三钱为

细末下。

清燥汤 治跌扑损伤之症，或溃后气血俱虚，湿热乘之，遍身酸软；或夏秋湿热太甚，肺金受伤，绝寒水生化之源，肾无所养，小便赤涩，大便不调；或腰腿痿软，口干作渴，体肿麻木；或头目眩晕，饮食少思；或自汗体倦，胸满气促，气高而喘，身热而烦等症。

黄芪一钱五分　苍术一钱　五味子九粒　白术　陈皮泽泻　白茯苓　人参　麦冬　神曲　猪苓　酒柏各五分生地黄　当归身各一钱　柴胡　甘草　黄连各三分

上加姜，水煎服。若湿痰壅盛，参、芪、归、地之类减之。

苏气汤 治从高坠下，昏死不苏。

乳香　没药　大黄各一钱　山羊血五分　苏叶　荆芥丹皮各三钱　当归　白芍　羊踯躅各五钱　桃仁十四粒

水煎服。此方醒气活血兼用之，故奏功神速。妙在用羊踯躅与苏叶、荆芥，因其气乱而乱之，则血易活而气易苏矣。愚按：羊踯躅毒性太峻，用五钱未免过多，看患者强弱而酌减之。

安神汤 治血气虚而有火，头痛头旋眼黑等症。

黄芪钱半　羌活　黄柏酒浸，各一钱　柴胡　升麻生地黄　知母酒浸，各五分　防风二分　生甘草　炙甘草各二分

上锉，水煎数沸，入川芎、蔓荆子各三分再煎，食后服。

抵当汤 治下部瘀血，大便不通代抵当汤方见作呕。

水蛭　虻虫各三十枚　桃仁三十枚，去皮尖　大黄一两

水煎去渣取三升，温服一升，不下再服。

三　字　饮

香苏饮　治外感头疼发热，或兼内伤等症。

香附炒　紫苏各二钱　橘红一钱　甘草七分

加姜、葱煎服。

香薷饮　此散暑利脾之总剂也。

香薷一两　厚朴姜汁炒　扁豆炒，各五钱　黄连姜制，三钱

冷服。

柴胡饮　治大怒及从高坠下，血积肋下，左边疼。

柴胡五钱　红花三钱　大桃仁不去尖，三钱，研末

上将柴胡、红花用酒煎好，调桃仁末热服。

蓝汁饮　治毒箭所中。

上捣蓝叶汁一升饮之，其渣敷于疮上。若无蓝，取新青蓝布绞汁服之，并淋疮中。

三　字　子

红散子　摩金疮上，出箭头。

草乌尖　麒麟竭　曼陀罗子　茄子花　蓖麻子去壳细研，各五钱

上为细末，好酒调和膏，涂疮口上，箭头自出。

黄末子　治打扑伤损，骨折筋断，瘀血肿痛，及瘫痪顽痹，四肢酸痛，一切痛风等症。

川乌炮　草乌醋煮炒　降真香　枫香　肉桂　松香姜黄　乳香　没药　细辛各五钱　当归　赤芍　羌活

独活　川芎　蒲黄　白芷　五加皮　桔梗　骨碎补　苍术　何首乌　川牛膝各一两　片姜黄一两

上为末，酒调下，将愈加自然铜，折骨者便可用之。如无折骨，初不宜加自然铜。

白末子　治证同前。

白芷　南星制　白术　何首乌　桔梗　羌活　独活白芍药　白杨皮　川芎　白茯苓　白蔹　当归　薏苡仁炒　骨碎补　牛膝　续断　川乌炮　细辛　肉桂　乳香没药各一两

上末，酒调下，欲好之际，加制自然铜一两，只折骨者，便可用之。

红末子　治证同前。

独活　何首乌　南星制　白芷　羌活　当归　骨碎补　苏木　牛膝　赤芍药　红花　川芎各二两　细辛川乌制　桔梗　降真香　枫香　血竭　乳香　没药各一两

上末，酒调下，欲好之际，加制自然铜一两，只折骨者，便可用之。

黑末子　治证同前。

雄鸡毛烧　桑炭　老松节炒存性　侧柏叶炒　嫩松丝炒，各四两　当归　牛膝　何首乌　黑豆炒　南星制　骨碎补　熟地黄　羌活　独活　赤芍药　川芎　白芷各二两细辛　肉桂　川乌炮　草乌制　木鳖子　南木香　五灵脂降真香　乳香　没药　枫香各一两　百草霜五钱

上末，热酒调下，欲好之际，加自然铜制一两，只折骨者，便可用之。

三 字 药

清心药　治打扑伤损，折骨出臼，及肚皮伤破肠出者。

牡丹皮　当归　川芎　赤芍药　栀子　生地黄　黄芩　黄连　连翘　甘草

上引用灯心草、薄荷煎，入童便和服。

止痛药　治打扑伤损，折骨出臼，又金疮破伤等症。

当归　牛膝　川芎　生地　赤芍　白芷　羌活　杜仲　独活　续断各一两　肉桂　大茴　乳香　血竭各二钱半　没药　木香　丁皮　沉香各五分

上为细末，老酒调服。

洗伤药　此药熏洗损伤等处。

荆芥　土当归　生葱

共煎浓汤，熏洗伤处。或生葱一味，煎洗亦妙。

又方

刘寄奴　猴姜　紫苏叶　红花　番白草　青葱　甘草各一两

煎水盈盆，令被伤人稳坐盆内，周围围之，上面遮盖，不可透风，熏透俟温淋洗，疼痛如失。

又方

南独活三两　地骨皮二两六钱　骨碎补一两二钱　五加皮　透骨草　川续断各一两　羌活　食盐各三钱

先用水十碗，煎五碗；渣用水八碗，再煎四碗；三次水六碗，煎三碗；四次水三碗，煎二碗。共入砂锅内，煎滚熏洗，神效。

又方 出《宝传堂洗心集》。

乳香 没药各五钱 生军一两 生甘八钱 皮硝一两
用陈酒煎好，趁热洗患处。

又方

紫果子藤，煎汤揉洗。或用马尾松毛，熬汤熏洗。

杀蛆药 此药治损伤溃烂生蛆者。

用皂矾煅赤，掺于患处，即化为水，佐以内服柴
胡、栀子清肝火并妙。

又方 治跌打损伤，时值暑天腐烂，恐生蛆虫，外
虽平满，为害不浅。

宜用猪血切片，引出蛆虫；再用白蒺藜、白敛、贯
仲，共为细末，香油调敷，其虫即灭。

金枪药 王兰舟传。

乳香去油 没药去油，各二钱 血竭二钱 儿茶二钱
龙骨二钱，煅 象皮二钱，土炒成珠 轻粉三钱 三七二钱
上共为末，再以陈年石灰一斤，大黄二两，白芷一
两，三味同炒成粉红色，研细，加入前药和匀，贮瓷瓶
内，敷伤口，神效。

接骨药 此敷围之药也。

天南星 木鳖子炒，各四两 乳香 没药 肉桂各一两
上为末，用姜一斤，去皮捣烂，取自然汁，米醋少
许，白面为糊，摊纸贴患处，以帛缠之，外用杉木皮
夹之。

刀疮药 治一切金刃所伤，止血收口，定痛护风。

上白石膏一斤，煅 净板松香一斤，水滤过 珍珠五

钱，豆腐煮

上三味，共研细末，和为一处，瓷瓶收贮备用。

封口药　治跌打损伤，皮开肉破，及金刃伤割，喉断耳缺唇裂，肚皮跌破，阴囊皮碎等症，大效。

乳香　没药　儿茶　当归　杉皮灰各一钱　麝香五厘冰片一分　猪猵疗叶一钱，如无此叶，葛叶毛藤子叶亦可

上各另研细末，称合和匀，再研收用。

止血药　治金疮血出。

陈石灰八两　黄连　黄柏　大黄各二两

上将三黄渍湿，同石灰炒令烟尽，药色如桃花者，去渣，水漂净，研用。

破血药　治皮肉不破，瘀血积滞，内攻发谵，宜用此攻利也。若皮破血流，宜作亡血过多治之。

柴胡　黄芩　五灵脂　枳实　当归　赤芍　川芎生地　大黄　朴硝　桃仁　红花　苏木

上水煎，加童便、酒服。

三　字　法

葱熨法　此法专以灸熨肉破血出诸伤。先用老葱汁合定痛散敷于患处，上用榆树皮着艾熨之。盖血液津渍潮润，故以树皮隔之，方可灸熨也。耀山云：神效葱熨法：治跌扑损伤，用葱白切细杵烂，炒热敷患处，如冷易之，肿痛即止，其效如神，又治破伤风症极效。

豉灸法　治瘀血泛注。用江西豆豉一味为末，津唾和作饼子，如钱大，厚二分，置患处，以艾壮于饼上灸之，如干则再易。

胆导法 治大便秘结，用大猪胆一个，少和法醋，将胆缚如苇竹管于口，持管插入谷道，胆上用力一挤，则胆汁入谷道，如一时倾，当大便出宿垢恶物，甚效。

四 字 丸

苏合香丸 治跌扑迷闷，并中风卒暴痰壅，心痛昏厥，鬼魅恶气，以此开之。

麝香　沉香　丁香　白檀香　香附　荜拨　白术　诃子煨，去皮　朱砂水飞　青木香　乌犀角各二两　熏陆香　安息香各一两，用无灰酒一升熬膏　苏合油二两，入安息膏内　龙脑一两

上为细末，用安息香膏和炼蜜为丸，每丸重一钱，蜡封尤妙，或姜汤或开水送。小儿疾笃，钓藤汤下。

大活血丸 治打扑伤损，折骨碎筋，瘀血肿痛，瘫痪顽痹，四肢酸痛，一切痛风等症。

青桑炭一斤　栗间　骨碎补　南星制　白芍药　牛膝　川乌炮　黑豆酒煮，各一两六钱　自然铜制　木鳖子各八钱　细辛一两　降真香节　枫香各三钱　乳香　没药　血竭各六钱

上末，醋煮秫米糊为丸，如弹子大，以生漆为衣，久藏不坏。每用一丸，无灰酒摩化服。

四 字 散

麒麟竭散 治刀箭伤，筋骨断，止血定痛。

麒麟竭　白及各五钱　白蔹　黄柏　密陀僧　炙甘草　当归炒　白芷各一两

上为细末，每用少许，干掺疮上立效。

紫金皮散　治打扑伤损，金刃箭镞，伤处浮肿用此。

紫金皮醋炒　南星　半夏　川当归　黄柏盐炒　草乌炮　川乌炮　土当归　刘寄奴　破故纸　乌药　川芎　川牛膝　川白芷盐水炒　桑白皮各等分

上为细末，生姜、薄荷汁，调敷肿处伤处。有疮口者，四边敷之。如皮热甚者，加黄柏皮、生地黄。

败弩筋散　治金刃弓弩所中，筋急不得伸屈。

败弩筋烧作灰　熟地黄焙　秦艽去苗　杜仲各半两　附子炮，去皮脐　当归切焙，各一两　大枣三枚

上为细末，每服三钱匕，温酒调下，空心日午、夜卧各一服。一方有续断，无大枣。

何首乌散　治跌打损伤，初起宜服之。

何首乌　当归　赤芍药　白芷　乌药　枳壳　防风　甘草　川芎　陈皮　香附　紫苏　羌活　独活　肉桂

上加薄荷、生地黄，入酒煎和服。痛甚者，加乳、没。

牡丹皮散　治跌扑闪挫伤损，瘀血疼痛。

牡丹皮　当归　骨碎补　红花　续断　乳香　没药　桃仁　川芎　赤芍药　生地黄

上水和酒煎服。

花蕊石散　治一切金疮，刃伤箭簇，打扑重伤，死血瘀积患处。以药掺之，瘀化为水，即生新血。如内蓄瘀血，腹中疼痛胀满，服之血化为水。凡腹破肠出，并阴囊皮破，用线缝合，必须掺以此药，否则恐作脓溃之

患。其功不能尽述。

花蕊石二两　石硫黄四两

上二味和匀，先用纸筋和盐泥固济瓦罐一个，候干入药，再用泥封口，安在砖上，用炭火煅之，俟罐冷取出，每服一钱，童便调下。薛氏云：若被伤炽盛，元气亏损，内有瘀血，不胜疏导者，用前药一服，其血内化，又不动脏腑。甚妙甚妙！

又方　治同上。方出《洗冤录表》急救方。

乳香　没药　羌活　紫苏　蛇含石童便煅三次　草乌　厚朴　白芷　细辛　降香　当归　南星　轻粉　苏木　檀香　龙骨各二钱　麝香三分　花蕊石五钱，童便煅七次

上共研极细，罐收听用。葱汤洗净，用此掺之，软绵扎紧，一日一换，神效。

白胶香散　治皮破筋断。

白胶香一味，研为极细末敷之。即枫脂香，今之芸香也。

人中白散　治闪挫跌扑，伤极重者。

人中白一味，火煅醋淬七次，为末，每服五分，酒下。

生地黄散　治眼被打撞肿痛。

生地黄　川芎　羚羊角　大黄　赤芍药　枳壳　木香各一钱

水煎，食后服。

石决明散　治目被撞打，疼痛无时，瞳人被惊，昏暗濛濛，眼眶停留瘀血者。并治肝热眼赤，脾热睑肿，鸡冠蚬肉，或蟹睛旋螺者，俱效。

石决明　草决明各一两　羌活　栀子　青葙子　赤芍药　荆芥　木贼　大黄各二钱五分

上共为细末，每服二钱，麦门冬汤下。一名大决明散。

四　字　膏

全体神膏　治跌打损伤，接骨入臼。

当归　生地　红花各二两　牛膝　续断　刘寄奴　地榆　茜草　木瓜　小蓟　人参　川芎　白术　黄芪各一两　甘草五钱　桑木枝四两　杏仁　皂角　柴胡　荆芥各三钱　麻油三斤

熬数沸，以麻布滤去渣，再煎滴水成珠，加入漂过黄丹一斤四两，收为膏，勿太老；再用自然铜、海螵蛸、乳香、花蕊石各三钱，没药二钱，血竭五钱，白蜡一两，为末，乘热投膏中，以桑枝棍搅匀，取起以瓦器盛之。

四　字　丹

续骨神丹

当归二两　大黄五钱　生地　龟板　白芍各一两　丹皮三钱　桃仁三十个　续断　牛膝　乳香　没药　红花各二钱　羊踯躅一钱

水煎服，一剂瘀去生新，骨即合矣。又二剂，去大黄，再服全愈。按：此方去瘀滞则新生，然内羊踯躅一味未可轻服。

接骨金丹　一名续骨丸。《苏沈良方》云：方出小说所载，有人遇异人得之，每合以拯人，无不应验。

辰砂　乳香去油　没药去油　血竭各一两　自然铜
黄丹　密陀僧各四两　白矾十二两　白蜡八两　猪板油
十两

先将猪板油入锅熬化，滤清，复入锅内熬，下白蜡化
尽，离火放地上；将陀僧、黄丹、自然铜搅匀投下，再煎，滴
水成珠为度，始下血竭、乳、没、明矾，用柳枝不住手搅匀，
待凝，丸如弹子大，笋壳衬收。凡遇跌打损伤，重者用一
丸，再加猪油少许，火上化开涂伤处，以油纸包缚。如最
重者，以药涂上，灯草裹好，外用竹片夹缚，再用一丸作小
丸，用滚热葱酒送下；若仍痛，再进一丸；骨折者，又用一
丸。如牙痛，纳于牙龈即止。

又方　此即大梁孙都督所传之一厘金方也。

土鳖虫一个，焙黄　巴豆一粒，压去油　生半夏一粒
自然铜火煅　乳香去油　没药去油，各五厘

共碾极细，每用五厘，滚酒调服，约人行十里汗
出，其骨交接有声，忌发物、房事一百二十天。按此乃
攻剂也，未必能表汗出，抑借滚酒之力耳。

四　字　汤

四君子汤　治一切阳虚气弱，脾衰肺损，饮食少
思，脉来细软等症。

人参　白术　茯苓　甘草

引加姜、枣，水煎服。加陈皮名异功散，治脾胃
不和。

六君子汤　治气虚有痰，脾虚鼓胀等症。

即前四君子汤加陈皮、半夏也。

小柴胡汤　治一切扑损等症，因肝胆经火盛作痛，出血自汗，寒热往来，日晡发热，或潮热身热，咳嗽发热，胁下作痛，痞满不舒。

柴胡二钱　黄芩一钱五分　半夏　人参各一钱　甘草三分

上加姜三片，水煎服。如肝火盛，加黄连、山栀。兼两胁热痛者，再加归梢、红花。因怒而痛者，加芎、归、青皮、枳壳之类。

五加皮汤　此汤舒筋和血，定痛消瘀。

当归酒洗　五加皮　没药　皮硝　青皮　川椒　香附子各三钱　丁香一钱　地骨皮一钱　丹皮二钱　麝香一分　老葱三根

上用水煎滚，熏洗患处。

海桐皮汤　专洗一切跌打损伤，筋翻骨错，疼痛不止。

海桐皮二钱　没药二钱　铁线透骨草二钱　乳香二钱　当归酒洗，钱半　川椒三钱　川芎一钱　威灵仙　白芷　防风　甘草各八分

共为粗末，装白布袋内，扎口煎汤，熏洗患处。

小芎黄汤　治破伤风入里，犹有表热者。

川芎三钱　黄芩二钱　甘草五分

上用水煎服。

大芎黄汤　治破伤风入里，大便秘，小便赤，自汗不止者。

川芎一钱　黄芩　羌活　大黄各二钱

上锉作一贴，用水煎服，以下之微利为度。

四 字 药

整骨麻药 此药开取箭头，服之不痛。

闹羊花倍用　胡加子　姜黄　川乌　草乌　麻黄各等分

上共为细末，每服五分，茶、酒任下。欲解，用甘草煎汤服之即苏。

外敷麻药 此药敷于患上，任割不痛。

川乌尖　草乌尖各五钱　蟾酥四钱　胡椒一两　生南星　生半夏各五钱

上为细末，用烧酒调敷。一方加荜拨，一方加细辛。

跌打膏药 一名五香膏。治诸损百病，此家传秘方也。

川乌　草乌　山棱　蓬术　当归　生地　赤芍　大黄　川山甲　木鳖子　生南星　牙皂各二两　密陀僧四两研　铅粉漂，一斤　丁香研细末，下同　肉桂　乳香去油　没药去油　甘松　山柰　川芎　白芷　川柏　大茴各二两

用桐油、香油各二斤，将前十二味先熬枯滤净，再熬滴水成珠，入陀僧、铅粉熬成膏，离火再加后十味，再添麝香五钱搅匀，收贮摊用，孕妇忌之。

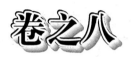

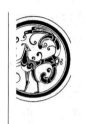

卷之八

五 字 丸

三黄宝蜡丸 专治一切跌打损伤，及破伤风，并伤力成劳。女人产后恶露不尽，致生怪症，瘀血奔心，痰迷心窍，危在旦夕。重者一钱，轻者三分，无灰酒送下，立刻全生。如被鸟枪打伤，铅子在内，危在倾刻，服一钱，吃酒数杯，睡一时汗出即愈。如外敷将香油热化少许，鸡翎扫患处。服药后，忌冷水、烧酒三日。如不忌此酒，则药无功。

天竺黄三两　雄黄二两　红芽大戟去骨　刘寄奴　骐麟竭各三两　归尾一两五钱　朱砂　儿茶各一两　净乳香三钱　琥珀　轻粉　麝香各三钱　水银三钱，同轻粉研不见星

以上各称足分两，各研为细末。如无真天竺黄，以真胆星三两代之。再用好黄蜡二十四两炼净，滚汤坐定，将药投入，不住手搅匀，取出装瓷罐收贮备用。

补损续筋丸 治跌打扑坠，骨碎筋断肉破，疼痛不息。

人参一两　虎骨二两，酥油炙　朱砂五钱　丁香一钱　乳香去油　没药去油　广木香　当归酒洗　丹皮各五钱

川芎　白芍炒　熟地　瓜儿血竭　自然铜　骨碎补　红花各三钱　古铜钱三文，醋制

共为细末，炼蜜为丸，每服三钱，淡黄酒化服。

搜损寻痛丸　此丸能接骨，并治遍身疼痛，久损至骨。如金刃伤，则后用之。

肉桂三钱　乳香　没药　茴香炒，各二钱　军姜炒　丁皮　独活炒　草乌炒　赤芍药炒　石粘藤炒　白芷各五钱　当归　川芎　骨碎补炒　薏苡仁炒，各一两，如筋脉绝，多加此味

上作末，蜜为丸，用生姜细嚼，温酒调下。如为末，用姜酒调服，浸酒服亦可。如折伤疼痛，遍身顽麻，均可用此。如接骨，加添草乌一匕，热酒调服，量人老弱虚实加减用之。如人麻不解，可用大黑豆浓熬煎汁解之，豆豉煎汤服亦可。如吐，加姜汁。

和血定痛丸　治跌扑坠堕，筋骨疼痛，或瘀血壅肿，或风寒肢体作痛。若流注膝风，初结服之自消；若溃而脓清发热，与补气药兼服，自敛。

百草霜　白芍药各一两　赤小豆一两六钱　川乌炮，三钱　白蔹一两六钱　白及　当归各八钱　南星泡，三钱　牛膝焙，六钱　骨碎补焙，八钱

上各另为末，酒糊丸，桐子大，每服三十丸，盐汤温酒送下。孕妇不可服。

六味地黄丸　治伤损之症，因肾肺二经虚弱，发热作渴，头晕眼花，咽燥唇裂，齿不坚固，腰腿痿软，小便频赤，自汗盗汗，便血诸血，失喑，水泛为痰之圣药，血虚发热之神剂。若伤重损骨不能言，如喑者，用

此水煎服亦效。

熟地黄八两　山茱萸　怀山药各四两　牡丹皮　白茯苓　泽泻各三两

上为末，和地黄丸桐子大，每七、八十丸，空心食前服。

桂附八味丸　此即前方加附子、肉桂各一两，又名桂附地黄丸。治相火不足，虚羸少气，尺脉弱者宜之。王冰所谓益火之源，以消阴翳也。

五　字　散

活血住痛散　此陈氏家秘之方也。

当归　白芷　木瓜　山甲各二钱　羌活　独活　草乌各钱半　川芎　肉桂　小茴　甘草各一钱　麝香一分

共为细末，姜酒调作一服。愚按：此散如强壮者，仅可服二三钱细末；若作一服，恐内有草乌，药毒太猛，非所宜也，用者酌之。

消风住痛散　即上消风散煎送住痛散合服。

消毒定痛散　治跌扑损伤，肿硬疼痛。

无名异炒　木耳炒　川大黄各等分

共为末，蜜水调涂。如内瘀血，砭去涂之。若腐处用当归膏敷之，更妙。

乳香趁痛散　治挫闪打堕腰痛。

骨碎补炒　苍耳子炒　自然铜火煅醋淬　白芷　桂皮　防风　当归　赤芍　血竭　没药　白附子各三钱　虎胫骨　龟板酒炙，各二钱　牛膝　天麻　槟榔　五加皮　羌活各三钱再加全蝎一钱，共为细末，每服二钱，温酒调下。

愚按：此方应有乳香，俟考可也。又乳香定痛散：治打扑坠堕伤损，一切疼痛。用乳香　没药　羌活　当归人参　甘草　白术　白芷各一钱，共为末，每服二钱，温酒、童便服。

川芎行经散　治眼目被伤，血灌瞳神，及积血未散，致生翳膜等症。

川芎　羌活　独活　荆芥　薄荷　防风　白芷　柴胡　枳壳　桔梗　当归　茯苓　红花　蔓荆　甘草

清煎服。

乳香神应散　治跌扑后，胁下痛。

乳香　没药　雄黑豆　桑白皮　独颗栗子　破故纸炒　当归各一两　水蛭五钱，炒

上为末，每服五钱，醋一盏，煎六分，入麝少许，温服。

洗药荆叶散　治从高坠下，及一切伤折筋骨，瘀血结聚疼痛。

顽荆叶一两　白芷　细辛去苗　羌活　桂心　川芎丁皮　防风　蔓荆子各半两

上作一服，入盐半匙，连根葱五茎，水五升，煎取三升，去滓，通手淋洗痛处，冷即再易，避风处洗之。

本事地黄散　治金疮止血，除痛辟风，续筋骨，生肌肉。

地黄苗　地菘　青蒿　苍耳苗　赤芍各五两，入水煎取汁　生艾汁三合

于五月五或七月七日午时修合，以前药汁拌石灰阴

干，入黄丹三两，更杵为细末。凡有金疮伤折出血，用药包封不可动，瘥愈不肿不脓。

大紫金皮散　治打扑伤折，内损肺肝。

紫金皮　降真香　补骨脂　无名异酒淬　川续断　琥珀另研　牛膝酒浸一宿　桃仁去皮尖　当归酒洗　蒲黄各一两　大黄湿纸裹煨　朴硝各一两半

上为细末，每服二钱，食前浓煎苏木、当归酒调服。

生干地黄散　治金疮烦闷。

生干地黄　桃仁去皮尖　白芷　当归炒　续断　黄芩　赤芍药　炙甘草　羚羊角屑各一两　川芎　桂心各三分

上为细末，每服二钱，食前温酒调下，日三四服。

定痛乳香散　治金伤并折骨打扑损伤。

乳香　没药各二钱　败龟板一两　紫金皮二两　当归须　骨碎补　虎骨酥炙，各半两　穿山甲少许　半两钱五个，如无以自然铜代之，火煅醋淬

上为细末，每服一钱，如病沉服二钱，以好酒调服。损上者食后服，损下食前服。

定痛当归散　治诸损肿痛。

当归　川芎　赤芍药　白芍药　熟地黄　羌活　独活　牛膝　续断　白芷　杜仲各二两　川乌炮　乳香　没药　肉桂各一两　南木香　八角茴香　丁皮各五钱

上为细末，好酒调服。谅病深浅，用药多寡。

乌药顺气散　治跌打损伤兼风之症，遍身顽麻，骨节疼痛，步履艰难，语言蹇涩，口眼㖞邪，喉中气急有痰者。

乌药　橘红各二钱　麻黄　白芷　桔梗　枳壳炒，各一钱　僵蚕炒，去丝　炮姜　甘草炙，各五分

上加姜、葱，水煎服。

复原通气散　治打扑伤损作痛，及乳痈便毒初起，或气滞作痛等症。

木香　茴香炒　青皮　川山甲炙　陈皮　白芷　甘草　漏芦　贝母各等分

上为末，每服一二钱，温酒调下。薛氏云：此方治打扑挫闪，或恼怒气滞，血凝作痛之良剂也。经云：形伤肿，气伤痛。又云：先肿而后痛者，形伤气也；先痛而后肿者，气伤形也。若人元气素弱，或因叫号血气损伤，或过服克伐之剂，血气凝结者，当审前法，用温补气血为善。

胶艾安胎散　治孕妇顿扑，动胎下血不止者。

人参　条芩　阿胶蛤粉炒，各一钱　白术钱半，土炒当归酒洗　熟地各二钱　川芎　艾叶各八分　陈皮　紫苏炙甘各四分

引加姜一片，大枣二枚，水煎服。

加味逍遥散　治血虚肝燥，骨蒸劳热，咳嗽潮热，往来寒热，口渴便涩，此本方之治验也。若加味，治怒气伤肝，血少目暗等症。

白术　茯苓　当归　白芍各二钱　柴胡一钱　薄荷五分　黑栀　丹皮各钱半

上加生姜，水煎服。

藿香正气散　治内感外受不正之气等症。

藿香　紫苏　白芷　大腹皮　茯苓　白术　陈皮

半夏曲　厚朴　桔梗　甘草

　　加姜、枣，煎服。

　　加味交加散　治损伤之证，外挟表邪，发热体痛，形气虚者。

　　苍术　厚朴　陈皮　白茯苓　当归　川芎　白芍药　生地黄　半夏　羌活　独活　桔梗　枳壳　前胡　柴胡　干姜　肉桂　甘草

　　上加生姜煎服。有热者，去姜、桂。

　　疏风败毒散　治损伤之症，外挟表邪，发热体痛，形气实者。

　　当归　川芎　白芍药　熟地黄　羌活　独活　桔梗　枳壳　柴胡　白茯苓　白芷　紫苏　陈皮　香附

　　上加生姜、生地，水煎入酒和服。

　　杖疮珍珠散　兼治一切刀伤斧砍，敷上立即止血敛口。肿毒久不收口者，扫上立即生肌收口。

　　珍珠入豆腐内，煮至豆腐起蜂窝时，取出研　乳香去油　海螵蛸水飞　琥珀　象皮炒黄　没药去油　龙骨火煅红　儿茶　轻粉各一钱　瓜儿血竭二钱

　　共研细末，瓷瓶收贮，毋泄其气，外用蜡油纸盖之。制蜡油纸法：用槐树枝，一寸长，四十九段，以麻油四两，熬至枝枯捞起，再入黄蜡四两化开，乘热即裁厚绵纸，长阔四五寸，或厚皮纸拖油，收起出火毒，否则有毒。凡杖后，以刷杆挑敷前制末药于杖处，将油纸贴上，再以寻常油纸盖之，外以新布裹定，一日一换药纸，每次用药五六分，不过数日可愈。设若杖疮已经见水，须倍费时日也。用此药必须用制油纸，否则收口过

速，恐留余毒也。愚按：制油纸可略加铜绿，如翡翠之色，且铜绿止湿理伤，如破者用之，更为妙矣。

洁古末药散 此刀箭药，止血住痛神效。

定粉 风化灰各一两 枯矾三钱 乳香五分 没药一字，各另研

上件研为细末，和匀再研，掺之。

五 字 丹

正骨紫金丹 治跌打扑坠，闪错损伤，并一切疼痛瘀血凝聚等症。

丁香 木香 血竭 儿茶 大黄 红花各一两 当归头 莲肉 白茯苓 白芍各二两 丹皮五钱 甘草三钱

共为细末，炼蜜为丸，每服三钱，童便调下，黄酒亦可。

人参紫金丹 此丹提补元气，健壮脾胃，止渴生津，增长精神，和通筋脉，被跌扑闪撞而气虚者，宜服之。

人参三钱 丁香一两 五加皮二两 甘草八钱 茯苓二钱 当归一两，酒洗 血竭一两 骨碎补一两 五味子一两 没药二两，去油

共为细末，炼蜜为丸，每服二钱，早晚淡黄酒化服，童便化服亦可。

没药降圣丹 治打扑伤损，筋断骨折，挛急疼痛，不能屈伸，及荣卫虚弱，外受风邪，内伤经络，筋骨缓纵，皮肉刺痛，肩背拘急，身体倦怠，四肢无力等症。

没药另研 当归酒洗 骨碎补去毛 白芍药 自然

铜火煅醋淬　川乌头各一两　生地黄　川芎各一两半

上为细末，以姜汁炼蜜为丸，每一两作四丸，每服一丸，煎苏木汤和酒化服。

逐瘀至神丹　《石室秘录》云：内者胸腹之中，外者风寒之犯。今既无胸腹之病，又无风寒之侵，忽然跌扑为灾，断伤为困，此不内外因，又一门也。

当归五钱　大黄二钱　生地三钱　赤芍三钱　桃仁一钱　败龟板一钱　红花一钱　丹皮一钱

用水一碗，酒一碗，煎服。方中最妙当归、芍药和其血，大黄、桃仁逐其瘀，生地、红花动其滞，一剂即可病去也。

接骨至神丹　《石室秘录》云：倘跌伤打伤，手足断折，急以杉板夹住手足，凑合端正，而后用接骨之药吞服，则完好如初矣。

羊踯躅三钱，炒黄　大黄三钱　当归三钱　芍药三钱　丹皮二钱　生地五钱　红花三钱　土狗十个，捶碎　土虱五十个，捣烂

上药用酒煎，调自然铜末一钱，连汤吞之，一夜生合，神奇之极，不可再服。愚按：前方治损伤之平剂，未可以一例而论也。后方虽称神奇，但内有毒药太多，用者酌减之。

万全神应丹　出箭头、鱼骨、针刺等症，远近皆治之。

莨菪科即天仙子苗也

于端午日前一日，持不语戒，遍寻上项科，见即取酌中一科，根枝叶实全者，口道：先生尔却在这里。道

罢，用柴灰自东南为头围记。次日清早，仍持不语戒，用木撅一掘取出，洗净，不令妇人鸡犬见。于净室中石臼内捣为泥，丸如弹子大，以黄丹为衣，以纸封悬高处阴干。若有箭头不出，用绯绢袋盛此药一丸，放脐中，用绵裹肚系定，先用象牙末贴疮上，后用此药。若箭疮口生合，用刀子微刮开，以象牙末贴之随出。陕西行省出军，曾用有效。

接骨紫金丹 此秘方也。骨碎者当日可服，骨断者夹缚后可服，闻骨内有声，即骨接定也。忌食胡桃、荸荠。

老鹰骨　山羊血同赤石脂研　白蜡　花蕊石醋淬　乳香去油　没药去油　降香节去油　干地龙灰去土　朱砂各二钱　铜末醋淬　自然铜醋淬　木耳灰　土鳖虫炒，各钱半　赤石脂各三钱　龙骨煅，三钱　生半夏二钱　南星一钱

共为细末，炼蜜为丸，朱砂为衣，每服一钱，童便、老酒送下。愚按：原方用胎骨，今代以鹰骨或鹖骨、鹗骨，于德无亏，于方有效，一举两得矣。

又方 治跌打损伤骨折，瘀血攻心发热，昏晕不省人事，此药神效。

土鳖去足焙干，净末一钱　乳香　没药　自然铜一钱，醋淬　骨碎补　大黄　血竭　硼砂　归梢各一钱　一方加红花一钱

上制为末，炼丸，每服七八厘，好酒调下，其骨自接。

又方 治跌打损伤神效，慎勿多服。

肉桂去皮　红花各一钱七分　川乌　草乌各二钱

共碾细为末，每服二分，酒调下，伤重者不过三分即愈。此方乃跌打损伤，起死回生，活人千万之灵药也。凡富贵之家，宜备以济人。

加减紫金丹　治损伤，邪热瘀血，痞气臌闷，体倦痰嗽等症。

白茯苓　苍术米泔浸，各二两　当归　熟地黄　白芍药炒　陈皮各四两　肉苁蓉一两，酒洗　丁香一钱　红花五钱　血竭　乳香　没药各三钱

共为细末，炼蜜成丸，黄酒送下。

五　字　汤

补中益气汤　治跌打等症，损伤元气，或过服克伐，恶寒发热，肢体倦怠，血虚气弱，不能生肌收敛，或兼饮食劳倦，头痛身热，烦躁作渴，脉洪大弦虚，或微细软弱，自汗怠倦，饮食少思。

黄芪炙　人参　白术　甘草炙，各钱半　当归一钱陈皮五分　柴胡三分　升麻三分

上加姜、枣，水煎服。

当归补血汤　治杖疮、金疮等症，血气损伤，肌热大渴引饮，目赤面红，昼夜不息，其脉洪大而虚，重按全无。此病多得于饥渴劳役者，若误服白虎汤必死。

黄芪炙，一两　当归二钱，酒制

水煎服。

又方　治金刃跌磕所伤，去血太多，服此甚妙。若皮肉不破，宜作瘀血停积调治。

当归　川芎　白芍药　熟地黄　防风　连翘　羌活

独活　乳香　没药　白芷　续断　杜仲

上用生地黄煎，入童便和服，不可用酒。此方血虚挟邪者宜之，若失血太多，非所宜也，况有羌、独、防、芷之耗散乎？用者审之。

清暑益气汤　治长夏损伤溃烂，湿热炎蒸，四肢困倦，精神短少，肌肉不生而作泻者。

黄芪　人参　白术　苍术　神曲炒　青皮炒　陈皮　甘草炙　麦冬　五味子　当归酒洗　黄柏　泽泻　升麻　葛根

上用姜二大片，枣五枚，水煎。

白术防风汤　治服表药过多自汗者。

白术　黄芪各一两　防风二两

上每服五七钱，煎服。脏腑和而自汗者可服；若脏腑秘小便赤者，宜用大芎黄汤下之。

羌活防风汤　治破伤风邪在表者，急服此药以解之；稍迟则邪入于里，与药不相合矣。

羌活　防风　甘草　川芎　藁本　当归　芍药各四两　地榆　细辛各二两

上每服五钱，水煎。

复原活血汤　治跌扑等症，瘀血停凝，胁下作痛，甚者大便不通。

柴胡　当归尾　红花各二钱　川山甲五分　大黄酒炒，一钱　桃仁二十枚　甘草五分　瓜蒌仁一钱

上酒、水各半煎服。按原文曰：肝胆之经，行于胁下，属厥阴少阳。故以柴胡引用为君；以当归活血脉，以甘草缓其急为臣，亦能生新血，阳生则阴长也；以穿

山甲、花粉、桃仁、红花破血润血为佐；以大黄荡涤败血为使。气味相合，各有攸归，痛自除矣。

除风益损汤 治眼目被物撞损，及拳手打伤，睛珠突出，及血虚生翳膜等症。

当归　川芎　熟地　白芍　藁本　前胡　防风

水煎服。

上方以熟地黄补肾水为君，睛为肾之子，虚则补其母也。以当归补血，目为血养；白芍药补血补气，为血病气亦病也，为臣。川芎治血虚头痛；藁本通血脉，去头风，为佐。前胡、防风通疗风邪，俾不凝留，为使。兼治亡血过多之病。伤于眉骨者，病自目系而下，以其手少阴有隙也，加黄连疗之。伤于顐者，病自抵过而上，伤于耳者，病自锐眦而入，以其手太阳有隙也，加柴胡疗之。伤于额交颠耳上角及脑者，病自内眦而出，以其足太阳有隙也，加苍术疗之。伤于耳后耳角耳前者，病自客主人斜下，伤于颊者，病自锐眦而入，以其手少阳有隙也，加枳壳疗之。伤于头角耳前后及目锐眦后者，病自锐眦而入，以其足少阳有隙也，加龙胆草疗之。伤于额角及巅者，病自目系而下，以其足厥阴有隙也，加五味子疗之。凡伤甚者，倍加大黄泻其败血。眵多泪多，羞涩赤肿者，加黄芩疗之。

柴胡四物汤 治烦躁胁痛，蓄血呕血等症。即四物汤加柴胡、黄芩，或加小柴胡汤之五味也。

竹叶石膏汤 治胃火盛而作渴者。

淡竹叶　石膏煅　桔梗　木通　薄荷　甘草各一钱
上加姜，水煎服。

桃仁承气汤 治损伤，血滞于内作痛，或发热发狂等症。

桃仁 芒硝 甘草各一钱 大黄二钱

上水煎服。更量虚实用大黄。

加味承气汤 治瘀血内停，胸腹胀满，大便不通等症。

大黄 朴硝各二钱 枳实 厚朴各一钱 甘草五分 当归 红花各一钱

上用酒、水各一钟，煎至一钟，仍量虚实加减。病急者，甘草不用，加苏木、陈皮、木通，名大成汤。

竹叶黄芪汤 治气血虚，胃火盛，而作渴者。

淡竹叶二钱 黄芪 生地黄 当归 麦门冬 川芎 甘草 黄芩炒 芍药 人参 石膏煅，各一钱

水煎服。

当归导滞汤 治跌扑瘀血在内，胸腹胀满，或大便不通，或喘咳吐血。

大黄 当归各等分

上为末，每服三钱，温酒下。气虚加肉桂。

破血消痛汤 治跌伤脊骨，胁痛。

羌活 防风 官桂各一钱 苏木 连翘 当归各二钱 水蛭三钱，炒令烟尽，另研 麝香一字

上共为细末，作一服，酒两大碗，水一盏，煎一大碗，将麝香、水蛭末冲服，立止。

破血散瘀汤 治堕落损伤，其恶血留于腰脊胁下，痛楚不能转侧。

水蛭三钱，炒令烟尽，另研 连翘 当归 柴胡各二钱

苏木一钱半　羌活　防风　桂心各一钱　麝香五分，另研

上锉作二贴，酒、水煎，冲水蛭、麝香末调服即愈。按：此方即上方加柴胡，余皆同，恐一方而异名也。

羌活乳香汤　治伤折筋骨，发热体痛，挟外邪者。

羌活　独活　川芎　当归　赤芍药　防风　荆芥
牡丹皮　续断　红花　桃仁　陈皮　生地黄

上水煎服。有热加柴胡、黄芩。

清上瘀血汤　治上膈被伤者。

羌活　独活　连翘　桔梗　枳壳　赤芍药　当归
栀子　黄芩　甘草　川芎　桃仁　红花　苏木　生地黄

上水煎，加老酒、童便服。

消下破血汤　治下膈被伤者。

柴胡　川芎　大黄　赤芍药　当归　黄芩　五灵脂
桃仁　枳实　栀子　牛膝　木通　泽兰　红花　苏木

上用生地黄汁煎，加老酒、童便服。

犀角地黄汤　治火盛，血热妄行，或吐衄不止，大便下血。如因怒而致，加山栀、柴胡。

犀角镑末　生地黄　白芍药　黄芩　牡丹皮　黄连各一钱五分

上水煎，倾于钟内，入犀末服之。

川芎肉桂汤　治瘀血在足太阳、足少阴、足少阳三经，以作腰痛者。

羌活一钱半　肉桂　川芎　柴胡　当归梢　苍术
炙甘草各一钱　神曲　独活各五分　防己　防风各三分
桃仁五个

用酒三杯，煎至一杯，空心服。

附子四逆汤　按此方即四逆汤也。治身痛腹痛，下利清谷，恶寒不汗，四肢厥逆，面赤烦躁，脉沉微细，内寒外热等症。加参术，名附子理中汤；加干姜，名通脉四逆汤；加茵陈，名茵陈四逆汤，治阴黄；此名附子四逆汤，其中有附子而名焉，是否，存以俟考。

附子一枚　干姜一两　甘草炙，二两

上加葱九茎，水煎治服。

十全大补汤　治杖疮，气血俱虚，肿痛不消，腐而不溃，溃而不敛，或恶寒发热，自汗盗汗，饮食少思，肢体倦怠。若怯弱之人，患处青肿而肉不坏者，服之自愈。若有瘀血砭刺不早者，服之自消。或溃而脓水清稀，肌肉不生，或口干作渴而欲汤者，尤宜服之。

人参　白茯苓　白术　甘草　熟地黄　白芍药　当归　川芎　黄芪各一钱　肉桂五分

上加姜、枣煎服。

东垣圣愈汤　治金疮脓血出多，热躁不安，或晡热作渴等症。

熟地黄酒洗　生地黄酒洗　人参各一钱　川芎一钱　当归　黄芩各五分

上水煎服。

人参养荣汤　治脾肺气虚，荣血不足，惊悸健忘，寝汗发热，食少无味，身倦肌瘦，气短色枯，毛发脱落，小便赤涩。亦治发汗过多，身振脉摇，筋惕肉瞤等症。

人参　黄芪炙　白术　甘草炙　陈皮　桂心　当归

酒拌，各一钱　熟地黄　五味子炒　茯苓七分　远志五分
白芍钱半

上加姜、枣煎。

益气养荣汤　治症同前，气血两虚等症。

人参　黄芪炙　当归　川芎　熟地黄　白芍炒　香
附　贝母　陈皮各一钱　白术二钱　甘草　桔梗各五分

引加姜，水煎服。口干，加五味子、麦门冬。寒热
往来，加青皮。

加味芎归汤　治损伤败血入胃，呕吐黑汁，而形气
虚者。

芎䓖　当归　白术　百合水浸一日　荆芥各一钱

水、酒各半煎服。

加味归脾汤　治胸腹不利，食少无寐，脾气郁结等
症。即归脾汤加山栀子、牡丹皮也。方见上。

和伤活血汤　蒋示吉曰：此治损伤瘀血，腹胀内
壅，青肿外痛，昏闷欲死，伤最重者服之。

山甲炒，研末　归尾　红花　苏木　生地　灵仙
加皮各二钱　川芎　乳香　没药　花粉各五分　甘草三分
桃仁四十九粒，打碎　血竭二分　大黄五钱

上用水、酒各一碗煎，临服加童便一杯，服后泻出
瘀血为效，后服活血丹调理。若打扑气闭已死者，先用
通关散吹鼻中，有嚏后服此药，自活。

四草定痛汤　治打扑跌堕压磕等伤肿痛。

山薄荷　矮金屯叶　皱面藤叶　宝塔草

上生采，叶擂酒服，根梗煎酒服。

橘术四物汤　治跌扑磕伤，滞血体痛，脾胃虚弱，

饮食少进等症。

当归　川芎　白芍药　生地　陈皮　白术　红花
桃仁

上用水煎服，如骨节酸疼，加羌活、独活。疼痛不
止，加乳香、没药。

加味四物汤　治血虚，阴火上冲头痛。即四物汤加
黄柏、知母、黄芩、黄连、蔓荆子、北五味。若加陈
皮、白术、红花、桃仁四味，名橘术四物汤。治损伤骨
痛，再加羌活、独活。如痛不止者，加乳香、没药。

散瘀和伤汤　治一切碰撞损伤，瘀血积聚。

番木鳖油煤去毛　红花　生半夏各五钱　骨碎补
甘草各三钱　葱须一两

上水五碗煎滚，入醋二两，再煎十数滚，熏洗患
处，日洗数次妙。

八仙逍遥汤　专洗跌仆损伤，肿硬疼痛，及一切冷
振风湿，筋骨血肉肢体酸痛等症。

防风　荆芥　川芎　甘草各一钱　当归酒洗　黄柏
各二钱　茅山苍术　牡丹皮　川椒各三钱　苦参五钱

共合一处，装白布袋内扎口，水熬滚，熏洗患处。

五 字 饮

二味参苏饮　治出血过多，瘀血入肺，面黑喘
促者。

人参一两　苏木二两
上水煎服。

十味参苏饮　治气逆，血蕴上焦，发热气促，或咳

血衄血，或痰嗽不止。加黄芩、山栀，即加味参苏饮。

人参　紫苏　半夏　茯苓　陈皮　桔梗　前胡　葛根　枳壳各一钱　甘草炙，五分

加姜，水煎服。

活血和气饮　治跌扑，瘀血入内。

川芎三钱　青皮二钱　炙甘草　白芍药　滑石各一钱　丹皮五分　桃仁去皮尖，七粒，研

上水煎服。

仙方活命饮　治瘀聚成毒，未成即消，已成即溃，乃外科之首方也。

穿山甲三大片　皂刺五分　归尾一钱五分　甘草一钱　金银花二钱　赤芍药五分　乳香五分　没药五分　花粉一钱　防风七分　贝母一钱　白芷一钱　陈皮一钱

用酒煎服。

五　字　锭

导气通瘀锭　专治损伤耳聋奇方。

用不去油巴豆一个，斑蝥三个，麝香少许，以葱涎、蜂蜜和捻如麦粒形，丝绵裹置耳中，响声如雷，勿得惊惧。待二十一日，耳中有脓水流出，方可去锭，奇妙无比。

六　字　丹

大神效活络丹　此丹宣畅气血，通利经络，并风湿诸痹，口眼㖞斜，半身不遂，行步艰难，筋骨拘挛，手足疼痛等症。

白花蛇酒浸，焙　乌梢蛇酒浸，焙　麻黄去节　防风　炙草　官桂　草蔻　羌活　元参　天麻　藿香　首乌　白芷　黄连　黄芪　熟地黄　川大黄各二两　细辛　赤芍药　朱砂水飞　没药去油　乳香去油　僵蚕　天竺黄　龟板　丁香　虎胫骨酥炙　乌药　青皮　黑附子　白蔻仁土炒　骨碎补　白茯苓　于白术土炒　当归酒洗　沉香各一两　全蝎去毒　葛根　威灵仙各二两五钱，其灵仙用酒浸　血竭　犀角各七钱五分　麝香　地龙去土　松香各五钱　两头尖　川芎各二两　京牛黄　片脑各二钱五分

共为细末，炼蜜为丸，金箔为衣，以蜡皮封裹，温酒送服，随病上下，分食前、后服。

补损接骨仙丹　治跌打扑坠，骨碎筋断，肉破疼痛。

当归酒洗　川芎　白芍　熟地　补骨脂　五灵脂　广木香　地骨皮　防风各五钱　乳香去油　没药去油　血竭各一钱

上锉一处，同夜合花树根皮五钱，入大酒壶内，加烧酒同煮一炷香，取出温服。

六 字 酒

跌打损伤药酒　按：此乃祛风破瘀，和气血，壮筋骨之良剂也。

当归　五加皮　生地各一两　破故纸　紫荆皮　十大功劳　薏苡仁　猴姜　广木香　羌活　莪术　桃仁　川芎　杜仲各八钱　虎骨酥炙，一两二钱

用好酒二十斤，入坛封固，水煮三炷香，取起退火，

早晚听饮。一方多官桂、羊踯躅、乳香、没药、元胡、丹皮、郁金、乌药，无当归、生地、故纸、杜仲、莪术、桃仁、虎骨、猴姜、薏苡仁、十大功劳，名紫金酒，出叶氏医案，良方。治一切风气，跌打损伤，寒湿疝气，移伤定痛。此酒善通经络，沉疴久病，服之无不获效。每饮三五杯，立见痛止。若预饮之，跌伤亦不痛。

七 字 丸

加味健步虎潜丸 专治跌打损伤，气虚衰，下部腰胯膝腿酸软无力，步履艰难。服此药至百日，舒筋止痛，活血补气，健旺精神。

龟胶蛤粉炒成珠 鹿角胶粉炒成珠 虎胫骨酥油炙 锁阳 川牛膝酒洗晒 杜仲姜汁炒断丝 何首乌黑豆拌蒸晒九次 当归炒，各二两 熟地黄三两 威灵仙酒洗 羌活 黄柏酒洗，炒 人参去芦 干姜 白云术土炒 白芍药炒，各一两 大川附子重一两五钱者，以童便、盐水、姜汁同煎一日，如干再添，煎毕，又用黄连、甘草同煎三炷香，晒干

共为细末，炼蜜为丸，如桐子大，每服三钱，空心淡盐汤送下，冬日淡黄酒送下。

七 字 散

止血定痛生肌散 治损伤血出，久不收口等症。

乳香去油 没药去油 龙骨各三钱 血竭二钱 黄丹五钱，飞过 香白芷二钱五分 软石膏火煅，一两 潮脑少许

共为细末，瓷器盛之，以掭患处，止痛生肌神效。

安胎万全神应散 治孕妇三月前后，或经恼怒，或

行走失足，跌损伤胎，腹痛腰酸，一服即安。虽然见红，一二日间未离宫者，加一剂自安。

当归酒洗　白术土炒　条芩酒炒，各一钱　熟地姜汁浸　白芍炒，各八分　杜仲盐水炒　阿胶蛤粉炒　茯苓　嫩黄芪蜜炙，七分　川芎六分　砂仁五分　炙甘三分

上用水煎，加酒冲服。如胸前作胀，加紫苏、陈皮。见红，加制续断肉、糯米。

七字膏

秘治跌打损伤膏　兼治疯痛闪挫，凝血闷气，神效。

全当归　川乌　白及　防风　木鳖子　生地黄　连翘　草乌　官桂　乌药　白芷　角刺　大黄　赤芍药头发　白蔹各一两　没药去油，五钱　槐、柳、桑、枣、桃枝各十寸

上药入麻油二斤浸透，桑柴火熬枯去渣，复入净锅内，微火熬至滴水成珠，始下飞丹十二两足，务使老嫩合宜，将凝投去油乳香五钱化尽，倾入水盆内揉扯，以拔火毒，收用摊贴。临贴时加麝香半分，每张重五钱。病重者一张全愈，轻者一张可贴三四人。此方不可加减，致取不效。

刘氏跌打损伤膏

当归　三棱　莪术　独活　白芷　川芎　羌活　红花　川牛膝　防风　肉桂　杜仲　续断　防己　五加皮骨碎补　赤芍药　刘寄奴　秦艽　葱头　土鳖虫　头发一握　龙骨　乳香去油　没药去油　血竭各二两　麝香另

收旋加，如皮破骨损者，忌用麝香。

共入油熬化，瓷钵收贮，每药油四两，加制松香一斤，同熬成膏，倾水缸内扯拔，出火毒，藏之。凡摊膏时，炖化摊好，放土地一个时辰，得土气则土鳖虫有力，易于接骨故也。

七　字　汤

半夏白术天麻汤　治脾胃虚弱，痰厥头痛。其证头痛如裂，身重如山，四肢厥冷，呕吐眩晕，目不敢开，如在风云中者。

半夏制　陈皮　麦芽炒，各一钱半　白术　神曲炒，各一钱　苍术　人参　黄芪　天麻　白茯苓　泽泻各五分　干姜三分　黄柏二分

加生姜五片，水煎服。

加减苏子桃仁汤　治瘀血内聚心经，胸满气促，大肠不燥者。

苏子三钱　苏木一钱　红花一钱　桃仁炒　麦冬　橘红各三钱　赤芍　竹茹　当归酒洗，各二钱

上用水三钟，煎八分服。

加味调中益气汤　治气血俱虚头痛，其效如神。

黄芪炙，一钱　人参　苍术　甘草各七分　木香　升麻　柴胡　蔓荆子　细辛各三分

上锉作一贴，水煎服。

附　　方

金疮秘方　戚总制秘本。

红枣去核，不拘多少，用炭火炙枯，不可太焦，以碗盖息，须存其性，研为细末　缠枝牡丹一名缠枝莲，取其白嫩根，不拘多少，捣为浓汁

以红枣细末拌缠枝牡丹汁内晒干，再拌再晒，要如此者五六度方好；再研极细，每末五钱，加冰片、血竭、乳香各四分，共研匀，瓷瓶收贮。凡遇金疮出血，敷之立止。

破伤秘方　刑部主事何元浩刊传。此方治殴打后而伤风者神效。言纪晓岚先生所著杂志内载，有吕太常含晖公刊布此方，被殴者服之立愈。

鱼鳔炒黄色　黄蜡　荆芥各五钱　艾叶三片

以上药，入无灰酒一碗，重汤煮一炷香，热饮之，汗出立愈。惟百日内断不可食鸡肉，切忌之。

接骨神方　梁孙都督传一厘金，多巴豆仁一个。

雄土鳖一个，此虫凡雄者，用铜刀切断，以碗覆之，半晌其虫能自接上不死者是，雄的方可用，雌者不可用。火煅存性，研为细末用，一名䗪虫　自然铜醋煅七次，三分　生半夏一个　乳香去油　没药去油，各五厘

以上俱忌铁器，共为细末，每服二厘，黄酒调下，不可多吃，如多吃恐长出多骨，复须保养四十天，还原复旧。此方神效无比，有力之家，宜修合济世。

接骨仙方

千里马八双，烧灰存性，即穿破旧草鞋　沉香　木香各三两　象皮瓦上焙　琥珀灯心同研　冰片各二两　骨碎补去毛　血竭各一两　虎胫骨酥炙，一对　乳香去油，一两五钱　没药去油，同上

　　上各研细和匀，瓷瓶收贮，看伤之大小，用药钱许或八分。先用好米醋一茶杯，入铜杓内熬滚，入药再熬片时，调敷患上，不可太热，不可太凉，以绵纸裹好，新绵包紧，或十日八日一换。忌公鸡、鲤、鳝，不忌牛羊肉，戒房事百日，复旧如神。

　　怀德堂笔记方　治跌打损伤。

　　九死还魂草　鹿衔草　落得打草　麻头皮上部加倍土鳖虫各等分

　　下部加苎根，内伤加白颈蚯蚓。上五味为君，随症或加红花、苏木等药，酒、水煎服，汗发即愈。昔有一泥工沈姓者，屋上跌落，服此三日全愈。

　　天下第一金疮药程山龄　治刀斧伤损，并跌打扑碎，敷上立时止血定痛，更不作脓，胜于他药多矣。

　　雄猪板油一斤四两　黄蜡　松香各六两　乳香去油没药去油　血竭　儿茶各一两　银粉炒筛，四两　樟冰三两，研极细　冰片　麝香各六分

　　以上药研极细，先将猪油、松香、黄蜡三味熬化，滤去渣，待冷，再入药末搅匀，瓷器收贮，不可泄气。

　　神圣饼子　治一切打扑损伤，金石刀刃，血出不止者立效。此药敷上无脓，褪痂便愈。

　　乌鲗鱼骨一两，五月五日前先准备下　芮苣菜一握　韭菜一握　青蓟草一握，约一虎口大，手取团圆是也　石灰四两

　　以五月五日，日未出时，将取草菜三味同杵烂，次下余药，再杵得所，抟作饼子晒干，用时旋刮敷之。杵时不言，持不语戒者灵。

　　安胎神方　用棕榈子炒研为末，每服三钱，茶酒任

下。凡跌扑损伤，腰痛下血，胎动不安，服之立效。按《纲目》云：棕子味苦性平，涩肠止崩养血，故效。秘方也。

左盘龙方 治破伤风，服防风汤、蜈蚣散，解表不已，觉转入里，当服此方。又名左龙丸，与江鳔丸相似。

左盘龙即野鸽屎，炒烟尽为度 白僵蚕 鳔炒，各五钱 雄黄二钱

上为细末，烧饼为丸，如桐子大，每服一十五丸，温酒下。如里症不已，当于此半料内，入巴豆霜五分，为丸亦如桐子大，以雄黄为衣别之，每服药中加一丸，渐渐服至以利为度，利后更服羌活汤。若搐搦不已，亦宜服之。

地榆绢煎 治刀刃所伤，内损大肠，及两胁肋并腹肚伤破，大便从口中出，并中大箭透射，伤损肠胃，及治产后伤损小肠，并尿囊破，小便出无节止。此方神妙，饵至一服，其药直至损处，补定伤痕。隔日开疮口看之，只有宿旧物出，即无新恶物出。疮口内用长肉散子作拈子，引散药入疮里面，候长肉出外，其痕即自合。

地榆八两，洗净捣为细末 白绢一匹，小薄者

上用清水洗净绢糊，以炭灰淋清汁二斗煮绢，灰汁尽为度，绢以烂熟，擘得成片段，五寸至三寸，即取出压尽灰汁，于清水内洗三五度，令去灰力尽；重入锅内，以水二斗，入地榆末煎煮熟烂，以手拈看不作绢片，取入砂盆，研之如面糊得所，分为二服，用白粳米

粥饮调，空心服之。服了仰卧，不得惊动转侧言语，忌一切毒，食熟烂黄雌鸡、白米软饭，余物不可食之。其余一服，至来日空心，亦用粥饮调服。其将养一月内，切须慎护如是。产后所伤，绢一匹分作四服，每服粥饮一中盏调服，日一服。按：绢能接肠补囊及一切脏腑伤残者，得乎桑之力也。以桑受日出之生气，又为箕星之精，故称桑为神叶，蚕食之化为丝，能入脏腑伤处，续绝补破，真有炼石补天之神。地榆能化五金八石，故能疗金簇毒药之伤。王损庵立赞此方神妙。余观《外台》、《千金》疗金刃伤处，以桑线缝之，桑膏涂之，是亦取生气也。

败蒲席煎　方见九卷坠堕伤下。《金匮要略》云：治坠马损伤筋骨等症。徐彬论之详矣。王晋三又有注云：马坠伤者，驰骋之时，阳鼓于上，卒然而坠，伤在于首，病头胀颈粗，发热体痛，故其所治，有不同于平常跌扑所伤者。方中多用陈败之物，取其伏阳而行瘀也。败蒲席须作帆之蒲，惟乡船中尝以为卧具者佳，借其精神所凭，可以伏阳，且陈蒲可逐上焦瘀血。炊单布久蒸，则受汤热之气，可以化阳自息，退肿除陈。乱发疗惊安神。绯帛行瘀搜伤。大黄、桃仁、甘草，即桃仁、调胃承气二汤之义，以扫除三焦之瘀。外用败蒲沐浴，以逐肌肉筋骨之瘀。内外兼治，非圣心化裁，谁能及此。

金簇伤方　又名王不留行散，方出《金匮要略》。

王不留行十分，八月八日采　蒴藋细叶十分，七月七日采　桑东南根白皮十分，三月三日采　川椒三分，除目及闭口，炒去汗　厚朴二分　黄芩二分　芍药二分　干姜二

分　甘草十分

上九味，桑根皮以上三味，烧灰存性，勿令灰过，各别杵筛，合治之为散，服方寸匕，小疮即粉之，大疮但服之，产后亦可服。如有风寒者，桑东根勿取之。前三物皆阴干百日。此方已见于九卷金刃伤下，未及详解，故复释之。按王晋三云：金刃伤处，封固不密，中于风则仓卒无汁，中于水则出青黄汁；风则发痉，水则湿烂成疮。王不留行疾行脉络之血，灌溉周身，不使其湍激于伤处。桑根皮泄肌肉之风水。蒴藋叶释名接骨草，渗筋骨之风水。三者皆烧灰，欲其入血分，去邪止血也。川椒祛疮口之风，厚朴燥刀痕之湿，黄芩退肌热，赤芍药散恶血，干姜和阳，甘草和阴，用以为君者，欲其入血分，退肿生肌，此治金疮之大要也。

瞿麦丸　治箭镞入肉，久不出者。

孙真人云：唐贞观中，有功臣远征，被流矢中其背上，矢入四寸，举天下名手出之不得，遂留在肉中，不妨行坐，而常有脓出不止。永徽元年秋，令余诊看，余处此瞿麦丸方。

瞿麦二两　雄黄一两半，研　王不留行　生地各五钱　麻黄去节　雀李根皮　蔷薇根皮　茅根　败酱　防风　牛膝　大黄　蓝实　石龙芮炙，各二两

上十四味，捣筛为末，炼蜜和丸，如梧子大，以酒服十丸，日二服，稍加至二十丸，以知为度，忌猪鱼生冷等物，可直断口味。凡箭镞及折刺入身中四肢，皆当合此药服之，令四体皆缓，缓则其镞必自跳出。余常教服此药与断肉，遂日日渐瘦，其镞遂跳出一寸，戴衣不

得行，因即错却，乃得行动，已觉四体大缓，不比寻常。终冬至春，其镞不拔自然而落，取而量之，犹得三寸半。是以身必须断口味令瘦，肉缓刺则自出矣，故以记之。

定痛丸　治打扑损伤，筋骨疼痛等症。如打扑骨损者，先整骨好，用竹夹定，然后用黄酒下麻黄二钱，再服此丸大效。方出《素问宣明论》。按：麻黄非接骨之品，用此者斟酌之。

乳香　川椒　当归　没药　赤芍药　川芎　自然铜醋制　蒴蓼各等分

上为末，熔蜡为丸，如弹子大，细嚼温酒下一丸。骨碎者，先用竹夹夹定，服三五日，以小可为度。

没药散　治刀箭所伤，止血定痛。

定粉一两　风化灰一两　枯白矾三钱，另研　乳香五分　没药一字，各研

上件各研为细末，同和匀，再研掺之。

雄黄散　治破伤风病在表者。

天南星三钱　半夏　天麻各五钱　雄黄二钱半

上为细末，每服一钱，温酒送下。如有痰涎入于里者，于此药中加大黄为下药。

蜈蚣散　治症同上。

蜈蚣一对　鳔三钱

上为细末，用防风汤调下。如前药解表不已，觉转入里，当服左盘龙丸微利，看大便软硬，加巴豆霜服之。

以上三方，出《素问病机保命集》。

金伤散 治刀镰斧伤，辟风止痛生肌。

白及三两　陈石灰　桑白皮　黄丹各二两　白附子
天南星　龙骨各一两

上为细末，每用干贴之。

生肌散 治证同前。

密陀僧　桑白皮新者　龙骨各四两　黄丹五钱　陈
石灰二两　麝香一钱，另研

上为细末，干掺之。

定血散 治证同前。

桑白皮一斤　密陀僧半斤　乌贼鱼骨　枯矾　龙骨
制，各二两　黄丹一两

上为细末，每用干掺，定血如神。

《外科精义》论诸疮曰：不因气血而为疮者，谓堕
仆并金刃汤火灸烙而伤皮肉之类是也。又曰：不因气血
而骨肉损伤者，谓虫兽爪牙所害之类是也。共录三方，
以备选用也。

续断散 治金疮筋骨断折者。

续断三两半　芎䓖　苁蓉　当归各一两半　细辛五钱
附子炮，去皮　蜀椒炒去汗闭口者　干姜　桂心各三分
蛇含草　干地黄各二两　芍药　人参　甘草炙，各一两。
椒、姜、桂各三分之分字疑讹

上十四味，捣筛为末，酒服方寸匕，日三夜一服。
《千金方》有地榆，《古今录验》又有杜蘅，分两各有
小异。

当归散 治堕车落马，及伤损腕折臂脚，痛不
止者。

川芎一两　泽兰一分，宜酌加　甘草炙，一两　当归桂心　附子炮去皮　川椒去目及闭口者，炒去汗，各五钱

上七味微炒令香，捣筛为末，酒服方寸匕，日三服。凡是伤至骨皆服之，十日愈，小儿伤损亦同。

泽兰散　治金疮内塞。

泽兰　防风　蜀椒去目闭口者汗　石膏　干姜　附子炮去皮　细辛　辛夷　川芎　当归各五钱　甘草炙，一两

上一十一味，捣筛为散，酒服方寸匕，日三夜一服。　脓多倍甘草，渴多加栝蒌半两，烦热加黄芩半两，腹满短气加厚朴三钱，疮中瘀血更加辛夷半两。

蓝子散　治中毒药箭者。

蓝子五合　升麻八两　王不留行　甘草炙，各四两

上四味，捣筛为散，水服方寸匕，日三服，夜二服。又以水和方寸匕如泥，涂疮上，干易之，毒即解。

蒲黄散　治打伤腹中有瘀血者。

蒲黄一升　当归　桂心各二两

上三味，捣筛为散，酒服方寸匕，日三服，夜一服。一方无桂心，亦名蒲黄散。

消石散　治金疮，先有石发，烦闷欲死，大小便不通者。

消石　寒水石　栝蒌　泽泻　白蔹　芍药各一两

上六味，捣筛为散，水服方寸匕，日三服，夜一服，稍加之，以通为度。

止血散　治金疮，内服外敷。

钓樟根三两　当归　芎䓖　干地黄　续断各一两鹿茸半两，炙　龙骨二两

上七味，捣筛为散，以敷血即止，酒服一钱匕，日五服，夜三服。

桃仁汤 治金疮瘀血。

桃仁五十枚，去皮尖及双仁　桂心五钱　大黄五两　水蛭炒　虻虫炒，各三十枚

上五味切，以酒、水各五升，煮取二升，每服一合，日三服，明日五更一服。

生地汤 治伤损小便出血者。

生地黄八两　柏叶一把　黄芩　阿胶炙　甘草炙，各一两

上咬咀，以水七升，先煮四味去滓，取汁三升内胶，煮取二升，分四服服之。

胶艾汤 治从高堕下，伤损五脏，微者唾血，甚者吐血，及金疮伤经内绝者。

阿胶炙　艾叶炒　川芎　甘草　当归各二两　干姜一两　干地黄　芍药各三两

上八味，咬咀，以水八升，煮取三升去滓，内胶令烊，分再服，羸瘦人多分数服。

破瘀汤 治腹中瘀血，满痛短气，大小便不通。

荆芥半两，《千金方》半分，或分字作去声读　大黄　川芎各三两　䗪虫三十枚，炒　桂心　当归　甘草炙，各二两　蒲黄五两　桃仁四十枚，去皮尖及双仁者，《千金方》三十枚。

上九味，咬咀，以水一斗，煮取三升，分三服。

医牛马疮方 治牛领马鞍疮，及刀斧所伤者。

续断　松脂各一两　鹿角　牛骨腐者　乱发烧，各二两

上五味，捣筛细为散，以猪脂半斤煎化，入药搅

匀，令冷凝用之。如疮脓汁多，干敷之。

解诸毒药方 治中药箭，并诸虫伤疮。

鸡肠草三分 荓苨 升麻各一两 蓝子一合 垒土一分 芍药 当归 甘草炙，各三分，《千金方》各二分，方出一手而分两悬殊，即分字亦难解，如作等分之分读则明矣

上八味，捣筛为散，水服方寸匕，多饮水为佳。若蜂蛇等众毒虫所螫，以针刺螫上血出，着药如小豆许于疮中，令湿瘥。如药箭所中，削竹如钗股，长一尺五寸，以绵缠绕，水沾令湿，取药内疮中，趁疮深浅令至底止，有好血出即休，有毒水再服。以上一十三方，出孙思邈《千金翼方》，世传其拯昆明池龙，得龙宫方若干首，后人尚之，故录也。

金刀如圣散 又名恶疮方。

茅山苍术六两，米泔浸一日一夜 川乌四两，去皮脐，生用 草乌四两 防风三两去土净 细辛三两，去土净 川芎四两 白术二两五钱 雄黄五两，研细末入药

上件俱各生用，晒干为末用。凡一切金疮及多年恶疮，以自己小便洗过，贴药立效。如破伤风紧急，用好酒调药半钱或一钱服之。如蛇伤，加枯矾少许，调药敷之。如蝎螫伤，用汤送之，盖被出汗，如汗不出再服，或涎出亦验，伤处仍敷之。如疯狗咬伤，先用噙口水洗净，将药贴伤处。

托骨大黄散 治折伤内损，及妇人血癥血瘕血晕。

羊胫骨烧赤酒淬十遍，研，五两 大黄童便浸七天，一日一易，纸裹煨切焙 巴豆肉酱水煮黄色，焙研，各三两五钱 半两钱煅赤醋淬为粉

上共为细末，每服一字，当归汤下。《苏沈良方》云：有某坠下折胁，当折处陷入肌中，痛不可忍，服此药如人以手自内托之，筋骨遂平。

涂封方　治金疮中风，角弓反张。

生鸡子一枚　乌麻油三两

上先将鸡子打破，与麻油相和，煎之稍稠，待冷涂封疮上。

葫芦方　治金疮得风，身体痉强，口噤不能语，或因打破而得，及刀斧所伤，得风临死者，用此并瘥。

上取未开葫芦一枚长柄者，开其口，随疮大小开之，令疮大小相当，可绕四边，闭塞勿使通气，上复开一孔，取麻子油烛两条并燃，以葫芦口向下熏之，烛尽更续之，不过半日即瘥。若不止，亦可经一二日熏之，以瘥为度。若烛长不得纳葫芦，可中折为两用之。

羊毛饼　治刀斧跌磕，及虎狼猪牛咬伤者。

用鸡子清、桐油各半打匀，以羊毛薄捻作饼如纸样，贴在患处上，又以散血膏或补肉膏敷贴。

胡椒饼　治箭头不出，及竹木刺入肉不得出者。

上用胡椒研末，同硬米饭捣烂和匀作饼，贴伤处，不过一二饼即出。

上部损伤如头破见髓或伤风于内之类。

羌活　防风　半夏　升麻　当归　芍药　陈皮　生地　甘草　川芎　白芷　茯苓　南星　花粉　蔓荆　姜

外加血余硬、落得打各一钱，俱为末，吞服。

中部损伤如手折之类。

羌活　防风　当归　赤芍　陈皮　白芷　甘草　秦

芄　黄芪　茯苓　生地　官桂　故纸　花粉

外加五加皮、血余硬各一钱，如前法服。按：血余硬，未识何物也。

下部损伤如腿足伤之类。

当归　芍药　陈皮　牛膝　木瓜　防己　川芎　茯苓　羌活　白芷　白术　秦芄　生地　甘草

加血裹硬一钱，服如前法。按：血裹硬，亦不知何物。方出《医方集效》。

接骨神方　东平展子明传。

旱公牛角一个，火上炙干一层刮一层　黄米面不拘数，乔面亦可　榆树白皮不拘数，研细　杨树叶不拘数，研细，如无亦可　花椒六七粒

共研细末，以陈酽醋熬成稀糊，用青布摊贴，外用夹缚，闻骨内响声，骨即接矣。

金刃伤方　大兴李正祖西平传：用龙眼核，剥去外面光皮，只用其仁，捣研极细末，填敷疮口即止。西平氏云：此方在西秦及巴里坤军营救愈多人。查本草各书俱未纪载其功能治金疮之效验，可知世间有用之材，自古迄今，湮没者不可胜计，惜哉！

跌打损伤方　四川提督军门吴英言：昔得秘方，治跌打损伤极效，虽重伤频死，但有一丝之气者立苏。前任福建副将时，军中有二弁相斗，各致重伤，其一则死矣。驰往视之，其一惟心头有气微暖，亟命以药灌入，觉胸间喀喀有声，不移时张目索食，翌日遂能起行，自后屡著神效。其方：或于重阳日，或于十一月，采野菊花连叶阴干，每用菊花一两，加童便、无灰酒各一碗，

同煎热服。

神仙一把抓 治汤火泡伤并杖疮疼痛。

黄丹一两　潮脑五钱

共为细末，以蜜调匀，涂敷伤处，立刻止痛，好无瘢。

过街笑 治腰闪挫痛。

木香一钱　麝香三分

共研细末，吹鼻内，如闪左吹右，闪右吹左。又治牙齿疼痛，揩牙，盐汤漱之。

金不换 此膏药方也，治内伤诸痛，出《戚总制秘书》。

羌活　独活　川乌　草乌　三棱　莪术　麻黄　大黄　归尾　赤芍　红花　姜黄　干姜　川椒　牙皂　半夏　防风　桐皮　川芎　牛膝　羊踯躅　赤小豆　威灵仙　刘寄奴　骨碎补　续断　山甲　地龙各一两

上各用粗片，加桑、榆、桃、柳、槐枝各百寸，以麻油八斤，熬枯滤净，再熬滴水成珠，入飞丹收炼成膏，离火再加乳香、没药、血竭、陀僧各一两，肉桂、阿魏各五钱，麝香三钱，冰片一钱，搅匀藏贮听用。

二十五味药

香白芷　紫荆皮　破故纸醋炒　刘寄奴　川当归盐炒　赤芍药　川牛膝茶水浸　黑牵牛　生地黄盐水浸炒　川芎　乳香　没药　木通　川乌醋炒，孕妇不用　草乌尖，孕妇不用　木贼　骨碎补　藿香　官桂　羌活　独活各一两　熟地黄盐水炒　杜牛膝茶水炒，各五钱　自然铜火煅醋焠，不碎不用，临好时用同研为末，用蜜为丸，如弹子大，以黄丹为衣。或被跌扑损伤，金刃箭镞，不问轻重，每服一丸，温酒磨化服，或细嚼酒送下。如被刀伤全断，内损重者，以薄荷汤或木瓜汤、姜汤，灯心汤皆可服。病在上食后服，病在下食前服，在中者不拘时服。如老人骨脉冷，宜加当归、川芎、川乌、木香、丁香、人参半两，去白芍药、生地黄。愚按：此方与四色末子药，乃专门秘方，惜乎药味太多，未免羼杂不纯，用者审之。

上部末子药

小川芎五钱　蔓荆子二钱五分　白芷四钱　当归八钱

上为细末，每服七分，加麻油炒荆子三分，若伤重加接骨丹三分，酒调食后服，不重者加一分，或有加升麻一分。按：荆子未详何物，如此力大，或系山芝麻、六轴子之类，存考。

中部末子药

桃仁　红花各三钱　玄胡索六钱　归身八钱　赤芍五钱　紫荆皮醋炒，一两

上为细末，每服一钱，加油炒荆子五分，伤重加接骨丹七分，轻者三分，酒调半饥送下，或有加破故纸五分。

下部末子药

牛膝　黄荆子炒，各五钱，按黄荆子即牡荆，非蔓荆子也　独活七钱　赤芍六钱　秦艽六钱　紫荆皮　过山龙千年矮俗名平地木，各一两　海桐皮八钱　姜黄五钱　木瓜五钱　归尾八钱　防己七钱

上为细末，每服一钱五分，若伤重加接骨丹八分，

轻者五分，空心酒调服。若骨折碎，方用接骨丹；如骨不碎不断，只用玉龙散加入可也。

上部汤药方

川芎　白芷　蔓荆子　当归　赤芍　过山龙　花粉　陈皮　茯苓　甘草　五加皮　黄麻花

上加姜三片，酒熬服。或加升麻、藁本、威灵仙、南星、半夏。

中部汤药方

杜仲　红花　桃仁　防风　官桂　生地　归尾　枳壳　甘草梢　赤苓　赤芍　过山龙

上用水、酒各半煎，半饱半饥服。或加破故纸、细辛、桔梗。

下部汤药方

牛膝　肉桂　五加皮　生地　海桐皮　独活　秦艽　赤芍　防己　归尾

上用酒、水各半煎，空心服。或加厚朴、木瓜、陈皮。

愚按：以上六方，俗传青田刘基先生家藏禁方，人皆秘之。然其真伪难分，未可尽信。但据其病情，凭其药性，似属有当，姑录之以备一法。

金疮神效方　周鹤仙传。

松香去油，如去油不尽，反加疼痛。须用新砖二块，火内烧极热，上下多衬纸，将松香入在中间，压二三次，则油尽如白霜矣。

徐元升曰：凡金疮用老松香不拘多少，将淡河水满锅滚透煮之，捞起扯拔浸冷，换水又煮又扯，如此九遍，煮去苦水。复用铜锅熔化，倾入冷水中，不必扯拔，待冷又化，如此三次。拣净松香十两，研细和匀，敷伤处，用绢帛缚扎，能止血止痛，绢筋生肌，不脓不溃，跌打损伤亦效。

草蝎经进方 又名军中一捻金。止金疮血，收口甚速。

金樱叶　嫩苎叶各二两　嫩桑叶一两

上以端午或闭日，捣烂阴干作末用良，鲜者亦良。

内伤神效方 治跌打损伤而未皮破血出者。

地鳖虫四、五十个，以胡桃肉、元米养瓮中，俟虫背微白，去头足，瓦上炙存性，每料净末三钱　骨碎补半斤，去皮，瓦上炙存性，净三钱　乳香去油，三钱　没药去油，三钱　当归酒洗炙净，三钱　大黄湿纸包煨，切片炙，净末，三钱　自然铜煅　血竭　硼砂　辰砂各三钱

共为细末，伤轻者每服九厘，重者钱二分，陈酒送。

外敷膏子药 治跌打损伤，又汤火伤烂者。

麻油八两，鸡蛋黄一个，头发三钱，朱砂水飞一钱，银朱水飞一钱，黄蜡六钱。先将油入无硝、硫砂锅内，文火熬后，入蛋黄熬化尽，再入头发剪寸长，以箸顺搅化尽，始终文火顺搅，方入朱砂、银砂，再入黄蜡，掇锅按地上一宿，收用，以鹅翎涂之，即愈。

陈 氏 三 方

内伤脏腑方

歌曰：内伤脏腑没乳香，乌续桃兰通草姜；苏木木

香归芎地，煎加童便酒调良。

生地　乳香去油　归尾　没药去油　续断　乌药　泽兰　苏木　木通　川芎　桃仁　木香　甘草　生姜

上用水煎，加童便、陈酒和服。

加减：头痛如裂，加苁蓉、白芷梢。痛在顶心，加柴胡、藁本、青皮、五灵脂。作寒，加肉桂、陈皮。发热，加柴胡、黄芩。发狂癫痫，加人参、辰砂、金、银。自笑，加蒲黄、川楝子。失音不言，加木香、菖蒲。发肿，加荆芥，防风、白芍、金沸草。咬牙无气，加豆豉。喘息，加人参。咳嗽，加阿胶、韭汁。咳嗽带血，加蒲黄、茅花。吐血，加红花、香附、丁香。呕血不进饮食，加丁香、半夏、山茶花、桑黄、豆豉、砂仁。不思饮食，加生猪脂同药吞下。见食即吐，加辰砂。呃塞，加柴胡、木瓜、五加皮、车前子。舌长出寸许，加僵蚕、伏龙肝、赤小豆、生铁。舌短缩，语言不清，加人参、黄连、石膏。舌上生胎，加薄荷、生姜。口中鼻中出血，加白及、羚羊角。口中出屎，加丁香、草果、半夏、南星。九窍尽皆出血，加木鳖子、紫荆皮、童便。遍身痛，转身不得，加巴戟、杜仲、忍冬藤、红花。汗出不止，加细辛，皂角、薄荷、麝香。汗多，加白术、白芍、细辛、薄荷。汗血，加血余灰。喉内作干，见药即吐，加箭头砂，舌上噙药送下。喉不干，见药吐，加香附、丁香、辰砂。因恐跳跃胸胁闷痛，加柴胡、栀子。胸中瘀血凝滞，加辰砂。血攻心，淹淹欲绝，气不相接，加豆豉。气攻心，加丁香。气喘，加杏仁、枳壳。血气攻心，心中宿血，加黑母鸡汤，搀酒同药服。语言恍惚，时时昏愦，加木香、辰砂、青硼、琥珀、人参。肠痛，加黑豆汤汁，同酒和药服。腰痛转身不得，加细茶、陈酒。腰疼，加破故纸、肉桂、杜仲、小茴。手足振摇不息，加辰砂、龙骨、远志、米仁、胡连、茯神、木通。手足软弱，不能举物，加麻黄。腹中疼痛，加延胡索、良姜。腹左边一点痛，呼吸难忍，加赤苓、茴香、葱白。腹右边一点痛，并呼吸亦痛，加草果、连翘、白芷。大便不通，加大黄、朴硝、当归。小便不通，加荆芥穗、葫芦巴、陈年毛竹节、大黄、瞿麦、杏仁、血管鹅毛灰。大便、小便不通，加大黄、厚桂、杏仁。大便黑血，加茶脚、侧柏叶、川连。小便出血，加石榴皮、茄梗。大便自来，加升麻、黄芪、诃子、桔梗。小便自来，加厚桂、丁香。屎门气出不收，加升麻、黄芪、白术、柴胡、陈皮、甘草。

外伤肿痛方

歌曰：外伤肿痛威灵仙，四物桃仁乳没兼；苏粉附兰通断桔，生姜甘草酒加全。

威灵仙　当归尾　生地　川芎　白芍　桃仁　乳香　没药　苏木　花粉　川断　木通　香附　泽兰　桔梗　甘草　生姜

水煎，加酒服。

加减：伤在头顶，加白芷、升麻、厚桂、藁本。在头目，加草决明、蔓荆花、黄芩。在鼻，加辛夷、鳖甲。在耳，加磁石。在眉颊，加独活、细辛。在唇，加升麻、秦艽。在牙齿，加谷精草。牙齿动摇，加独活、细辛。在左肩，加青皮。在右肩，加升麻。在手，加姜汁数匙、桂皮、禹余粮。在乳，加百合、贝母、漏芦。在胸，加柴胡、枳壳、韭汁。在左胁，加白芥子、柴胡。在右胁，加白芥子、地肤子、升麻、黄芩。在腰，加冬瓜皮、杜仲、牛蒡子、天麻、破故纸、槟榔。腰胁引痛，加凤仙花子。在肚腹，加大腹皮。在背，加木香、羌活、香附。在臀，加槟榔。在小腹，加小茴香。阴茎伤，加血管鹅毛灰。在左右两胯，加蛇床子、槐花。在肛门，加槟榔、槐花、大黄。在两腿，加牛膝、木瓜、米仁、五加皮、石斛、苏梗。在两足上下，加法同治腿法加之。在两足跟，加芸香、紫荆皮。在诸骨，加苍耳子、骨碎补、水牛角腮。在骨节，加黄松节。寅卯时发热，加陈皮、黄连、黄芩、白术。肿痛发热，饮食少思，加人参、黄芪、白术、柴胡。肿痛不赤，加破故纸、兔丝子、大茴、巴戟。青肿，朝寒暮热，加山楂、山药、厚朴、白术、砂仁。漫肿不大作痛，加赤芍、熟地、杜仲、苍耳。青肿不消，面色痿黄，寒热如疟，加人参、黄芪、白术、陈皮、升麻、柴胡。瘀血积聚不散，服药不效，取天应穴，即痛处是也，用银针刺出黑血，即消。

外伤见血方

歌曰：外伤见血益母草，芎归地芍术芷藁；乳香没药能止痛，续断生姜苏木捣。

益母草　归尾　川芎　生地　白芍　白术　白芷　藁本　乳香　没药　续断　苏木

引加生姜，水煎服。凡损伤皮破血出者，诸香不可用，忌酒煎，此秘方也。

　　加减：伤在头顶，加升麻、肉桂。头骨沉陷，加白芷。脑肿痛，加茯苓、白术。脑髓出，加香附、白附子、牡蛎、龙骨、苍耳子。面青肚痛，加柴胡、升麻、半夏、人参、黄芪、茯苓、陈皮。破处生蛆，加青黛、细辛、蝉蜕、蛇蜕灰。在脑侧近耳，寒热者，加丹皮、石枣即山茱萸肉、泽泻。目伤出血不止，加木贼、决明、甘菊、细辛、独活。鼻有伤，加辛夷、鳖甲。在额，加独活、细辛。在耳，加磁石。在唇上，加牛膝、升麻、秦艽。在齿，加细辛、独活、谷精草。在左肩，加青皮。在右肩，加升麻。在手，加桂枝、桂皮、禹余粮、姜汁。在胸，加贝母、柴胡、枳壳。在乳，加贝母、百合、漏芦。在胸腹，强言乱语，加辰砂、茯苓、远志、金箔、银箔。吐黄水，加木香、木瓜、扁豆、大茴、大黄、砂仁。在左胁，加芥子、柴胡。在右胁，加芥子、升麻。在腹，加大腹皮。腹破肠出，加黄芪、鹿茸。在小腹，加茴香、槐花。在背，加羌活、香附、木香。在肚腹，加土鳖虫、大茴、杜仲、牛蒡、故纸、小茴、白芷、巴戟。在臀，加白蜡、自然铜。在两腿足，加牛膝、苏梗、木瓜、米仁、石斛、槟榔、五加皮。如寒热发搐，咬牙唇牵，加升麻、柴胡、天麻。如阴囊肿痛不愈，作寒发热，饮食少思，加人参、升麻、白术、柴胡。伤口作痒，加赤芍、防风、干姜、荆芥、连翘。血出过多，瘦弱者，加人参、麦冬。烦躁不止，加柴胡、丹皮。面黑喘急，加人参、桔梗。脓出口噤流涎，加人参、柴胡、升麻。外脓不干，加白术、苍术、滑石。手足微搐，唇口微动，加钩藤、柴胡。眼开能言，气不相接，加人参、黄芪、白术。手撒目开，汗出如雨，加人参、附子、麦冬、五味子。

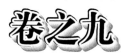

卷之九

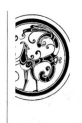

后　　序

　　医莫要于辨症，方莫先于识药。仲景为方书之祖，首叙病情之虚实，继述药性之寒温，诚为万世之法。用药譬诸用兵，知己知彼，百战百胜；但知己之强，而不察敌之势，期其必获者鲜矣。是以古之疾医疡医，审乎《内经》，察乎本草，八法四诊之既识，经络穴道之皆明，而后七方十剂，随症可施，良毒辛温，因时奏效。惟伤科一门，师授者少，家传者多，仅识骨之节髎，谓以手法可治，问其药则曰出于秘方，深自珍惜，而余者非其所知。噫嘻！此岂足以言医道哉。余汇辑伤科，粗已成集，兹复考《本草纲目》，见有主治折伤与虫伤者药品固多，而散见于各籍者亦复不少。窃以前集既已成书，后编无妨再续，非云精益求精，只冀备益求备。爰仍冠本草主治于首，搜录各家奇方于后，先叙受伤之原委，随附应病之方法，有验必书，无秘不录，类分诸门，集附多方。如善行军者，草木皆兵；观是集者，凑手俱成妙药。昔昌黎有言：兼收并蓄，医师之良。余之不惮寒暑，而屡抒管见者以此。

晴川胡廷光序

伤科本草主治

金镞竹木伤

【内治】

大黄金疮烦痛，同黄芩丸服。甘草　三七　当归　芎藭　藁本　白芍药　羌活　红兰花　牛膝　郁金并酒服，活血止痛。木通煮汁酿酒。乌韭　垣衣并渍酒服。紫葛　每始王木　桑寄生　故绵　黑大豆并煎水服。赤小豆醋浸炒研。炒盐酒服，主血出多。童尿热服，止血。所出血和水服。没药未透膜者，同乳香、童尿、酒煎服。牡丹皮末服，立尿出血。葱汁同麻子煮服，吐败血。薤白生肌。蕉子生食，合口。五子实宜食。槟榔金疮恶心，同橘皮末服。蔷薇根为末日服，生肌止痛。金疮小草捣服，破血生肌。杨白皮水服并涂，止血。棘刺花金疮内漏。雄黄金疮内漏，同童尿服五钱，血化为水也。花蕊石童尿、酒服，并掺之，血化为水，不作脓。杏仁金疮中风，蒸绞汁服，并涂之。大蒜金疮中风，煮酒服，取汗。米醋金疮昏运。琥珀金疮闷绝，尿服一钱。蝙蝠烧末水服，当下血水。女人中衣带金疮犯内，血出不止，五寸烧灰，水服。人势下蚕室人疮口不合，取本势烧存性，研末，水服。玳瑁甲煎汁或刺血热饮。龟筒煎汁。贝子烧研水服。白鸭通汁。人屎汁。月经衣烧灰酒服。裤裆汁并解药箭毒。牡鼠肉箭镞入肉。烧研酒服，疮痒即出。生地黄毒箭

268

入肉,丸服,百日自出。猪腰子毒箭伤,磨酒服并涂。半夏金刃箭镞入骨肉,同白蔹末服。**王不留行** 瞿麦并主竹木入肉,研末水服并傅。酸枣仁刺入肉中,烧末水服立出。

【外治】

石灰敷金疮止血定痛神品。或同大黄末,或同槐花末,或同苎麻叶捣收,或同麻叶、青蒿捣收,或同韭汁收,或同晚蚕蛾捣收,或同牡鼠捣收。松烟墨 釜底墨 百草霜 石炭 门臼灰 寒水石同沥清。云母粉 香炉灰 无名异 石蚕 蜜栗子 乌迭泥 黄丹或入白矾。铜屑或入松脂。铜青 石青 石胆 慈石 硇砂 白矾 皂矾 蜜蜡 壁钱窠贴。五倍子 紫矿 白僵蚕 牡蛎粉 蜘蛛网。鸡血破生鸡搨之。牛血伤重者破牛腹纳之,久即苏矣。象皮灰,合创口。犬胆 狗头骨 白马通 马屎中粟 天鹅绒 人精 人屎灰傅金疮肠出。三七内服外敷。白及同石膏。苎叶 金星草消肿。紫参 白头翁 地榆 白芷 白薇 刘寄奴 马蔺子 马兰 贯众 夏枯草 泽兰 大小蓟 苦芙 狼牙草 艾叶 续断 天南星 地菘 马鞭草 漏芦 车前草 青黛 天雄 鹿蹄草 钩吻 野葛叶 蛇衔 蜀葵花 白蔹 石韦 白药子 地锦 萝藦子 冬葵 王不留行 金疮小草 葱白炒封,或同蜜梅封,或煎汁洗之。糯米浸七七日炒研。稗根 生面 胡麻 干梅烧。槟榔同黄连末。乌柿 独栗嚼。荷叶 藕节 乳香 没药 血竭 元慈勒 降真香或入五倍子。怪乳 质汗 琥珀 紫檀香 地骨皮云止血神妙。刺桐花 桑白皮灰,和马屎涂,亦煮汁服。缝金疮肠出。桑叶同苎叶、金樱叶,军中名一捻金。桑皮汁 桑柴灰。棕皮灰。柳花 楮实 钓樟 绯帛灰。绵纸灰。拨火杖灰。败船茹灰。甑带灰。灯花并止血定痛。女人裤裆炙熨，止血。热汤故帛染揾。冷水浸之，并止血。人气吹之，断血。

【接指续筋】

苏方木刀斧伤指或断者，末傅茧裹，数日如故。鸡子白皮误割舌断，先以套之。枫香傅金疮筋断。旋花根金疮筋断，杵汁滴入并贴，日三易，半月愈。

【拔箭出刺】

栝楼根箭镞针刺入肉，捣涂，日三易之。莨菪根箭头不出，为丸贴脐，恶刺伤人，煮汁滴之。巴豆箭镞入肉，同蜣螂涂之，拔出。雄黄　盐药　山獭屎并傅药箭毒。蔷薇根　蓖麻子　双杏仁　黑豆并嚼涂镞刃针刺入肉不出。独栗子　桑灰汁　鳞蛇胆　羊屎同猪脂。车脂　石油并涂针箭竹刺入肉。松脂针入肉中，傅裹，五日根出，不痛不痒。鼠脑针刺竹木入肉，捣涂之即出。箭镝针刃在咽喉胸隔诸处，同肝捣涂之。象牙诸铁及杂骨鱼刺入肉，刮末厚傅，其刺自软，箭物自出也。人爪针折及竹木刺入肉，并刮末同酸枣仁涂之，次日出也。齿垢涂竹木入肉，令不烂。或加黑虱一枚。牛膝　白茅根　白梅并嚼　铁华粉　晚蚕蛾　蠮螉　马肉蛆　鱼鳔并捣。鸦炙研醋调。鸡毛灰。乌雄鸡肉捣。陈熏肉切片。鹿角　鹿脑　狐唇　狐屎并涂竹木刺入肉。人尿刺入肉，温渍之。

跌仆折伤

【内治活血】

大黄同当归煎服，或同桃仁。玄胡索豆淋酒服。刘寄奴同玄胡索、骨碎补用水煎服。土当归煎酒服，或同葱白、荆芥水煎服。三七磨酒。虎杖煎酒。蒲黄酒服。黄葵子酒服。五爪龙汁，和童尿、酒服。婆婆针袋儿擂水服并傅，即萝摩。何首乌同黑豆、皂角等丸服，治损宽筋。黑大豆煮汁频饮。豆豉水煎。寒食蒸饼酒服。红曲酒服。生姜汁，同香油入酒。补骨脂同茴香、辣桂末酒服。干藕同茴香末日服。荷叶烧研，童尿服，利血甚效。白莨苣子同乳香、乌梅、白术服，止痛。胡桃擂酒。杏枝　松节　白杨皮并煎酒服。甜瓜叶　琥珀　没药　桂并调酒服。枳桴木皮浸酒。夜合树皮擂酒服并封之，和血消肿。松杨破恶血，养好血。当归　蓬莪术　三棱　赤芍药　牡丹皮　苏方木　马兰　泽兰　败蒲灰。童尿酒服，不拘有无瘀血，推陈致新，胜于他药。白马蹄烧研酒服，化血为水。羊角沙糖水炒焦，酒服，止痛。鹿角恶血骨痛，酒服，日三。黄明胶同冬瓜皮炒焦，酒服取汗，亦治多年损痛。雄鸡血和酒热饮至醉，痛立止也。鸦右翅瘀血攻心，面青气短，七枚，烧研酒服，当吐血愈。鲍鱼煎服，主损伤瘀血在四肢不收者。水蛭酒服行血，或加大黄、牵牛取利。麻油入酒服，烧热地卧之，觉即疼肿俱消。黄茄种消青肿，焙末酒服二钱，一夜平。重阳收，化为水服，散恶血。猪肉伤损血在胸膈不食者，生剉，温水送下一钱，即思食。

【内治接骨】

骨碎补研汁和酒服，以滓傅之，或研入黄米粥裹之。地黄折臂断筋损骨，研汁和酒服，一月即连续，仍炒热贴之。白及酒服二钱，不减自然铜也。黄麻灰同发灰、乳香酒服。接骨木煎服。卖子木去血中留饮，续绝补髓。自然铜散血止痛，乃接骨要药。铜屑酒服。古文钱同珍珠、甜瓜子末酒服。铜钴锛水飞酒服二钱，不过再服。生铁煎酒散血。铁浆粉闪肭脱臼，同黍米、葱白炒焦酒服，仍米醋调傅。无名异酒服散血，人乳、没接骨。乌古瓦煅研酒服，接骨神方。胡粉同当归、莪术末，苏木汤服。䗪虫接骨神药，擂酒服或焙存性酒服三钱，或入自然铜末。

一用乳、没、龙骨、自然铜等分,麝香少许,每服三分,入干蘆末一个酒服。又土鳖炒干、巴豆霜、半夏等分研末,每服一二分,接骨如神。龟血酒服,捣肉封之。蟹擂酒连饮数碗,以滓封之,半日骨内有声即接,干烧研酒服。鹗骨烧研,同煅过古钱等分,每酒服一钱,接骨极效。鹛骨烧末,酒服二钱,随病上下。鹰骨同上。少妇发一团,包乳香一块炒过,酒服一字妙。

【外治散瘀接骨】

大黄姜汁调涂,一夜变色。凤仙花叶捣涂频上,一夜即平。半夏水调涂,一夜即消。附子煎猪脂、醋涂。糯米寒食浸至小满,晒研,如用,水调涂之。白杨皮血沥在骨节间,痛不可忍,杂五木煎汤服之。黄土瘀血凝痛欲死,蒸热布裹,更互熨之,死者亦活也。白矾泡汤熨之,止痛。闪出骨窍,同绿豆、蚕砂炒傅。乌鸡一切折伤兽触胸腹者,连毛捣烂醋和,隔布搨之,俟振寒欲吐除,取下再上。牛马血折伤垂死,破牛或马腹纳入,浸热血中愈。苧叶和石灰捣收。地黄炒热杵泥。灯心嚼。牛膝　旋花根　紫苏　三七　苍茸子　蛇床　栝楼根　白蔹　土瓜根　茜根　地锦　骨碎补　水苹　威灵仙　何首乌　稻穰　黍米洗。麦　麸醋炒。麦面水和,并服。稗草　绿豆粉炒紫。豆黄　豆腐贴,频易。酒糟　葱白煨　萝卜　生姜同葱白,面炒。汁同酒调面。桃仁李核仁　肥皂醋调。盐杨梅和核研。桑白皮煎膏。降真香麒麟竭　水桐皮　乳香　没药　落雁木　质汗　桑叶　栀子同面捣。蜜栗子　石青　故绯　炊单布　蛤蚧　吊脂海螵蛸　鳔胶水煮。鳖肉生捣。龟肉　摄龟并生捣。熊肉贴。羊脂　野驼脂　犁牛酥　牛髓　猪髓并摩。黄牛屎炒罯。白马屎炒罯。诸朽骨唾磨涂。猪肉炙贴。牛肉炙贴。乌毡盐醋煮热裹,并消瘀血青肿。紫荆皮伤眼青肿,童尿浸研,和姜、芐汁涂之。釜底墨涂手搔疮肿。母猪蹄煮洗伤挞诸败疮。栗子筋骨断碎，瘀血肿痛，生嚼涂之有效。蟹肉筋骨折伤断绝，连黄捣泥微纳罨，筋即连也。五灵脂骨折肿痛，同白及、乳、没，油调涂。接骨，同茴香，先傅乳香，次涂小米粥，后上药，帛裹木夹三五日。狗头骨接骨烧研，热醋调涂。牛蹄甲接骨，同乳、没烧研，黄米糊和傅。芸苔子同黄米、龙骨，接骨和傅之。鞋底灰同面和。

【肠出】

热鸡血金疮肠出，干人屎末抹之，桑白皮缝合，以血涂之。慈石金疮肠出，纳入，同滑石末，米饮日服三钱。人参胁腹肠出，急抹油内入，以人参、枸杞汁淋之，吃羊肾粥，十日愈。小麦金疮肠出，煮汁喋面。大麦煮汁洗贴推入，但饮米糜。冷水坠损肠出，喷其身面则入。

【杖疮】

童尿杖毕即和酒服，免血攻心。三七酒服三钱，血不冲心，仍嚼涂之。红曲擂酒服。大黄煎酒服下，去瘀血，外以姜汁或童尿调涂，一夜黑者紫，二夜紫者白。无名异临杖服之，杖不甚伤。䗪虫方见折伤。白蜡酒服一两。半夏未破者水调涂，一夜血散。凤仙花叶已破者频涂，一夜血散，冬用干。葱白炒罨。酒糟隔纸罨之。豆腐热贴，色淡为度。萝卜捣贴。羊肉热贴。猪肉热贴。芙蓉同皂角、鸡子白。绿豆粉同鸡子白。黄土同鸡子、童尿不住上。石灰油调或和猪血烧三次研。滑石同大黄、赤石脂。水粉同水银、赤石脂。雄黄同密陀僧或同无名异。乳香煎油，或入没药、米粉。牛蒡根叶涂之，永不畏风。大豆黄末。黍米炒焦。马齿苋杵。赤龙皮烧。五倍子醋炒。血竭　密陀僧香油熬膏。松香　黄蜡并熬膏。鸡子黄熬油。猪胆汁扫。未毛鼠同桑椹，浸油扫之。黄瓜六月六日瓶收，浸水扫之。猪蹄汤洗。羊皮卧之，消青肿。

破伤风

【内治】 有风寒、风湿、风热、湿热。

麻黄 桂枝 术并主风寒、风湿痉。羌活风寒、风湿伤金疮痫痉。葛根金疮中风寒发痉欲死，煮汁服，干者为末。荆芥散风寒、风热。防风主金疮中风湿内痉。天南星打扑伤损金疮破伤风及伤湿，牙关紧急，角弓反张，同防风末，热酒调服，名玉真散，三服即苏。南星、半夏为末，姜汁竹沥灌服一钱，仍灸印堂。口噤，生研，同姜汁或龙脑揩牙名开关散。薇衔小儿破伤风口噤，同白附子末、薄荷，酒服一字。细辛督脉为病，脊强而厥。防己除风湿手足挛急。芍药 芎藭一切风气。当归客血内寒，中风痉汗不出。附子阴痉自汗。草乌破伤风病，同白芷、葱白煎酒取汗。威灵仙破伤风病，同独蒜、香油捣服取汗。黑大豆破伤风湿，炒半熟研蒸，以酒淋汁服取汗，仍敷疮上。亦同朱砂末酒服。大蒜酒服取汗，或煎水服。雄黄同白芷煎酒服取汗。白花蛇同乌蛇、蜈蚣末服。土虺蛇同地龙、南星丸服取汗。守宫同南星、腻粉丸服取汗。龙齿主诸痉。鳔胶破伤风揹强直，炒研，同麝香、苏木酒服，仍封疮口。有表症，同蜈蚣末，煎羌活、防风、川芎汤服。牡蛎破伤湿病，口噤强直，酒服二钱并傅之。蜜蜡破伤风湿如疟，以热酒化一块服，与玉真散对用立效。蝎破伤中风，同天麻、蟾酥为丸，豆淋酒服取汗，仍同麝香贴之。蟾蜍破伤风病，剁烂入花椒同酒炒熟，再入酒热服取汗。僵蚕口噤发汗。鸡子痫痉。鸡屎白破伤中风，口噤反张，强直瘛疭，以黑豆同炒黄，用酒沃之，少顷温服取汗，或入竹沥。蜈蚣同蝎梢、附子、乌头末，热酒服一字，仍贴疮上取汗。研末掺牙立苏。野鸽屎破伤风传入里，炒研，同江鳔、白僵蚕、雄黄，蒸饼丸服。雀屎破伤风疮作白痂无血者，杀人最急，研末酒服五分。鸭涎痉风反张,滴之。黄明胶破伤风,烧研,酒服取汗。狐目同上,神效无比。狐肝　狼屎中骨破伤风,同蝉蜕、桑花末,米饮服。六畜毛蹄甲痉痫。人手足爪甲破伤中风,油炒,热酒服取汗便愈。手足颤掉,加天南星服。铁落炒热淬酒饮,主风热、湿热。黄连酒煎,入黄蜡化服。地黄取汁同姜汁交浸,焙研酒服。杏仁金疮及破伤中风,角弓反张,杵蒸绞汁服,并涂疮上,仍以烛火炙之取效。槐胶　桑沥破伤中风,和酒饮至醉。箽叶痉风。竹沥去痰热。金疮中风,破伤中风,发痉口噤,反张欲死,饮一二升,或入姜汁。栾荆狂痉。苏方木破伤中风,为末,酒服三钱立效。蝉蜕破伤风病发热,炒研酒服一钱,仍以葱涎调涂,去恶汗。羚羊角　牛黄热痉。乌牛屎刺伤中风,热饮一升。人屎痉风,入酒饮。发髲大人痉。

【外敷洗熨】

贝母　茅花并傅金疮伤风。刘寄奴　麦面同烧盐傅。白芋　炒盐　鹭头灰　鼠灰　乱发灰并傅风入疮中肿痛。胡粉主疮入水湿肿痛,同炭灰傅。煨葱傅金疮伤水,同干姜、黄蘗煎水,洗诸疮伤风水。薤白　韭叶并主疮诸中风寒及水湿肿痛,捣烘用之,冷即易,或加灸至水出。箭杆漆刮涂。鲤鱼目灰。鮎鱼目灰,并主刺疮伤风及水,傅取汗出。猪肉乘热贴之,连易三次立消也。人耳塞破伤中风或水,痛不可忍,封之一夕,水尽即安。鸡肠草洗手足疮伤水。桑灰汁疮伤风水入腹杀人。自己尿金疮中风,日洗数次。商陆疮伤水湿,捣汁熨之　冷即易。蜀椒诸疮中风肿痛,和面煨熨。槐白皮安疮上,灸百壮。桑枝刺伤疮犯露水肿痛,多杀人,炮热烙之,冷即易。黍穰　青布　牛尿　白马通　骡屎并主诸疮伤风及水,肿痛欲死者,单烧熏,冷水出尽愈。

汤火伤

柳叶汤火毒入腹热闷,煎服,皮烧傅。人尿火烧不识人发热,顿饮一二升。生萝卜烟熏欲死,嚼汁咽,又嚼涂火疮。当归煎麻油黄蜡。丹参同羊脂。地黄同油,蜡熬膏。甘草蜜煎。大黄蜜调。蓖麻仁同蛤粉。苦参油调。白及油调。黄葵花浸油。赤地利灭痕。蛇莓止痛。大麦炒黑。小麦炒黑。麦面同栀子研。荞麦炒研。芝麻生研。绿豆粉 黍米炒。粟米炒。蒸饼烧。白饧烧。胡桃烧。杨梅树皮烧和油。乌柿木皮灰。榆白皮嚼。黄栌木 杉皮烧。松皮烧。柏根白皮煎猪油。柏叶止痛灭痕。栀子鸡子白调。木芙蓉油调。山茶花油调。经霜桑叶烧。木炭磨油。甘锅入轻粉。饼炉灰油调。铁锈桐油调。银朱菜油调。赤石脂同寒水石、大黄,水调。云母石同羊髓。金刚石磨水。赤土磨水。蚯蚓泥菜油调。井底泥 石膏 古石灰炒研傅。甘焦油 刘寄奴 葵菜 白蔹 蜀葵花 浮萍 景天 龙舌草 佛甲草 垣衣灰。石苔灰。井中苔蓝 菰根 稻草灰。生姜 败瓢灰。黄瓜化水。茄花 丝瓜叶汁。榉叶 槐实 荆茎灰。桐油 鸡子黄熬油。鲗鱼油,埋土中,七日收。蜂蜜同薤白杵。猪胆调黄柏。牡鼠煎油。虎骨炙研,屎中骨同。猪毛尾同烧灰,和胶。鹿角胶化。黄明胶 牛屎湿涂。乌毡灰。蜀水花 蚕蛾 海螵蛸 鲤鱼 烂螺壳烧。蛤粉 人精和鹰屎白或女人精涂。人中白并涂。食盐但汤火伤,先以盐掺护肉,乃用涂药。海蛇贴。梨贴之免烂。皂矾化水洗,痛即止。酱汁 米醋并洗,以滓傅。薄荷汁。黄柏末,并涂,冬月向火两股生疮湿痒。

诸虫伤

【蛇虺】

贝母酒服至醉，毒水自出。丝瓜根擂生酒饮醉立愈。白芷水服半两，扎定两头，水出即消。或同雄黄、麝香、细辛酒服。甘草毒蛇伤人，目黑口噤，毒气入腹，同白矾末，冷水服二钱。蒜一升，乳二升煮食，仍煮童尿热渍之。麻油　米醋并急饮二碗，毒即散。兔葵　荠苨　长松　恶实　辟虺雷　草犀　白兔藿　黄药子　蘘荷　地榆　鬼臼　决明叶　蛇莓　冬葵根叶　海根　苋菜并主蛇虫虺蝮伤，捣汁或为末服。五叶藤　茴香　半边莲　樱桃叶　小青　大青　水苹并捣汁服，滓傅。络石服汁并洗。紫荆皮煎服并洗。木香　青黛同雄黄。鬼针茱萸并水服，外涂之。水苏　小蓟　苎根叶　金凤花叶苍耳并酒服，外涂之。重台酒服，外同续随子涂。磨刀水　铁浆　雄黄　犀角并服之，令毒不攻内。五灵脂同雄黄，酒灌鼻，外涂之。艾叶隔蒜灸之。蜀椒涂之。蛇入人口，破尾纳椒末入内，自出。母猪尾血蛇入人七孔，割血滴之。蛇含草　蛇茧草马蔺草　天名精　续随子　蜈蚣草　鹿蹄草　益母草菩萨草　天南星　预知子　鱼腥草　扁豆叶　慈姑叶山慈姑　山豆根　独行根　赤萆荔　千里及　灰藋叶乌柏皮　椵木皮　旱菫汁。水芹　马兰　狼牙　荨麻山漆　薄荷　紫苏　葛根　通草　葎草　蚤休　地菘豨莶草　海芋　莔叶　水杏极效。酸浆　醋草　芋叶藜叶　甜藤　蕨根　白苣　莴苣　菰根　干姜　姜汁韭根汁。独蒜　薤白　酒糟　巴豆　楤子　桑汁　楮汁楮叶同麻叶。桂心同栝楼末。白矾或入雄黄。丹砂　胡粉食盐　盐药　铁精粉　蚯蚓泥　檐溜下泥　蜜　蜘蛛甲煎　牛酥入盐。生蚕蛾捣。猪齿灰　虾蟆捣。猪耳垢　牛耳垢　人耳塞　人齿垢　梳垢　鼠屎　鼬鼠屎　食蛇鼠屎双头鹿腹屎并涂一切蛇伤。秦皮洗并傅。人尿洗之，抹以口津。蛇缠人足，尿之即解。男子阴毛蛇伤，以口含之，咽汁。

【蜈蚣】

蜗牛　蛞蝓　乌鸡屎　五灵脂　独蒜　芸苔子油。蛇含　香附嚼。苋菜　马齿苋　菩萨草　人参　蚯蚓泥　食盐　生铁磨醋。胡椒　茱萸　楝叶汁。生姜汁，调蚌粉。桑根汁　雄黄　井底泥　耳塞　头垢同苦参。地上土　尿坑泥　城东腐木渍汁。并涂之。鸡冠血涂。中蜈蚣毒舌胀出口者，含满咽汁。鸡子合之。蜘蛛咂咬处。麻鞋底炙熨。乱发烧熏。灯火照熏。牛血　猪血并主误吞蜈蚣，饮之至饱，当吐出也。

【蜂蛊】

贝母酒服　雄黄磨醋　菩萨石　梳垢　麝香　牛酥牛角灰。牛屎灰。蟹壳烧。甲煎　楮汁　苋汁　茱萸　蛇含　葵花　灰藋　人参嚼。白兔藿　五叶藤　尿坑泥檐溜下泥并涂蜂伤。小蓟　恶实　葵叶　鬼针并涂蝎伤，仍取汁用。芋叶　苦苣　冬瓜叶　马齿苋　胡麻油　韭汁干姜　薄荷　青蒿　大麻叶　苦李仁　楝叶汁　蓝汁酒糟　藜叶　蜀椒　食茱萸　木槿叶　齿中残饭　半夏附子磨醋。黄丹　硇砂　土槟榔　地上土　白矾同南星。丹砂　食盐　蜗牛　蛞蝓　五灵脂　海螵蛸　驴耳垢守宫涂蝎伤。蜘蛛　蝙蝠　热酒洗。冷水　温汤　赤龙浴水并浸洗。葱白隔灸。槐枝炮熨。皂荚炙熨。油梳炙熨。鸡子　木碗并合之。拨火杖蝎伤，取横井上，自安。

【蜘蛛】

醇酒山中草蜘蛛毒人，一身生丝，饮醉并洗之。贝母酒服。苍耳叶煎酒。小蓟煎糖饮并傅之。秦皮煎服。鬼针汁。

蓝青汁。羊乳　牛乳并饮及傅。芋叶　葱　胡麻油　山豆根　通草　豨莶　藜叶　灰藋　合欢皮　旧箪灰　蔓菁汁　桑汁　雄黄　鼠负　蚯蚓　土蜂窠　赤翅蜂　驴屎泥　鸡冠血　麝香　猴屎　头垢并涂之。驴屎汁。人屎汁，并浸洗。白矾傅壁镜毒。

【蠼螋】

醇酒蠼螋能夹人，又能尿人影成疮累累，蠚人恶寒且热，但饮醇酒，至醉便卧，其病若失。米醋　豆豉　茶叶　梨叶　鸡肠草　鱼腥草　马鞭草　大黄　豨莶　蒺藜　巴豆　败酱草　故衰衣灰　旧箪灰　鹿角汁。犀角汁。羊须灰。麝香　乌鸡翅灰。燕窠土　地上土　食盐　胡粉　雄黄　丹砂并涂之。槐白皮浸醋洗。鸡子合之。

【蚕载】

苦苣　莴苣　赤薜荔　苎根　预知子　榔桐皮　百部　灰藋　田父　麝香并涂蚕咬。紫荆皮洗蚕咬。蚕茧草诸虫，如蚕咬，毒入腹，煮饮。草犀服汁，解恶载毒。豉　苕葱　马齿苋　食茱萸　松脂　青黛　韭汁　燕窠土　雄黄　牛耳垢　狐屎并傅恶载虫伤。丁香傅桑蝎伤。麻油灯熏蝎虫伤。蛇退洗恶虫伤。蒜同面。胡瓜根　灰藋叶　马鞭草　干姜　葱汁　韭汁　茶叶　杏仁　巴豆　桑灰　雄黄　丹砂　蚁蛭　蜜蜡　头垢并傅狐尿刺疮。乌鸡搦狐尿疮。人尿　驴尿　白马尿并浸洗狐尿刺疮。

【蚯蚓蜗牛】

石灰　盐汤并主中蚯蚓毒，形如大风，泡汤浸之。葱蜀羊泉同黄丹。百舌巢中土同醋。鸭通并傅蚯蚓咬。吹火筒蚓毒，小儿阴肿，吹之即消。蓼子浸蜗牛咬。

【射工沙虱】

山慈姑吐之。苍耳叶煎酒。雄黄磨酒。牛膝煎水。草犀汁。苋汁。马齿苋汁。梅叶汁。蘘荷汁。狼毒汁。鬼臼汁。悬钩子汁。浮萍　知母末。射干末。白矾同甘草。丹砂末　斑蝥烧。溪狗虫烧。鸿鹅炙食。鹅血　鸭血并服，主治射工、沙虱、溪毒中人，寒热生疮。莴苣　蒜　白芥子芥子　葱　茖葱　茱萸同蒜、葱煮汁。鸡肠草　梨叶皂荚末和醋。白鸡屎和饧。鹖鸡毛屎　芜青　鼠负　熊胆　麝香　白矾并涂射工、沙虱、溪毒疮。蚊母虫含之，除射工毒。溪鬼虫喙　鹅毛并佩之，辟射工毒。

诸兽伤

【虎狼】

醇酒饮醉。芒茎捣汁，或同葛根煎汁。葛根汁，或研末。兔葵汁。地榆汁。草犀汁。胡麻油　生姜汁。沙糖铁浆并内饮外涂，则毒不入腹。妇人月经烧服，主虎狼伤。山漆　豨莶　粟米　干姜　薤白　独栗　白矾　蛴螬猬脂　菩萨石并涂虎咬爪伤。青布熏虎狼咬伤疮。

【熊罴】

蒴藋汁服。蕨菜汁服，并主熊罴伤，仍外涂。独颗栗烧。粟米嚼，并涂熊兽伤。

【猪猫】

松脂作饼。龟版灰。檐溜下泥并涂猪咬。鼠屎灰。薄荷捣，并涂猫咬伤。

【犬狮】

雄黄同麝香酒服，或同青黛水服。苍耳叶煎酒。桃白皮煎水。紫荆皮汁。地黄汁。白兔藿汁。蔓菁根汁。生姜汁。

韭根汁,并内饮外涂百度。故梳同韭根煎。百家箸煎汁。头垢同猬皮灰,水服。猬头烧,同发灰,水服。驴尿　狼牙草灰水服。芜青米炒,酒服,并主猘犬恶犬伤。莨菪子狂犬伤,日吞七粒及捣根涂。铁浆狂犬伤,饮之毒不入内。斑蝥疯狗伤,以三个研细,酒煎服,即下肉狗四十个乃止,未尽再服。用七个,糯米一撮炒黄,去米,入百草霜一钱,米饮服之,取下肉狗,以便尿清净为度。糯米一勺,斑蝥三七个,分作三次炒,去蝥研末,分作三服,冷水滴油下,取恶物。虾蟆脍　蛳蛇脯并主狂犬伤,食之不发。艾叶猘犬伤,灸七壮,或隔床下土灸之。瓦松同雄黄,贴疯狗咬,永不发。栀子烧,入硫黄末。栾荆皮同沙糖。雄黄入麝香。山慈姑苏叶嚼。蓼叶　莽草　蓖麻子　韭汁　薤白　葱白　胆矾　蚯蚓泥　红娘子　死蛇灰　犬屎　虎骨牙、脂同。人血并涂狂犬恶犬伤。人参狗咬破伤风,桑柴烧存性掺之。屋游地榆　鹿蹄草　黄药子　秣米　干姜　乌桕　赤薜荔杏仁　马蔺根同杏仁。白果　白矾　菩萨石　竹篮耳灰。冬灰　黄蜡　猪耳垢　鼠屎灰。牛屎　人屎并涂犬伤。人尿冷水　屋漏水并洗犬伤。

【驴马】

马齿苋马咬毒入心,煎服之。人屎马汗马血入疮欲死,服汁。马屎中粟剥驴马中毒,绞汁服,并涂之,仍以尿洗。柽柳剥驴马毒血入内,浸汁服,并取冰片灸之。葶苈马汗毒气入腹,浸汤饮,取下恶血。醇酒马毒入腹杀人,多饮令醉。益母草和醋。鼠屎并涂马咬。独栗烧。白马通　鸡冠血并涂马咬,及马汗入疮,剥驴马骨刺伤人欲死。月经水涂马血入疮,剥马骨伤人神效。马头灰。马鞭灰。鸡毛灰。乌梅和醋。雄黄　白矾　石灰并傅马汗或毛入疮肿痛,入腹杀人。

水菫汁。冷水　热汤并洗马汗马血入疮。

【鼠咬】

狸肉食之。狸膏摩傅之。猫头及毛灰。猫屎　麝香并涂之。

【人咬】

龟版灰。摄龟甲灰，并涂之。人尿浸。

损 伤 总 论

耀山曰：凡久视则伤血，久卧则伤气，久坐则伤肉，久立则伤骨，久行则伤筋；喜则伤阳，怒则伤肝，悲则伤肺，惊则伤胆；醉饱入房则伤精，竭力劳作则伤中，此皆无形之伤，而跌打损伤，则有形之伤也。然伤虽有形，而亦有隐于无形。即如亡血瘀血之分，内因外因之别，已难混同；且外遇跌扑诸伤之异，内有七情兼损之殊，更宜体究。若不条分缕晰，稍存疑似之见，措手殊难。如登高堕下，其人必惊，惊则气陷；争斗相打，其人必怒，怒则气逆；戏耍跌扑，其气必散；极刑鞭扑，其气必结；拳手之伤，肌损血滞而轻；金石之伤，骨折筋断而重；甚至汤烫皮脱，火烧肉焦，虽伤之小焉者，亦不可不立有专条。余不揣鄙陋，详考群书，类分诸伤，先叙所受之因，后引已验之方，此集虽医家之末技，亦治伤之首务也。

金 刃 伤

耀山曰：凡金刃伤，失血之症也，有轻重浅深之分。

如出血太多,脉宜安静,最忌躁促脉。经云:金疮出血,沉小者生,浮大者死。伤口平置,不辨可明;若伤深而重者,症必大脉已伤,血飞筋断也。宜服八珍、十全等汤补之,甚者独参汤。素有热者,兼以凉血;因有怒者,兼以清肝;烦渴昏愦者,定心补脾;筋骨拘挛者,滋肾补血。其伤处必将自己小便淋洗,如伤久欲换敷药,亦以小便洗之,功能止痛不溃,即见水亦无碍。如轻浅之伤,血止即痊,后虽溃烂,亦无大害。所集止血药方,备述以便选用。

《集证》云:凡杀伤不透膜者,以乳香、没药各一皂子大研烂,以小便半盏,好酒半盏,同煎半温服,然后用花蕊石散或乌贼鱼骨为末,敷疮口上即止。昔推官宋璟,定验两处杀伤,气偶未绝,亟命保甲取葱白,热锅炒热,遍敷伤处,继而呻吟,再易葱白,伤者无痛矣。

《金匮要略》:治身被刀斧伤,亡血,用王不留行、蒴藋细叶、桑东南根白皮各十分,川椒三分,甘草十分,黄芩、干姜、芍药、厚朴各二分,以前三味烧存性,后六味为散合之,每大疮饮服方寸匕,小疮但粉之。

《陈氏选粹》云:凡临阵致伤,轻重不同。诸集载方皆治其外者,已试之法以涂抹固无不可;但交锋之人,呼吸生死,兼之被伤,神思不免昏迷。若出血过多因至愦乱者,则大剂参、芪、归、术、芎、地之药,必须多服,安得专治其外而忘其内者?若至变症,又当于恶候各条参酌焉。

《圣惠》云:金疮失血,其人当苦渴,然须忍之,常令干食,可与肥脂之物以止其渴,又不得令饮粥,则血溢出杀人也。又忌嗔怒,及大言笑,动作劳力,及食盐酸，热酒热羹，皆使疮痛冲发，甚者即死。丹心曰：凡金疮及折伤，不可饮冷水，血见寒则凝，入心即死。如金疮恶心，用槟榔、橘皮为末，蜜汤送服立止。

《延寿方》：治金疮出血不止，用冷水浸之即止。或用热汤，以故布蘸汤酋之，亦止。

《千金方》：治金疮出血，用车前叶捣搏之；或磁石末傅之；或白颈蚯蚓屎末，水服方寸匕，日三服。如出血不止，饮人尿五升即止。如大便不利，用大黄、黄芩等分为末蜜丸，食前水下，日三服。如烦满，用赤小豆，苦酒浸一日，熬燥再浸，满三日，令黑色为末服。如苦痛者，用杨树白皮，熬燥研末，水服方寸匕。如犯内血出不止者，取所交妇人中衣带三寸烧末水服。如内漏者，牡丹皮为末，水服三指撮，立尿出血也。或用疮中所出之血水和服。方寸匕者，如匙方寸抄散不落为度也。

《肘后方》：用石灰末裹之，定痛止血，又能速愈。如伤深者，不宜速合，少加滑石傅之，或蛇含草捣傅之。或狼牙草茎叶热捣贴之，或用牡蛎粉傅之。或肿痛者，用栝楼根捣涂，重布裹之，热除痛即止矣。若内漏者，用雄黄半豆大纳之，仍以小便服五钱，血皆化为水矣。

危氏《得效方》：治出血不止者，用血见愁草，研烂涂之。或闷绝者，用蒲黄半两，热酒灌下。

《梅师方》：治血出不止，取葱炙热，挪汁涂之即止。如肿痛者，用生牛膝捣傅立止，又用桑柴灰筛细傅之。若出血甚多而冷者则杀人，宜炒盐三钱，酒调服之。

《异苑方》：用活鹿草，即土牛膝叶，治金疮折伤傅之效，一名地菘。

《本草纲目》：治金疮出血，用鹿蹄草捣涂即止。如出血不已，用稗草苗叶根捣傅，或研末掺之即止，甚验。如肿痛者，用象皮烧灰和油敷之。

《广利方》：用白芍药一两，熬黄为末，用酒或米饮服二钱，渐加之，仍以末敷疮口即止，良验，或用麒麟竭末傅之立止。如刀斧损伤者，用新桑皮烧灰，和马粪涂之疮上，数易，亦可煮汁服之。

《集简方》：治刀斧伤，用独壳大栗研傅，或仓卒嚼烂亦可；或荷叶烧研搽之；或用韭汁和风化石灰，日干为末，傅之效；或用香炉灰罨之，止血生肌。

《外台秘要》：治金疮出血，用柳絮封之即止，或楮树子捣傅亦止。如内漏者，用麻勃一两，蒲黄二两为末，酒服二钱，日三服愈。麻勃，即大麻花也。

《事林广记》：治金疮出血，用云母粉傅之，妙绝。

《积德堂方》：用寒水石、沥青等分为末，干掺之，勿犯水。寄园云：沥青同半夏末之，且不痛而无瘢。

《医学集成》：治金疮，以石炭研末厚傅之。疮深不宜速合者，加滑石掺之。石炭，即今之煤石也。

《救急方》：用白矾、黄丹等分为末，傅之最妙。

《永类钤方》：治血出不止，以嫩紫苏、桑叶同捣贴之。

孟诜《食疗》：治出血不止，用小蓟苗捣烂涂之。

《袖珍方》：治金疮痛不可忍者，用篱上婆婆针袋儿，擂水服，仍以渣罨疮口立效。

《笔峰杂兴》：治金疮，用何首乌末傅之即止，神效。

《儒门事亲》：治金疮血出，用白薇为末贴之。

蔺氏《经效方》：治金疮血出不止，用生面干傅之，五、七日即愈。

《百一方》：治金疮出血，葱白、砂糖等分研封之，痛立可止，更无瘢痕也。

崔元亮方：用石榴花半斤，石灰一升，捣和阴干，傅之立止。

唐瑶《经验方》：用沥青少加生铜屑，掺之立愈。

《普济方》：治金疮不透膜者，以海味中咸白鳔，大片色白有红丝者，成片铺在伤处，以帛缚之即止。

《急救方》：治刀伤血出不止，用紫藤香，即降香佳者，瓷瓦刮下，石碾碾细，敷之血即止，又无瘢痕。若刀刃伤痛不可止，用好鸡骨炭，掷地上铿然有声者，与松香透明者，等分捶成一块，再多用老韭菜汁拌入阴干，如此拌捶三四遍后，为细末收贮，上巳、端午、七夕等日制之，敷患处痛立止，完好如常。若血流不止，用千年石灰掺之，或生半夏末研傅，或用干面和白糖撒伤处皆效。

《本草》方：治刀斧损伤，端午午时，取晚蚕蛾、石灰、茅花捣成团，草盖令发热过收贮，每用末掺之。

《食物本草》：治刀杖金疮，用天鹅绒毛贴之，立愈。

《扶寿方》：用生姜嚼傅，次日即生肉，甚妙。

《济急方》：用白及、煅石膏等分为末掺之，亦可收口。

《胜金方》：用灯心嚼烂傅之，立止。

箭镞伤

耀山曰：凡箭镞伤，有入肉、入骨、在咽、在腹之分，又有焦铜、射罔、蛇、螫等毒，若不细察其因，终必舛错，施治无功。集引各方于后，按证选用，庶可无误。若箭镞已出，仍作金疮调治。

箭镞入骨，《本草》用蜣螂全者，麝香少许，同为末，拨动箭头，掺药疮内自出。又有不可拔者，用巴豆微炒，与蜣螂同研匀，涂伤待极痒，便撼动拔之立出，后用生肌膏药贴之。李筌《太白经》：治金刃入骨脉中不出者，用半夏、白蔹等分为末，酒服方寸匕，至二十日自出。

张子和云：用莨菪洗净，捣为丸阴干，黄丹为衣，先以象牙末贴疮口，将丸药对放脐中缚紧，当即便出也。若疮口生合，以刀微刮破，其镞自出。《医学纲目》载此药曾用有功。按牙末出诸刺入肉，殊有神效，然箭镞入骨，锤钳不能施力，此盖借牙末之效，以成天仙子之秘法也。莨菪，即天仙子也。

箭头入肉，《疡医大全》用蜣螂十个去壳取白肉，土狗三个，妇人发灰少许，共研细捣烂如泥，厚涂之，以两手蹙之，箭头自出。

箭镞入肉，《金鉴》方用蜣螂、雄黄、象牙末，等分炼蜜为丸，纳伤口内，外用羊肾脂，细嚼贴之，觉痒忍之，极痒，箭头渐冒，撼动拔出，即以人尿洗之，另贴拔毒生肌膏药，日洗日换自敛，此名解骨丸也。

《千金方》：用蝼蛄捣汁，滴上三五度自出。若刀箭在肉及咽喉胸膈诸隐处不出者，酒服瞿麦方寸匕，日三服，外仍用蝼蛄汁滴之。如在他处，以蝼蛄捣烂涂伤口立出。若箭镞入腹或肉中有聚血者，以妇人月经衣烧灰，酒服方寸匕。

《集要方》：用大雄鼠取薄片焙研，每服二钱，热酒下，疮痒即出矣。又方：用鼠脑捣涂亦出。

《本草》方：用水牛取一角者，小瓶盛之，入硇砂一钱同水数滴，自化水，取滴伤处即出矣。或用象牙刮末傅之，亦出。或用饴糖点之，至疮痒极，用刀钳出，旬日而瘥。或头上黑虱及人牙齿，同研涂之即出。

《急救方》：治被箭镞伤者，用陈腌肉去皮，取红活美好者细锉，象牙末及生人爪甲为末研极细，拌入所锉腌肉内，再为匀锉，令其合一，厚敷箭镞周围，一饭顷其镞自为迸脱。一方：箭镞不出者，以牙垢同鹤虱末敷之，亦效。

《经验方》：治箭镞不可拔者，用螳螂一个，巴豆半粒，同研敷伤处，微痒且忍，极痒乃撼拔之，以黄连、贯众煎汤洗拭，又以石灰敷之。或仍炒巴豆与螳螂，同研涂之，俟极痒拔之，后用生肌止血等药而瘥。

《海上方》：用栝楼根捣傅之，日三易自出，又治针刺入肉。又方：用冷饭、胡椒末捣，贴一二次即出。

《集简方》：治刀箭伤疮，用香白芷嚼烂涂之。

《物理小识》云：象牙、牡鼠肝脑、栗屑、乌鸡尾灰、白梅、人爪、人齿坚和黑虱，皆能出箭头铁针在肉者。刘荐叔曰：近日行伍中，惟以干苋菜与沙糖涂之，能出箭头与铅炮子，此常验者，则古方所未载也。按毒箭伤人，其箭用草乌煎汁，名射罔，加以斑蝥；人若中之，急用蓝汁一碗灌之，外以蓝汁涂抹伤处；如干靛青亦可，捣汁内服外敷。若一时仓卒无觅，急取新青布渍汁饮之。一法：或用大豆、猪羊血内服外敷，解毒亦效。又方：若卒被毒箭，用麻仁数升杵汁饮，解毒。一方：外用雄黄末抹之，沸汁出即愈。

陈藏器云：盐药能解独白草箭毒，即草乌毒也。

姚坦僧《集验方》：毒箭有三种，交广夷人用焦铜作箭镞，岭北诸处以蛇毒螫物汁著筒中渍箭镞，此二种才伤皮肉，便洪浓沸烂而死；若中之便饮人屎汁并涂之，惟此最妙；又一种用射罔煎涂箭镞，亦宜此方。又方：用白盐贴疮上灸三十壮，亦良。

《千金方》：治中毒箭，用芦根煮汁服之。若毒箭入肉，煎生地黄汁作丸服，至百日箭出。若中射罔毒箭，用贝齿烧研，水服三钱，日三服效。

《肘后方》：治卒中毒箭者，藕汁饮，多多益善。

《博物志》：交州夷人以焦铜为镝，涂毒药于上，中人即沸烂，须臾骨坏，但服月经水、人屎汁解之。

耀山云：夷邦有蛇毒草，捣汁蘸锋芒，射物立毙，人中之即亡。又鸡母草亦毒，涂箭刀，触禽兽立死，人遇之亦亡。又有毒竹，交趾簕竹刺虎，南方蒽箬为矛即筋竹簕箬、苦油竹之类，人被其伤者，溃烂至死。又雍正三年，广西巡抚奏访狆苗毒弩之药，言苗用百草尖所熬，狆用毒树汁，土名曰撒，配入蛇汁，涂箭伤人，毒流遍体。始不可治，后得解毒方药，惜不外传，仅除其撒树而已。又肃慎国有石砮，国人以为箭镞，中人即死。凡中毒箭死在倾刻者，惟饮金汁并涂伤处为最灵，粪清亦可，人中黄亦效。

《日华本草》：署毒箭，用荠苨，即甜桔梗，捣涂，亦可煎服。又张鷟《朝野佥载》云：虎中毒箭，食清泥而解，野猪中药箭，豗荠苨而食，物犹知解毒，何况人乎。豗音灰，豕掘地也。唯犬中毒箭无恙，以其食粪故也。

瓷 锋 伤

耀山曰：凡瓷锋伤，较之金刃，稍钝而浅；比之石块，虽轻而深。或头被碗击，或脚踏缸片，或跌堕扑地垫戳，因而脑陷腹破，轻则皮破血流而已，重则筋断血飞不住也。如皮破者，用桃花散掺之，其血自止。筋断者，白胶香散敷之，其筋自续。出血过多，面色必黄，须要外避风寒，内忌冷物，终保无患，并服独参、八珍汤补助为要。若深者，恐有细锋在内，势必腐烂，须用童便乘热洗之，或用葱汤洗而去之，仍用金疮药掺敷，又外用膏药贴之，否则防患破伤风也。

《备考》云：凡碗片自割者，疮门不齐，且不甚大，若深则死，浅则不死。此言自割咽喉之处也。

《正宗》：**如圣金刀散**，治皮破筋断，血飞不止者，用松香净末七两，枯矾、生矾各一两五钱，共为极细末，掺伤处，纸盖绢扎，止后三四日后，必焮肿作脓，换生肌收口等药，其疼即止，以后日用葱汤洗之，可换搽生肌玉红膏长肉，避风为要。

《陈氏秘传》：治补唇缺，刿勒血流如注者，用枯矾七钱，松香三钱，共为末，名黄龙散；用枯矾七钱，乳香三钱，共研为末，名白龙散；二散合用，名黄白二龙散，治同，血止即合。如见水经风，伤处发肿者，用丝瓜取皮，搭在石灰墙上阴干，为末掺之。如血干者，水调敷，名碧螺散，其肿即消。如要落水，敷水灵丹，用地榆炒黑、血余、龙骨煅、人筋土炒即茜草也、乳香、没药各去油、血竭、降香节，等分为末敷之，可着水，又名舜帝梦授水灵丹。又方：鸡儿王家刀疮药，用龙骨，白及，等分为末掺之。又辛香饼，治一切血出等症，松香一斤，韭菜二斤，同用水煮，韭枯为度，取出冷定，研末收贮，有血者将血调之，无血者用粳米饭同药捣成饼贴之，不避风寒，不须包裹，七日自愈。

刀疮神药，止血定痛，生肌如神，《集简方》用苎麻叶和石灰捣作团，晒干研末敷之。《集效方》用古石灰、新石灰，以丝瓜根叶初种放两叶者，又以韭菜根，各等分，捣千下，作饼阴干，研末掺之，俱效。

《拔萃》方：治血出不止者，用五倍子末贴之。若气闭者，入龙骨少许汤服；或五倍子同降香等分，炒研傅之，皮肉自痊。

《鬼遗方》：治血出不止而成内漏者，用蝙蝠二枚烧末，水服方寸匕，当下水而血消。若闷绝不识人者，用琥珀研粉，童便调服，一钱即瘥。如肿痛者，用蔷薇根烧灰，白汤服方寸匕，日三服。

《选粹》：止血方，一用旧毡帽灰，一用男子发灰，或用晚蚕蛾炒研傅之；或用半夏、石膏、郁金等分为末傅之，俱效。

《斗门方》：治一切金疮及刀斧伤，用白僵蚕炒研傅之。

俗方：治血出不止，用马屁勃灰掺之，或整块贴之，俱效。

按：俗传治瓷石金疮出血方，如农家有用门档灰者，有用锅底煤者，有用金丝烟者，有用陈艾叶者；匠家有用炉内红炭研傅者，有用石上白屑捣傅者；樵家有用茅花者，有用麻皮者；猎家有用蚁窝者，有用莺毛者，此皆各从其便之方也。

签 刺 伤

耀山曰：凡签刺伤，竹木针骨所戳伤也。按《正宗》云：外入之患，有软硬之分，浅深之异。软浅者，以针头拨见刺形，拔出即愈。硬深难出者，用蝼蛄捣烂涂刺上，一时许，其刺自然吐出，取去之则愈矣。如朽竹烂木毒骨恶刺入肉，终必溃烂，要在预为施治，以免脓腐，治验各方，选列于后：

竹木入肉，《千金方》用干羊屎烧灰，和猪脂涂之，不觉自出。如不出，用鹿角烧末，水和涂上立出，久者不过一夕。

深师方：用鹿脑敷之，燥即易，半日当出。

《肘后方》用白茅根烧末，猪脂和涂之，风入成肿者亦良。如蛇骨刺人毒痛者，用铁精粉豆许，吹入疮内。如痛甚者，用死鼠灰敷。如针刺在咽，用鼠脑捣敷。如针棘竹木刀镝在咽喉胸腹者，用鼠肝捣涂，鼠脑亦效。又方：杵杏仁傅之，皆效。

《救急方》：用生地黄嚼烂罨之，或用多年熏肉切片裹之。

《梅师方》：用瞿麦为末，水服方寸匕，或煮汁日饮三次。或在肉中不出疼痛者，用王不留行为末，热水调服，以渣傅之。或刺伤中水者，服为牛尿二升，三服即止。

《灵苑方》：用糯米于端午前浸之多日，挂燥，临用炒黑研膏贴之，一夜刺即出矣。

《便民图纂》：端午取晚蚕蛾投竹筒中，干死为末，津和涂之。

《本草》方：治刺不出，以头垢涂之即出。如针拨不尽者，以齿垢封之，即不烂也。又白梅肉嚼封之，刺即出。又栗楔生嚼罨之亦出。又蠼螋生研罨之亦妙。又蛴螬研傅之，刺即出。又牛膝根捣烂涂之亦出。又鱼鳔取傅疮上四边，肉烂刺即出矣。

《肘后方》：治竹木入眼，用蛴螬捣涂之，立出。

《千金方》：治麦芒入眼，以新布覆目中，持蛴螬从布上摩之，芒着布上出也。

孙真人方：治前症，用大麦煮汁洗之，即出。

铁针入肉，《金鉴》注云：针无眼者不动，有眼者随气游走，若走向心窝胸膛者险。急用乌鸦翎数根，炙焦黄色，研细末，酒调服一钱，或二钱亦可；外用车脂油不拘多少，研如膏，加慈石末，摊纸上，如钱许，贴之三五次，其针自出。

时珍云：用乌鸦翅羽三五枚，炙焦研末，醋调敷之，数次即出，甚效。

《锦囊方》：治针入肉、血凝心、破伤风三症如神，乌鸦翎烧灰存性细研，酒服一钱，或白汤下。

又《千金方》：治针刺入肉，用温小便渍之，或用豆豉嚼烂涂之。若针刺在咽喉者，以蝼蛄杵汁滴入，三五度自出。如恶刺伤人，用茛菪根，水煮浸汁中，冷即易之，其刺即出，神方也。

《开宝》方：治诸铁及杂物入肉，刮取象牙屑和水傅之，立出。

《简要济众方》：治骨刺入肉，用象牙末，以水煮白梅肉调涂，自软。

《圣惠方》：治针刺在肉，用半夏、白蔹等分为末，酒服半钱，日二服，亦治刺哽入喉。又凡针折入肉及竹木刺者，刮人指甲末，用酸枣挤烂涂之，定出。

《易简方》：用蓖麻子仁一个，先以帛衬伤处，然后研傅帛上，频看针刺微出，即拔去之，恐药力紧努出好肉。或加白梅肉同研，尤好。

《瑞竹堂方》：治针刺不出者，用双仁杏仁捣烂，以车脂油调贴，其针自出。

《兵部手集方》：针刺百理不瘥者，用松脂流如乳头香者傅之，三五日当有根出。

《急救方》：治箭镞竹木刺伤者，用艾绒摊成饼子，将火硝细末敷上，再用大蜣螂捣成末，铺火硝上，包伤处，一日夜即出。

《外台秘要》：治针刺入肉，用酸枣核烧末，水服立出。又箭刺脓囊不出者，以蔷薇根末掺之，服鼠朴十日，即穿皮而出也。又治骨哽不出，亦用蔷薇根末，水服方寸匕，日三服，亦效。又如苇刺入肉，用生嚼栗子傅之。

《小品方》：治剥死马，骨刺伤人，毒攻欲死者，用白马屎和猪油涂之。

《千金方》：用本马粪涂，并烧灰服效。

孟诜《食疗》：治鱼骨刺入肉中不出者，嚼吴茱萸封之，骨当烂出。又治鱼骨入腹，刺痛不得出者，吴茱萸水煮一盏温服，其骨必软而出，未出再服。

《东医宝鉴》方：治骨刺伤，用海獭皮煮汁服。又鱼狗鸟烧为末，和饮顿服。又外敷，象牙末厚涂，骨自软出。

若刺伤手足，犯露水肿痛者多险，即以桑枝炮热，熨疮上令热，如冷即易之，其瘀自溃。又若刺伤金疮，百治不效者，浓煎葱汤渍之，甚良。

伤水疮：凡竹木刺破皮肤，或鱼刺诸骨伤损之后，误犯生水，疼痛溃烂，名伤水疮，用五倍子、蛤粉、黄丹各等分，同炒变色，研细干掺。

鸡眼肉刺在足趾者，《金鉴》用紫玉簪根捣贴，俗方用火焰草、玉簪花叶，皆可贴消。又一方：用黄丹、枯矾、朴硝等分为末，浴后擦之即愈。

坠 堕 伤

耀山曰：坠堕伤，从高而下也，或登楼上树，临岩履险，偶一踏空而堕者，或遇马逸车覆而坠者，若身无大伤，气必惊乱，血必淤滞。一时昏晕者，将患者扶起，或敲其背而振之，或抱其腰而耸之，使其血和气通，人渐苏醒，然后服药调养则痊。若逢撞碰瘾瘀，身有伤痕者，按其部位穴道而治之。若内伤致命，口眼耳鼻，必然出血，死在须臾者，急灌童便救之。如骨折筋断者，方集本条，可选择通用也。

《顾氏秘书》云：从高坠下，瘀血攻心，用淡豆豉一合煎汤饮之，或生姜汁同麻油和匀温服之，再将净土五升蒸热，以旧布裹熨之，急撬开口以热尿灌之，再用半夏末吹鼻中，以艾灸脐，将伤人盘足坐定，提起头发，使气上升，则可活矣。

陈实功曰：从高坠下，皮肉未破，必有瘀血，通利二便，人必醒；不醒，人参汤救之，轻者红花等药调之。

甄权云：坠伤损瘀在腹刺痛，取久卧蒲席烧灰二钱酒服，或蒲黄、当归、大黄、赤芍、朴硝煎送，血下愈。

《圣惠方》：治坠落车马，筋骨疼痛不止者，用延胡索，豆淋酒服二钱，日二服。

《经验后方》：治坠马拗损，用桑白皮五斤，为末一升，煎膏傅之便止；后亦无宿血，终不发动。

《传信方》：治坠马瘀血，用稻秆灰，以新熟酒连糟入盐和淋，取汁洗痛处立瘥。

《广济方》：治坠损疼痛，用故乌毡两段，酒五升，盐一抄，煮热裹之，冷即易，三五度瘥。

《千金方》：治堕落车马及车辗木打，因瘀血抢心，气绝不能言，可辟开口，即以小便尿其中，下咽即醒。

《外台秘要》：治从高坠下，有瘀血在内者，刮琥珀末，酒服方寸匕，或入蒲黄末三二匕，日服四五次。

唐瑶《经验方》：治坠下欲死者，取老鸦眼睛草茎叶，即龙葵，捣汁服，以渣傅患处。

杨拱《医方》：治坠跌积血心胃，呕血不止，用干荷花为末，每酒服方寸匕，其效如神。

《古今录验》：内伤神效方，治坠跌打击，用麝香、水蛭各一两锉碎，烧令烟出，为末酒服一钱，当下蓄血，未止再服，其效如神。

钱青枪曰：从高坠下及落马血冲欲死，切忌饮冷水，急用韭菜汁或热小便灌之。

《肘后方》：治从高落下，瘀血抢心，面青气短者，取乌鸦右翅七枚烧研，酒服，当吐血便愈。又方：如上症欲死者，用胡粉一钱，水和服即安。或在骨节及胁外不去者，以生铁一斤，酒三升，煮一升服。或在腹内久不消时发动者，用桔梗为末，米饮下一刀圭。刀圭者，准如梧桐子大也。此方宜酌加。

《东阳方》：治坠打瘀血，用姜叶一升，当归三两为末，温酒下方寸匕，日三服。

《塞上方》：治坠打淤血在内烦闷者，用东引杏树皮三两细锉，好酒一升煎服。

《备急方》：治瘀血，用虻虫二十枚，牡丹皮一两为末，酒服方寸匕，血化为水也。若久宿血在骨节中，二味等分。

《金匮要略》：治坠马及一切筋骨损伤方，大黄一两切，浸汤成汁，绯帛如手大一块烧灰，乱发如鸡子大一团烧灰，久用炊单布一尺烧灰，败蒲一握三寸，桃仁四十九个去皮尖，甘草如中指大一节炙锉，上七味，以童子小便量多少煎汤成，纳酒一大盏，次下大黄汁温服，先锉败席半领煎汤浴，衣被盖覆，斯须通利数行，痛处立瘥。利及浴水赤勿怪，即瘀血也。外浴以散其瘀，内服以下其瘀，斯两得之矣。徐彬曰：从高坠下，法当救损伤筋骨为主。然顿跌之势，内外之血必无不瘀，瘀不去则气不行，气不行则伤不愈，故以桃仁、大黄逐瘀为主。绯帛红花之余，乱发乃血之余，合童便以消瘀血，汤浴能活周身气血。然筋骨瘀血，必有热气滞郁，故以炊单布，受气最多而易消者，以散滞通气，从其类也。加炙甘草，补中以和诸药也。

跌磕伤

耀山曰：跌磕者，骤然跌倒，磕擦而成伤也。按《洗冤录》云：或失足，或自绊，其力在下，则所伤多在腿足及臂膊，然其或左或右，又皆止伤半边。如被人推而跌者，则其力在上，所伤多在头面及两手腕。盖推之力大，而人之一身其最重莫如首，推而下之，势必自顾，或两手至地，或出不知，则头面必先倒垂而下，虽亦未必全伤，而所伤与自跌不同。不但此也，自跌者因惊，被推者兼怒，要在医者善察而施治，则无贻误。

《直指方》：治跌破出血，用乌贼鱼骨为末傅之。

《简便方》：治跌磕伤损，用黄牛屎封之，裹定即效。

《千金方》：治磕扑青肿，用炙猪肉揾之，或用新猪肉贴之，或用新羊肉贴之，或用墙上朽骨，和唾于石上磨涂，干即易，或羊脂调莨菪子末傅之。

《胜金方》：治磕扑青肿，用老黄茄极大者，切片如一指厚，新瓦焙研为末，欲卧时温酒调服二钱匕，一辰消尽无痕也。

《千金方》：治蹉跌破伤，血瘀骨痛者，用鹿角末，酒服方寸匕。伤筋骨者，用豉三升，水三升，渍浓汁饮之，止心闷。

蔺氏方：治跌扑伤损，用真牛皮胶一两，冬瓜皮一两，同锉炒存性，研末，每服五钱，热酒一盏调服，仍饮酒二三钟，暖卧微汗痛止，一宿接元如故。

《纲目》：治跌扑伤损，用自然铜煅研水飞，同当归、没药各一钱，以酒服，仍用手摩痛。按李时珍曰：自然铜接骨之功与铜屑同，不可诬也。但接骨之后，不可常服，即使理气活血可耳。

《青囊方》：用半两钱五个，火煅醋粹四十九次，甜瓜子五钱，珍珠二钱制，每服一字，好酒调和，仍分食前后服，亦治跌扑伤损。若骨碎及伤烂，用生地黄捣膏，裹以竹简编夹，急缚勿令转动，一日一夕可十易之则瘥。《类说》云：许元公过桥堕马，右臂臼脱，左右急捺入臼中，昏迷不知痛苦，急召田录事视之，曰：尚可救也。乃以药封肿处，中夜方苏，达旦痛止，患处已白，日日换贴，其瘀肿移至肩背，乃以药下去黑血三升而愈，即本方也，出《肘后方》中。其《千金方》内，亦治腹中瘀血，用生地黄汁三升，酒半升，煮二升，分三服效。《本事方》，地黄膏内有木香末。

王仲勉《经验方》：治跌伤疼痛，用黄麻烧灰、头发灰各一两，乳香五钱，每服三钱，温酒下，立效。

《济生方》：治跌伤瘀滞，心腹胀痛，大小便不通，用红蛭石灰炒黄半两，大黄、牵牛头末各二两为末，每服二钱。

妇人因跌扑举重，损胎不安，子死腹中者，芎䓖为末，酒服方寸匕，须臾一二服立出，此《千金方》也。

娠妇偶因所触，或跌坠损伤，致胎不安，痛不可忍者，缩砂熨斗内炒熟，用仁捣碎，每服二钱，热酒调下，腹中极热，胎即安矣，神效，此孙尚书药方也。愚按：砂仁快脾气，多用亦耗正气，况香燥之品，性伤气血，求以安胎，适恐有伤胎元而反堕也。

挫 闪 伤

耀山曰：挫闪者，非跌非打之伤，乃举重劳力所致也。或挫腰瘀痛，不能转侧，或手足拗闪，骨窍扭出。其伤虽属寻常，若不即时医治，失于调理，非成痼疾，即为久患也。

唐瑶《经验方》：治骨节脱离，生蟹捣烂，以热酒倾入，连饮数碗，其渣涂之，半日内，骨内谷谷有声即好，干蟹烧灰亦好。

《集成方》：治闪胹脱臼，赤黑肿痛者，用黍米粉、铁浆粉各半斤，葱一斤，同炒存性研末，醋调服三次，后仍以水调，少加醋贴之。胹音衄，缩也，月生三日谓之胹，形弯缩而不宽舒也。

《易简方》：治闪肭骨节，用接骨草叶捣烂罨之，立效。若闪拗手足者，用生姜、葱白捣烂，和面炒热罨之，或用土当归同荆芥、葱白煎汤洗之。如折伤闪肭者，用土牛膝捣罨之。

邵真人方：治扭闪出骨窍等证，用蚕沙四两炒黄，绿豆粉四两炒黄，枯矾二两四钱，为末醋调敷之，绢包缚定，三四次即愈。

胡绣溪方：治闪跌，用鱼鳔切片，熔化摊新棉花上，乘热贴伤处，拔出青紫伤痕，即愈。

《得效方》：治闪挫腰痛，用神曲一块约如拳大，烧令通赤，好酒二大盏，淬酒中，便饮之令尽，仰卧少顷即安。

《儒门事亲》：治闪肭腰痛，用獖猪肾一枚擘开，盐椒淹过，入甘遂末三钱，荷叶包煨熟食，酒送下。

《摄生方》：治挫闪腰痛，用橙子核烧研，酒服三钱，即愈。

《玉机微义》：治闪损腰痛，用白莴苣子炒三两，白粟米炒一撮，乳香、没药、乌梅肉各半两，为末，炼蜜为丸弹子大，每嚼一丸，热酒下。

《众妙方》：治闪挫腰痛，用西瓜青皮阴干为末，盐酒服三钱。《纲目》主治，用菴䕡子擂酒服亦效。

《生生编》：治损伤腰痛，用冬瓜皮烧研，酒服一钱。

《永类钤方》：治挫闪腰痛，用莳萝作末，酒服二钱匕。

《直指方》：治腰痛瘀血凝滞，用破故纸炒，茴香炒，辣桂，等分为末，每热酒服二钱。故纸主腰痛，行血也。

压 迮 伤

耀山曰：压迮伤，意外所迫致也。或屋倒墙塌，或木断石落，压着手足，骨必折断，压迮身躯，人必昏迷。但视面色尚有生气，身体尚为软绵，则皆可救。压在要害致命虚怯之处，及遍身血瘀凝滞紫黯之色，或筋骨皮肉破绽断折者，或口耳出血睛突舌出者，俱为不救。又有扛抬重物以致跌倒，或身前后左右有磕擦而成伤者，若筋伤骨折，宜按接骨续筋条下选治也。

《千金方》：治兵杖所加，木石所迮，瘀血在胸背胁下刺痛者，用青竹茹、乱发各一团，炭火炙焦为末，酒一升煮三沸服之，三服愈。又治攧扑欲死，一切损伤，从高坠下，及木石所迮，落马扑车，瘀血凝滞，气绝者亦活，用净土五升蒸热，以故布重裹作二包，更互熨之，勿太热，恐伤肉，取痛止则已，神效之方也。孙真人云：三十年陈伤亦瘥。

《和剂方》：治跌压瘀血在内胀满者，用大黄、当归等分炒研，每服四钱，温酒服，取下恶物即愈。按此即导滞散也。

《三因方》：鸡鸣散，治从高坠下，木石压伤，及一切伤损，瘀凝积痛不可忍者，并以此药服之，功能推陈致新，用大黄酒蒸一两，杏仁去皮三七粒细研，酒一碗，煎六分，鸡鸣时服，至晓取下瘀血即愈。

《救急方》：治足被石垫伤者，或行路足肿者，以草鞋一只，浸尿缸内半日，用砖一块烧红，置鞋于上，将足踏之，令热气入皮里，即消。

《选粹》云：颠扑压坠等伤，专怕恶心，必有恶血在内，先用清心药服之，次以通利大小肠，打去瘀血，每服加童便服之。方见附方三字药下。

又方：治扁担压伤，肩头溃烂，剪猫头上毛，用唾粘之即愈。

铁　器　伤

耀山曰：铁器所伤，有铁尺、铁锤、金刚箍、抓子流星等类，形有大小宽窄不一，而铁器着身，其伤皆入骨内，为伤最重，非若木器拳脚之止及于骨而已。若骨碎血瘀，皆深入骨中，其色表里深赤而更紫，或更赤紫而青黑者是也。如瘀留骨窍，年久复发，遇天阴则尤痛，即成陈伤也。又诸铁器伤，五日外流黄水通内者，不治。

《集简方》：治金疮折伤肿痛者，用栀子、白面同捣涂之。如损伤瘀肿者，捣泽兰封之良。

《经效方》：治金疮损伤，生肌破血，用紫葛二两，顺流水三盏，煎一盏半，分三服，酒煎亦妙。

《千金方》：治金疮折伤，用干梅烧存性傅之，一宿瘥。又方：治金疮，瘀血在腹中者，用大麻仁三升，葱白十四枚捣熟，水九升，煮升半，顿服，出血不尽更服。

《乾坤秘韫》：治骨折疼痛，五灵脂、白及为末各一两，乳香、没药各三钱为末，热水同香油调涂患处。

《经验方》：治金疮肿痛，用水蛭新瓦焙干，为细末，酒服二钱，食顷作痛，可更一服，痛止，便将折骨药封之，物夹定调理，或损伤处用连须葱捣烂煨熟傅之，或炒热敷伤处，俱效。

世途悬镜所集《便用良方》：治打伤，用白蜡一两，藤黄三钱，入麻油内溶化，涂于伤处，立愈。此方止痛止血及治汤火等伤涂之皆妙，如脚跟被靴小擦破者亦效。

《肘后方》：治金疮扑损，用青蒿捣封之则愈。一方：用青蒿同麻叶、石灰等分，五月五日捣和晒干为末搽之。如脑破骨折，用蜜和葱白捣匀原封立效。

《卫生易简方》：用夏枯草嚼烂罨上即愈，亦治金疮扑损。熬膏酒化服，治远年损伤，瘀血作痛。

《深师方》：卓氏膏，治折腕损伤，用大附子四枚生切，以猪油一斤，三年苦醋同浸三宿，取脂煎三上三下，日摩傅之。

杨清叟方：治多年损伤入骨发痛者，用草乌头、南星等分，少加肉桂、姜汁，热酒调涂，未破者能内消。

孙真人方：治陈伤，用冬瓜子末，温酒服之。

《近效方》：益母膏，治折伤内损有瘀血，每遇天阴则痛，神方也，或炼服亦可。

砖　石　伤

耀山曰：砖石所伤，形不整齐，非斜侧即尖歪。若有被伤，头面居多，身背手足间或有之。其伤处，较之铁器稍轻，比之木伤略重。势必破肿，骨已受伤，肉又碎绽，则此伤失血瘀血兼有之，内服外敷，皆要去瘀活血为君，则庶无溃烂瘢痕。

《千金方》：治打头青肿，用大豆末傅之。

《永类钤方》：治打扑伤痕，用水调半夏末涂之，一宿即没也。如打伤出血者，用陈紫苏叶蘸所出血，挪烂傅之，血不作脓，且愈后无瘢痕也。

《摘玄方》：治打伤出血，用竹节草，即马兰，同旱莲草、松香、皂子叶，即柜子叶，冬用皮，为末，搽入伤口。

苏恭方：治打伤瘀血攻心者，以人尿煎一升，日一服，神效。

张氏《经效方》：治打伤出血，用葱白连叶，煨熟捣傅之。又方：治一切损伤，止血生肌，令无瘢痕，用盐藏杨梅和核捣如泥，做成梃子，以竹筒收之，凡遇破伤，研末傅之，神效。

《集简方》：治扑打损伤，用水桐树皮，去青留白，醋炒捣敷。如损伤瘀血者，用赤雹儿，即王瓜，烧存性研末，无灰酒空心服二钱。

《广利方》：治损伤瘀血不散，变成痈肿者，用生菴䕡蒿捣汁一升，服即消。

《鬼遗方》：治损伤瘀血在腹者，用白马蹄烧烟尽研末，酒服方寸匕，日三服，一夜血化为水也。

李仲南《永类钤方》：凡诸伤瘀血不散，五六月收野苎叶、苏叶，共捣烂傅伤上。如瘀血在腹内者，以顺流水绞汁服，即通血为水，秋冬用干叶亦可。此方以生猪血试之，可验也。

《直指方》：治损伤瘀血混闷身体疼痛者，用辣桂为末，酒服二钱。

《塞上方》：治损伤瘀血在内烦闷者，用蒲黄末，空心温酒服三钱。

木 器 伤

耀山曰：木器，棍棒之属也。凡伤痕斜长，两头必有高下之分，其色淡红而赤黑，虽痊瘢痕不能尽减。轻则瘀滞疼痛，重则筋伤骨损，再审有无他物之伤，或兼因何内病，须按轻重各伤而分治之，更以消灭痕瘢为要。

《圣惠方》：治击扑损伤，用童子热尿一盏，食前调下，日三服，利下恶物瘥。

《肘后方》：治一切折伤，用寒食蒸饼为末，每服二钱，酒下，甚验。

吴宇上传：用牛皮胶，以生姜汁熬化，棉布摊贴。又方：治跌打，用生大黄、肉桂各一两细研，红糖调敷，均效。

《简便方》：治打扑伤，用羊角灰，以沙糖水拌，瓦焙焦为末，每热酒下二钱，仍探痛处。

《通变要法》：治打伤肿痛，用白凤仙花叶捣如泥，涂肿破处，干则再上，一夜血散即愈。冬月收取干者为末，水和涂之。

《外台秘要》：以大豆黄末，水调涂之。

《集验方》：治打伤损痛，用无名异为末，酒服，赶下四肢之末，血皆散矣。又木石打伤，外用水龙骨煅研，桐油调搽效。

赵氏方：治打伤肿痛者，用热麻油和酒服之，以火烧地卧，觉即痛止肿消。松杨氏相打，用此方，经官验之，了无痕迹。

灭诸瘢痕方：《千金》用鹰屎白和人精敷之，日三次。

《圣惠方》：用鹰屎白二两，僵蚕一两，为末，蜜和傅之。又方：鹰屎白单用不能灭瘢痕，须合僵蚕、衣鱼之属为膏乃效。

《总录》云：用鹰屎白同白附子各一两为末，醋和敷，日三五次，痕灭。又方：春夏用大麦麸，秋冬用小麦麸，筛粉和酥傅之。

少林寺僧传：夺命丹，治跌扑损伤，不能言语，大小便闭，鼻有一丝气者，服此神效，当归、草乌、乳香、没药、血竭、半两钱醋制数十次、自然铜醋淬七次，各等分为末，每服二三分，黄酒送下，伤重者两三服即愈，百日内忌食荤荠。愚按：此方凡一切跌打损伤皆可服，若出血过多气虚极者切不可服。

卷之十

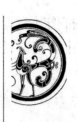

足踢伤

耀山曰：足踢者，鞋头之伤也，有软硬轻重之分。如系自做软底，则伤轻而浮肿；如系市买毡底，则伤重而坚硬；或尖头皮靴皮鞋，伤重入骨；如系钉鞋钉靴，则更重，其色紫黑贴骨，甚至有骨伤损者，不可无辨。其伤则在前后心、两肋、腰间以及肾囊、阴门居多。虽不及上三面，亦或有之，非人已仆地，则不能及也。

《图经本草》方：治踢扑损伤，以重阳日收老黄茄子百枚去蒂切破，消石十两捣碎，层铺密封净处，至正月后取出，晒至二三月，度茄已烂，开瓶滤去滓，别入新器，薄纸盖头，或绵更好，暴至成膏，酒调半匙服之。亦治坠损跌扑，极能散血止痛。

《圣惠方》：治跌打损伤，恶血攻心，闷乱疼痛者，以干荷叶五片，烧存性为末，每服一钱，童子尿一盏，食前调下，日三服，利下恶物为度。

《千金方》：治踢伤瘀血在腹内者，用刘寄奴、骨碎补、延胡索各一两，水二升，煎七合，入酒及童便各一合，顿温服之。又方：瘀血在腹气短者，用大豆五升，水一斗，煮二升顿服，剧者不过三服。

踢伤折臂不能动者，用肉桂、硫黄各一两，以糯米饭捣敷伤处，再敷一次全愈。

《救急篇》：治踢伤，米醋煮冬青叶，加麻油少许贴之。如筋骨疼痛者，用鼠屎烧末，猪脂和傅急裹，不过半日痛止，此《梅师方》也。鼠屎又名两头尖。

口 咬 伤

耀山曰：口咬之伤，肿痛臭烂异于寻常。人之牙齿，日食炙热之物，渐积有毒兼有风。初咬时，即用童便浸伤处，洗去齿黄污血，然后敷药，或贴膏药，出微脓即愈。若失治，则烂肿发痛，仍用童便浸洗，贴膏，俟肿消痛止时，用葱白少加甘草洗之，敷生肌药收口。若指已咬下，因齿内有风，着于疮口，皮肉损烂，如失于调治，多致不救。按《疡科选粹》初咬以泽兰散敷之。

胡学海七圣散：治人咬伤破烂，用人粪烧存性三钱，生大黄、花蕊石、炉甘石各二钱，轻粉一钱，甘草一钱五分，冰片五分，共乳极细搽之。

《金鉴》治法：随于咬后，即用童便洗之，人粪涂之，肿溃时，人中黄熬汤时洗，较诸治法，尤觉神效。

通变治法：治人咬手指，用瓶盛热尿，浸一夜即愈。

《摘玄方》：治人咬伤疮，用龟肚骨、鳖版骨各一片烧研，油调搽之。如人咬疮溃烂，用呷蛇龟甲烧灰傅之。如人咬指烂，用龟甲烧灰傅之。

人咬伤验方：用鸡屎涂咬处，立刻止痛，且不作脓。

陈实功曰：人咬为良肉受伤，但阳明胃经所属者齿，脏腑多火热，凡食经此无不焊烂下咽，又饮食炙煿之毒无不侵袭，故伤人发肿，其痛异常，臭脓腐烂，痛彻连心，是感受牙齿之毒也。初咬时一日内，众人撒热尿浸伤处，洗净牙黄瘀血，咬孔上蟾酥饼贴之，膏盖后出微脓渐愈。如初咬时未用此法，致肿痛发胖者，亦与童便洗净挹干，用粗纸拈蘸麻油点火，用烟焰熏肿痛上，良久方住，以解其毒，仍以蟾酥条插入，太乙膏盖，候肿消时，换玉红膏搽之，长肉完口。

愚按：验方，或热尿洗去牙黄瘀血，以生栗子嚼极烂涂。如肿消，用麻油纸拈火焰熏之，或用干人粪装荔枝壳内，安放咬处，加艾圆灸之，以不痛为度，或生栗子和饭嚼厚罨伤处，或白萝卜叶嚼烂敷之。或被咬，受牙黄毒，用老鼠屎，即两头尖者七粒，荔枝肉一个，红糖捣匀敷上，牙黄即拔在敷药上，亦妙。

拳　手　伤

耀山曰：拳手伤，骨肉相击也。多在上三面及脊膂、胸前或上肋，即或伤及下肋，亦少也。其伤痕轻者红赤色，重者青黯色，淤聚不甚㿔肿者是。若兼推跌磕撞，足踢攒打而有他症者，仍于各条参治。夫将身就物谓之磕，与物相遇谓之撞，压在物上谓之矼，此又不可不分别也。

戴院使云：仆踣不知曰颠，两手相搏曰扑，其为损一也。按：仆音赴，踣音歆，并僵也。颠，仆倒也。

邵氏方：治打伤淤聚皮不破者，用萝卜或叶捣封之。

《千金方》：治殴伤淤聚，腹中闷满者，用豉一升，水三升，煎沸分服，不瘥再作。

谈野翁《试验方》：治打扑损伤，用紫苏叶傅，亦治金疮不合。又方：用松节煎酒服，俱效。

《图经本草》：治打扑损伤，用胡桃仁捣和温酒顿服，便瘥。

《简便方》：治打殴伤损，用五爪龙叶捣汁，和童便、热酒服之，取汗即瘥，跌扑者亦效。

《海上方》：治损伤跌扑，用黄葵花子研，酒热服二钱。

《易简方》：治打伤扑损，用姜汁和酒调生面贴之。

《便民图》：治诸伤，以寒食日浸糯米，逐日换水，至小满取出晒干为末，水调涂之。

遍身打伤，用申姜捣汁冲酒服。或申姜切片，酒煎，不时服。或申姜斤许捣碎，酒五斤，煮三炷香，去火毒，次日温服，外用申姜四两，生姜二两，捣敷，如干再换。昔有一盗，身无完肤，服此数日无恙。按：申姜即猴姜，骨碎补也，故功效如此。

板 子 伤

耀山曰：板子伤，竹片笞杖之刑，所伤臀也。不问已破未破，即服琼液散，能化淤除疼痛消肿而不溃，且易结瘢，功胜他药多多。气质弱者，继之大补以培其

311

元，使脾胃健旺，自能荣达于下也。外若未破者砭之，或选奇方敷之；已破者去瘀，后以七真膏生肌。如刑重肉糜黯肿昏愦者，剥黑羊皮乘热贴之，童便灌之，继以独参汤补。如腐烂者，用黄白散洗之。

陈远公曰：腿受官刑，皮肉腐烂，死血未散，疼痛呼号，似宜用膏药、末药外治为佳。然受刑深重，不急内消，第恐外治，逍遥膜外，安能卫心，使恶血不相犯乎？故内治宜速。外治之方多有神奇，而内治之法一时难效，往往多至心乱而死者。虽犯法遭刑，其中情真罪当者固多，而拖累遭陷者更复不少，冤气在心则肝叶开张，肝气填急尤善引血入心，使无辜之人一旦轻死，固非医人之罪，而治之无法，是谁之愆与？予得异方，凡受官刑即时煎服，后用膏药、末药，内外兼治，疮口易愈，必无性命之忧矣。内服卫心仙丹：大黄、红花、丹皮、木耳各三钱，白芥子二钱，当归、生地各一两，桃仁三十粒，水煎一服，恶血散矣。再以护心仙丹膏贴之，用大黄、白蜡、败龟板、当归各一两，三七根、乳香、没药各三钱，骨碎补、松香各五钱，麝香五分，为末，先以猪油一两同白蜡、松香入铜锅内化开，再下各药拌为膏，贴伤处，外用油纸包裹，以布扎住，轻者一张，重者二张足矣。如夹棍重伤，不过四张，即可行步矣。二方至神至奇，内方使恶血尽散，外方使死肉复生，合而用之，何至损命，叹医治之无术耳。按：周鹤仙夹棍伤神效膏，多川续断五钱，余与上方同。

琼液散：治杖伤、夹伤、打伤、跌伤，并治风寒湿痛，筋骨酸痛。用闹羊花拣净炒为末，每服五分，壮者七分，先饮酒至半酣，服药酒送至醉，勿语，语则发麻，其功甚捷。

七真膏：治敷杖伤。用乳香、没药、三七、轻粉、儿茶各三钱，麝香四分，冰片三分，共为细末，瓷器固藏。遇杖者以蜜调敷，瘀血自散，只此一傅，不必再换。

黄白散：洗杖疮。用大黄、白芷等分，水煎洗伤处，以痛至痒，痒洗至痛，见伤处红色为度。

以上三方，皆出《陈氏秘传》。

《景岳全书》：治杖疮，以半夏、松香各一两研碎，蜜调成膏贴之，勿令见风，如干再换一个即愈。一方：用大黄一两，加上好冰片二分另研，俱为末和匀，冷水调如糊，摊杖处，即时止痛，一日后换膏药贴之。又方：用大黄、白芷、半夏生研各七钱，为末，以姜汁调敷，干即再敷，以黑处血红为度，即换贴膏药，神效。

《东医宝鉴》云：凡杖毕，即用童便、好酒各一盏合而温服，免血攻心，甚妙。《本草》云：通滞血，皆以酒化服。

《选粹》云：初杖，以韭菜同葱白捣烂，炒热贴伤处，冷则易之。又方：初杖后，以野苧根同盐捣烂敷疮上，伤重者多用盐。又方：以刘寄奴末六钱，马鞭草末四钱，相合再研极细，蜜调敷伤处，湿者干掺。

《种杏堂》：治杖后，用葱白一味捣，炒热搭杖处，冷则易，止痛散瘀如神。又方：豆腐，盐水煮熟铺杖处，气蒸腐紫，以色淡为度，溃烂亦宜。

《外科正宗》诀曰：杖刑之后肉不破，瘀血攻疼没门路。将针点破脓血流，管教患者随行步。

杖疮妙方：治棒杖打，肿痛者，用猪耨羜、地园荽、田茶菊、地薄荷、血见愁、山薄荷、泽兰叶、生地黄，共捣烂取汁，泡酒服，以滓敷贴。

又方：治前证，用金屯叶、宝塔草、山薄荷、猪耨羜、芙蓉叶、地薄荷、桑叶尾、泽兰叶，共捣烂取汁，泡酒服，以滓和大黄末傅贴。

又方：治前证，用猪耨羜，以多为君，泽兰叶、生地黄根叶俱用，共捣烂取汁，泡酒服，以滓傅贴。

又方：治前证，用朴树叶、水坊叶，共捣烂傅贴。

又方：治前证，用绿豆粉、侧柏叶各研等分，以鸡子清和桲油打匀，调豆粉搅匀，时时以鸭毛扫之。

又方：治前证，用大黄三两，槟榔三钱，石膏煅六两，共为细末，用猪胆汁、鸡子清、桲油，打匀入末，时时以鸭毛扫涂之。

牛脂膏：治杖疮神效，用乳香、没药、樟脑各五钱，黄蜡四两，水牛油一斤，先将乳、没、樟脑研为细末，后熔黄蜡，次入牛油和匀，调入前末搅匀，用油纸摊贴，或以天芋叶摊贴，极妙。

《宝鉴》云：杖疮只是血热作痛，用凉药去瘀血为先。用凤仙花连根叶捣烂，贴患处，干即易，一夜血散即愈。

又方：以绿豆粉微炒，鸡子清调敷之。又方：治杖疮皮不破而内损者，用萝卜根捣烂，罨伤处良。

《摄生方》：治杖疮未破，用干黄土末，童便入鸡子清调，干即加上，随以热水洗去，数十次，以转紫为红色者愈。

《救急方》：治杖疮肿痛，用雄黄二分，密陀僧一分，研末，水调敷之极妙。又方：用水粉一两，赤石脂一钱，水银一分，以麻油捣成膏，摊油纸贴之。肉消者，填满紧缚。

赵氏：治杖疮肿痛，用滑石、赤石脂、大黄，等分为末贴之。

《本草》方：治杖疮肿痛不可忍者，用没药研细一钱，热酒服。李时珍云：杖扑伤损淤血淋漓者，随即烂嚼山漆罨之即止，青肿者即消散。若受杖时，先服一二钱，则血不冲心，杖后尤宜服之。

《集简方》：治杖疮肿痛，用新石灰，麻油调搽甚妙。

《千金方》：治杖疮肿痛，用釜底下土为末，和油涂之，卧羊皮上，频涂。又方：单服童便良。

《应验方》：治棒疮，用生大黄五两研末，豆腐二块，加白萝卜两三个，同捣烂涂之，即可无虞。

《医方摘玄》：治前症，用大黄末，醋调涂之，童便亦可。又方：用红糖调敷，俱妙。

《拔萃》方：治前症，用豆腐切片贴之，频换。一法：以烧酒煮贴之。

《简便方》：治前症，用湿绵纸铺伤处，以烧过酒糟厚铺纸上，良久痛处如蚁行，热气上升，即散。

《医林集要》：用六月六日黄瓜，入瓷瓶中水浸之，每以水扫疮上，立效。

《方广附余》：治前症，用芙蓉花叶研末，入皂角末少许，鸡子清调涂之。

《卫生易简方》：治前症，用五倍子去穰，米醋浸一日，慢火炒黄研末，干渗之。不破者，醋调涂之。

《志雅堂抄》：治前症，用水蛭炒研，加朴硝等分研末，水调敷。

《西湖志》：治前症，用未毛小鼠同桑椹子，入麻油中浸酿，临时取涂，甚效。

《秘方》：治棒疮皮破，用辟麝草叶捣烂敷上，扎住即愈。

《外台秘要》：治杖疮血出，用猪血一升，石灰七升，和剂烧灰，再以水和丸，又烧三次为末，傅之效。

《纲目》：治杖疮入风疼痛，用马或骡湿粪，替换热熨，日五十遍，极效。

《永类钤方》：治杖疮，用赤龙麟，即古松皮，煅存性，研末搽，最止痛。如溃烂者，用乳香煎油，搽疮口。

唐瑶《经验方》：治杖疮溃烂，用鸡子黄熬油搽之，甚效。

《都门内官方》：治杖疮烂下肉至重者，用木耳水洗捣烂，敷在烂处，止痛生肌。

《公门秘方》：治杖伤久烂，中有四五分深潭，不能收口者，用血竭一钱，朱丹、轻粉各二钱，白蜡五钱，共为细末掺上，一日夜，其肉四围生起，两日即平。

《万病回春》：乌龙解毒散，治人受杖责后，疗甲烂肉，疼痛难忍，不能起动，服此痛止，便能动履，其效如神。用木耳四两，入炒锅内炒焦存性为末，每服五钱，热酒一碗调下，服后少顷，其药力行至患处，痒如针刺，不时流血，化尽死肉，数日如故矣。

冯鲁瞻曰：杖疮，宜用紫荆皮、乳香、没药、生地、大黄、黄柏之类。

朱丹溪曰：黄柏、生地、紫荆皮，皆敷杖疮之要药也。若血热作痛，宜凉血去瘀为先，加血竭、红花更佳。

《中州集》曰：以酒下地龙散，投以蜡丸，则受杖失痛。歌曰：嚼蜡谁知味最长，一杯卮酒地龙香。年来纸价长安贵，不重新诗重药方。

申斗垣曰：叫号伤气，忍痛伤血，亦有血奔心而死者，急宜热尿灌之。

《洗冤集录》云：受杖之人，忌卧草竹席，又忌卧热坑。

《医学入门》云：凡杖后，疮忽干陷黑色，毒气攻心，恍惚烦闷，呕吐者死。

夹　棍　伤

耀山曰：夹伤，即挤伤也。按《外科心法》云：禁用敷药、膏药及泥涂等法，恐后必作肿成脓。受刑后，随用银朱或朱砂末，烧酒调敷伤处。再着一人，以手十指尖轻啄患者脚心，先觉痒，次觉疼为止。次着一二人，以笔管于患者脚面上轻轻赶之，助通血脉，候伤处凹者突起，四围肿大为度。即服琼液散，随饮至醉。次日揩去所敷银朱，只用洗杖汤，日烫二三次，次日再服琼液散，其肿自消，痛即止矣。如复受重刑以致破溃者，外贴琼液膏，内服代杖汤，继宜大补气血，易于收功，生肌时换贴六真膏，其效甚捷。

洗杖汤：治夹伤，消肿止痛。陈皮、透骨草、天门冬、地骨皮、骨碎补各五钱，象皮一两切碎，水煎浸洗，日三二次。

琼液膏：治夹杖所伤，立能止痛生肌散瘀。当归尾、闹羊花、红花、白芷、蒲黄各二两，香油一斤，浸药七日，炸枯去渣，入白蜡、黄蜡各一两，溶化尽，绢滤净，稍温再入冰片六分，没药、乳香末各六钱，搅匀摊贴。

代杖汤：治杖夹伤。乳香、没药、苏木各二钱，蒲黄、木通、枳壳麸炒、生甘草、当归尾、丹皮、木耳、穿山甲炙研各一钱，土木鳖焙五个，酒水煎服。

六真膏：治一切受刑肿淤疼痛。乳香、没药各去油、血竭、儿茶、三七各三钱，樟冰三两，共为末，用猪油十二两隔水煮化，将药入油内，和匀摊贴。

以上四方出陈氏。

《应验方》治夹棍疮，用嫩鸡一只掼死，不可用刀割，不要去毛破肚，加凤仙花子三钱，冰片三钱另研，共入臼内捣烂，先将热酒洗足，后将药敷上，止痛立起。

《疡医大全》云：夹棍伤，一出衙门，即用热童便一盆，将足浸之，如便冷，烧红砖两块淬之即热，直浸至童便面上浮起白沫，其伤尽出矣，不肿不溃。再用肥皂捣如泥，入鸡子清和匀，罨伤处，以草纸包裹缚紧，三日不可动即效。内服末药，用人中白煅一两，木耳烧存性五钱，乳香、没药、怀牛膝各三钱，自然铜五钱，共研细末，再用牛膝煎酒调服三五钱。如无末药，可用归尾、川芎、乳香、独活、鳖虫、胡麻、骨碎补、红花、五加皮各一钱，生白酒一壶，煎数沸，纵量饮，避风，厚盖出汗立愈。如骨伤，加土鳖虫一枚。又方：治受大刑后，用独核肥皂一斤，秔米一升，同煮成饭，去饭用肥皂捣敷。

又方：用生独核肥皂、砂糖、真麝香，共捣如泥，蒸热作饼，贴夹伤上，棉花包好。

《秘方》：用生牛肉剁烂，作饼四个，每个纳胡椒十粒，贴夹伤处，新绵裹紧，一夜即能步履矣。

又方：用黄牛肉一斤锉碎，入红铜末四两，捣匀敷之。

《景岳全书》：治夹伤，用生姜、陈酒糟各一斤，同捣烂炒热，罨伤处。

《疡科选粹》：治夹伤单方：用初出地葱煨熟，劈开取其涎，频涂伤处。久而葱捣烂，炒热罨之。

一方：用小虾蟆五个，皮硝三分，生姜一两，酒糟一碗，肿者加红内消，同捣烂，敷伤处。

一方：以飞面同山栀末拌匀，水调敷伤处，外护以纸，死血自散。

一方：用绿豆粉炒令紫色，以热酒或热醋调敷。

一方：用小麦面、锅煤各五分，狗头骨、乳香、五倍子各一分，为末，热酒调敷伤处，破者不可用，重者加自然铜。

一方：用补骨散，以古铜钱二百，铜丝并穿，以活桑木为柴，烧钱至红，在米醋一大碗内淬之，再烧再淬，七、八十次，取碗底沉下铜锈屑，就以醋洗炭灰，瓷瓶收贮。用时以黑雄鸡一只，清水煮熟，去肉用骨，以醋炙酥为末，加乳香、没药各一两，为细末，铜屑亦研细和匀，取患人顶心发一缕烧灰，和前末二分五厘，好酒调下一服，如吐再一服，痛止不可再用，但终身忌食荸荠。而成药止用二分五厘，乳、没要用一两。若用骨末一分，乳、没末各六厘，铜屑三厘为是。或作为丸服，临时酒化。接骨亦用。

走起脚泡，乃擦伤也。按《选粹》方，以生面为糊，贴过夜即平。又干饭粘纸亦效。又不如贴太乙膏为妙。

拶 指 伤

耀山曰：拶指伤，系妇女之刑伤也。势必指头损碎，皮破内绽筋伤，痛连心腹。盖十指，手三阳手三阴之经脉起止，故痛连五内也。然方书罕载治此医药，略备两条，余惟比类施治而用之，斯为智之智也。

《景岳全书》：治拶伤手指者，用皂矾二两，水四五碗，砂锅内熬滚，将手熏洗，良久即血活疼止，不致溃烂。熬水忌铜铁器，其洗手水，过夜即臭恶不可闻，次日另换再洗可也。

又《叶氏医案》云：指拶凹者，用银朱调烧酒围之即平。按：此或用童便洗，炒葱罨皆可。如果溃烂，药宜去瘀生新，余可类推矣。

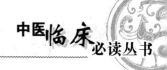

皮 掌 伤

耀山曰：皮掌伤，极轻之刑，以示辱也。本不用疗治，次日便可消愈。但若重责至再，腮肿颐长，甚有唇破齿落，饮食维艰，为医者不可以遗此伤而无治药，故引数方以备选用。

俗方：治掌伤紫肿，用烧酒以鹅翎刷之即消。如腮肿下垂者，以烧酒频敷，即收缩矣，且无药迹瘢痕，神效无比，惟破者不宜。又方：治唇破血出者，用软石膏、广铅丹等分为末掺之，或用凤凰衣贴之。

《御药院方》：治打动齿牙疼痛者，用土蒺藜煎汤，加盐少许漱口甚效，或烧灰存性揩之，即牢固矣。

按：此伤受虽一致，损有数端，如腮肿、骨伤、唇破、牙动者，宜按前地阁骨、唇口门、齿牙门参看施治。

抵 触 伤

耀山曰：牛角抵触伤，系不知而骤撄也。痕小而深，若皮不破，伤亦赤肿，甚者腹破肠出。伤多在前心胸、两肋之半及小腹。若牛佚而奔，避之不及，则受伤多在脊背及肋之左右。未破者逐瘀，已破者生新；伤轻者不药可瘥，伤重者内外兼医；肠出腹破者缝而合之，骨折筋断者接而缚之，斯法备也，不可拘泥论下数方而已。

《肘后方》：治牛马触动胸腹破，四肢摧折，以乌鸡一只，连毛杵一千二百下，苦酒三升和匀，以新布揭病处，将膏涂布上，觉寒振欲吐，徐徐取下，须臾再上一鸡，少顷再作，以愈为度。

《医学入门》：治牛触肠出不损者，急送入，以桑白皮筋或生白麻为线，合肚皮缝上，掺血竭末或百草霜，血止立活，勿封罨，恐内作脓也。又方：治胁伤肠出臭秽者，急以香油摸肠，用手送入，煎人参地骨皮汤淋之，皮自合，吃羊肉羹十日愈。

践 踏 伤

耀山曰：车马践踏伤，有缓急丛乱轻重多寡之分，总以伤及要害与否为辨。马力驰大，伤多骨折，甚至肠脏俱出，均为不治。拥挤扑地而践踏，伤处必多，但不似驰骤之力重而折甚，若只触倒或踏不着要害处，即有皮破瘀赤黑痕，皆可医治。人踏伤者，成片而长，一头轻，一头重，丛踏不起，则轻重长短不一。若被车轮拶着，多在心头、脑前并两胁肋要害处，即不可救，不是要害处可治。但车有横辇直辇之分：横辇者，十字路口，人从横过，车行急骤不可挽回，其人跌扑被辇。或在首项心胸背脊肋腹等处，即或不死，总属难医；或在手膊腿足，虽有皮破骨折，亦属可治。直辇者，如对面迎车，直而径过，其伤必长，或左或右，却多在仰面；若人前行，车从后至，伤亦如之，但属在背居多。大抵辇着手足等处，虽重可治；辇着胁肋要害等处，虽轻总不可救矣。

《梅师方》：治马踏伤肿痛作热者，用鼠屎二七枚，故马鞭五寸，和烧研末，猪油调傅。

按：车拶车辇，方无专条。如拶伤者，以磕碰门方可通用。若车轮践辇，以坠堕、压迮二门选方可用。至骨折肠出，是有本条方法医治，故不复叙。

骨　折　伤

耀山曰：骨折，伤之至重也。扁鹊云：疾在腠理，汤熨之所及也；在血脉，针石之所及也；在肠胃，酒醴之所及也；其在骨髓，虽司命无如之何矣。况顶心、囟门、额颅、额角、脑后、乘枕、颈骨、结喉、胸骨、心坎、血盆、脊背、脊膂、腰眼、方骨，皆属致命之骨，一有损伤，生死反掌。若余骨折断，按前卷端接之法调治。倘穷乡僻壤，仓卒无医者，可选后集诸方治之，庶无血凝气泄而遗残废后患也。

接骨不知痛方：汪机用酒磨茉莉根，一寸则昏迷一日乃醒，二寸二日，三寸三日。凡跌损骨节，入臼接骨，用此不知痛也。

藏器铜末焊骨方：用赤铜屑细研，酒服，直入损处。

《接骨方》：用叉鸡草捣烂取汁，热酒和服，数次即愈。

杨拱《摘要方》：用土鳖焙存性为末，每服二三钱，接骨神效。又方：用生土鳖擂汁，酒服亦效。

《袖珍方》：损伤接骨，用蚵蚾，即土鳖六钱，隔纸砂锅内焙干，自然铜二两，用火煅醋淬七次，为末，二钱温酒调下，按病上下分食前后服。

《集效方》：接骨，用土鳖阴干一个，临时旋研入药，乳香、没药、龙骨、自然铜火煅醋淬，各等分，麝香少许，为末，每服三分，入土鳖以酒调下。

《备急方》：用大虾蟆研如泥傅之，劈竹裹缚，其骨自痊。

《接骨方》：用鹰骨烧灰，每服二钱，酒下，随病上下分食前后服。又方：用鹘骨烧灰，每服二钱，酒下，并效。蔺道人方：用鹗骨烧灰存性，配醋制古钱，等分为末，以热酒服一钱，分食前后服。李时珍曰：鹰、鹘、鹗骨皆能接骨，盖鸷鸟之力在骨，故以骨治骨，从其类也。《日华》云：生蟹捣烂，炒署之，亦能接骨。

薛氏接骨散：用官粉、硼砂等分为末，每服一钱，苏木汤调下，仍频饮苏木汤，大效。《苏沈良方》神授散多当归，异神所授故名。一方有醋制半两钱。《永类钤方》用酒调白及末服，其功不减自然铜、古铢钱也。

《乾坤秘韫》：接骨用芸苔子一两，小黄米二合，龙骨少许为末，醋调摊贴。又方：用五灵脂、白及各一两，乳香、没药各三钱，为末，热水同香油调涂。又方：用牛蹄甲，入乳香、没药烧研，黄米糊和傅之，并效。

杨诚《经效方》：接骨，用市上乞儿破鞋一只烧灰，白面等分，好醋调成糊，敷患处，以绢束之，杉片夹定，须臾痛止，骨内有声为效。

《百一方》：治损伤骨折，用夜合树皮，即合欢皮四两炒，白芥子一两炒，为末，温酒每服二钱，卧时服，以滓傅之，接骨甚妙。

《易简方》：治打损接骨，用狗头一个烧存性为末，热醋调涂，暖卧。

愿济堂刊施方：治跌打骨断，用金樱子兜，即其根也，去皮煎酒热服，渣敷患处立效。

《儒门事亲》：乌金散，治骨折，用乌金石，即铁炭三两，自然铜、当归、大黄各一两，制为末，童便、红花酒下二钱。又方：接骨，用五灵脂一两，茴香一钱为末，先以乳香末于极痛处傅上，以黄小米粥涂之，乃掺末于粥上，帛裹，木牌子夹定，三五日效。

麦斗金接骨方：用古老钱廿个，自然铜五分，各以火煅，朱砂一钱，乳香、没药各三分，共为末，炒甜瓜子擂酒，送服一麦斗，三服即续，麦斗即茶匙也。

《经验后方》：接骨，用水獭一个支解，入罐内固济，待干煅存性为末，以黄米煮粥摊患处，掺獭末于粥上，布裹之，立止疼痛。

一方：用五铢钱醋制一两二钱，黑鸡骨末三两，研匀，病在上服二钱，在下服四钱。或加乳香、没药。

筋 断 伤

耀山曰：筋断，筋之重伤也。按《内经》云：肝主筋。又云：诸筋皆属于节。《得效》云：寒则筋急，热则筋缓。《纲目》云：肝气热为筋痿，则筋急而挛。河间云：热气燥烁于节，则挛瘃而痛。丹溪云：形志苦乐，病生于筋，治之以熨引。《灵枢经》云：筋绝者，手足甲青，呼骂不休，九日死。故《金鉴》有筋强、筋柔、筋歪、筋正、筋寒、筋热、筋走、筋翻之分，必先审其或为跌堕，或为打扑，或为撞压，然后依法而治之。若致于筋之断者，病至极矣，如无效验秘法，何能接续哉？方附于下：

危氏方：治筋断，用枫香末傅之。其枫香，即白胶香也。

《拾遗》方：治被斫筋断，用蟹去壳，同黄捣烂，微炒纳入疮中，筋即连也。

《外台秘要》方：治被斫筋断，用旋覆根捣汁，沥疮中，仍以滓傅之，日三易，半月筋断即续，此方出苏景中疗奴有效。又方：治伤筋出血，用葛根捣饮，干者煎服，仍熬屑傅之。

《千金方》：治筋骨破伤，以白马热屎敷之，无瘢。

陈氏《选粹》方：治筋断，用金沸草根叶捣汁，涂筋断处，封口便续，此花亦名旋覆花。

《灵苑方》：治折伤筋骨，用白矾末一匙，泡汤一碗，帕蘸乘热熨伤处，少时痛止，然后排整筋骨点药。

《御药院方》：治筋骨折断，用米粉四两炒黄，入乳香、没药各半两，酒调成膏，摊贴之。

《纲目》：治筋断骨折，用骨碎补捣筛，煮黄米粥和裹伤处有效。如淤痛，用续断煮汁内服，捣烂外敷。

《多能鄙事》：治筋骨折伤，用无名异、甜瓜子各一两，乳香、没药各一钱为末，每服五钱，热酒调服，小儿三钱，服毕以黄米粥涂纸上，掺左顾牡蛎粉裹之，竹篦夹住。

《卫生易简方》：治筋断骨折，用接骨木半两，当归、芍药、乳香、自然铜各一两为末，黄蜡四两，投药搅匀，众手丸如芡实大。若止损伤，酒化一丸。若碎折筋骨，先用此傅贴，乃服。又方：止痛活血，用当归、定粉、硼砂，等分为末，每服一钱，苏木汤下，即神授散也。

《疡医大全》：治打伤筋骨，遍身青肿，紫血不行，疼痛难忍，用白芷一两，甘松三钱，山奈一钱，麝香三分，共研细末，每服三钱，或童便，或酒冲，开水调服。

《青囊》：治筋骨折伤，急取雄鸡一只刺血，量患人酒量，或一碗或半碗和饮，痛立止，神验。

《本事方》：跕折伤筋骨痛不可忍者，用生地黄一斤，藏瓜姜糟一斤，生姜四两，都炒热，裹罨伤处，冷即易之。又《类编》所载，只用藏瓜姜糟一物，入赤小豆末和匀，罨于断处，以杉片或白桐片夹之，云不过三日即痊。《千金方》以生地黄捣烂热傅夹缚，亦痊。

《澹寮方》：治折伤疼痛，用绿豆粉，新铫炒紫，新汲井水调敷，以杉木皮缚定，其效如神。

邵真人秘传神效散：治跌扑损伤，骨折骨碎，筋断筋伤，痛不可忍，此药极能理伤续断，累用累效。用路上墙脚下，往来人便溺处，久碎瓦片一块，洗净火煅，米醋淬五次，黄色为度，刀割下细末，每服三钱，好酒调下，随病上下分食前后服，不可轻易而贱之，诚神方也。

风湿伤

耀山曰：风湿伤，即破伤风、破伤湿也。前卷论分刚柔表里虚实，药用汗下祛邪和伤，详且备矣。惟其效验单方罕附，故集于此。

谈野翁《试验方》：治破伤风病，取无根水一盏，入百草霜，调捏作饼，敷患处，三五换如神，此蒋亚香方也。邵真人《经验方》：治破伤风，用雄黄、白芷等分为末，酒煎灌之即苏。又方：用狼虎穿肠骨四钱炙黄，采花蝉蜕二钱，为末，每服一钱，米汤调下。若口干者，不治。如有腰脊反张，牙紧口噤，四肢强直者，用鸡屎白一升，大豆五升，炒黄，以酒沃之，微烹令豆澄下，随量饮，取汗避风。又方：用黑豆四十枚，朱砂二十文，同研末，以酒半盏调服之。又《锦囊方》：治破伤风血凝心，用乌鸦翎烧灰，酒服一钱，或白汤下，俱妙。

《经验后方》：治破伤风牙关紧急者，用天南星、防风等分为末，每服二三匙，童子小便五升，煎四升，分二服，即止也。按此方即玉真散，又名定风散。

《肘后方》：治金疮中风，煎盐令热，以匙抄沥却水，热泻疮上，冷更着，一日勿住，取瘥大效。

胡氏夺命散：又名玉真散，治打扑金刃伤及破伤风、破伤湿，发病强直如痫状者，天南星、防风等分为末，水调敷，疮出水为妙，仍以温酒调服一钱。已死心尚温者，热童便灌二钱，斗殴内伤并坠压者，酒和童便连灌三服即苏，亦可煎服，此《三因方》也。

又方：治破伤湿口噤强直者，用牡蛎粉，酒服二钱，仍外傅之取效。

《准绳》方：治破伤风出血不止，以当归末敷之良。如头目浮肿，用蝉蜕为末，以葱涎调敷患上，即时拔出恶水而愈。若寒热垂危，亦用蝉蜕四两，烧末调服。

《普济方》：治破伤风，用白面、烧盐各一撮，新水调涂之。又方：用生南星末水调，涂疮四围，水出有效。又方：用避阴槐枝上皮，旋刻一片安伤处，用艾灸皮上百壮，不痛者灸至痛，痛者灸至不痛，用火摩之。又方：用苏方木为散，二钱酒服立效，名独圣散。又方：干蝎、麝香各一分为末，葱涎调涂破处，即取去恶水立效，名追风散。又方：治破伤风项强身直者，以定命散主之，用白花蛇、乌梢蛇，并取向后二寸，酒洗润取肉，蜈蚣一条，全者炙，上为末，每服三钱，温酒调下。又方：如破伤，牙关紧急，口噤不开，口面㖞斜，肢体弛缓，用土虺蛇一条去头尾肠皮骨醋炙，地龙五条去泥醋炙，天南星八钱重一枚炮，为末，醋煮面糊，丸如绿豆大，每服三丸至五丸，生姜汤下，仍食稀葱白粥，取汗即瘥。昔宫使明光祖，向任统制官，被重伤，服之得效。又方：如作痂无血，杀人最急，以黄雀粪直者研服，酒送半钱。又方：治破伤风疮，用黄明胶烧存性，酒服二钱取汗。又方：治破伤风手足颤掉搐摇不已者，用人手足指甲烧存性六钱，姜制南星、独活、丹砂各二钱为末，作二服，酒下立效。一方：治破伤湿毒肿痛不可忍者，用麝香末一字，纳入疮中，出水便效。

《卫生总录》：治破伤中风，口噤身强者，用肉苁蓉切片晒干，用一小盏底上穿定，烧烟于疮上熏之。

高文虎《蓼花洲闲录》：治破伤中风，用黄连五钱，酒一盏，煎七分，加黄蜡三钱，溶热服之。

《寿域方》：治破伤风疮，用草乌头为末，每以一二分，温酒服之，出汗。

《儒门事亲》方：治破伤中风，用草乌尖、白芷，生研为末，每服半钱，加冷酒一盏，葱白一根，同煎服，少顷再以葱白热酒投之，汗出即愈。又方：蜈蚣头、乌头尖、附子底、蝎子梢等分为末，每用一字或半字，热酒灌之，仍贴疮上取汗愈。又方：用病人耳中膜，并刮甲上末，唾调涂疮口，立效。

《应验方》：治破伤风，用川乌三钱去皮尖面包煅，防风三钱，麻黄三钱，草乌三钱去皮炒，荆芥三钱，黄酒二饭碗，煎至一碗，加雄黄末一钱，温服取汗。

《救急方》：治破伤风肢强口噤，用鹭鸶鸟头，连尾毛烧灰研末，以腊猪脂调傅疮口。

贞元《广利方》：治破伤中风痉强欲死者，用生葛根四两，以水三升煎，去滓分服。如口噤者，灌之。若干者，捣末调三指撮，仍以此及竹沥多服取效。又方：治金疮中风，用竹沥半升微服。

《卫生易简方》：治破伤风疮，用威灵仙半两，独头蒜一个，香油一钱，同捣烂，热酒冲服，汗出即愈。

《外台秘要》：治角弓反张，取蒜一升去心，无灰酒四升，煮烂并滓服之，须臾得汗即瘥。又云：凡闪脱折骨诸疮，慎不可当风用扇，中风则发痉，口噤项急杀人，急饮竹沥二三升，忌饮冷食及酒。如竹沥卒难得，可合十许束并烧取之。

《千金方》：治破伤风，用杏仁杵膏厚涂，上燃烛遥灸之。如口噤者，用大豆一升，熬去腥气，勿使太熟，杵末蒸令气遍，取下甑以酒一升淋之，温服一升取汗，傅膏疮上即愈。

《必效方》：治破伤风角弓反张，用杏仁杵碎，蒸令气溜，绞脂服一小升，并摩疮上良。

《摘玄方》：治破伤中风，用桑沥、好酒对和温服，以醉为度，醒服消风散。

孟诜《食疗》：治损疮中风，以面作馄饨，包秦椒于炭中烧之令熟，断开口封于疮上，冷即易之。

《圣惠方》：治破伤中风，用干蝎酒炒、天麻各半两为末，以蟾酥二钱，汤化为糊，和捣丸如绿豆大，每服一丸至二丸，豆淋酒下，甚者加至三丸。又方：无问表里，角弓反张者，用秋蝉一个，地肤子炒等分，麝香少许为末，酒服二钱。又方：用蟾酥二钱为糊，干蝎酒炒、天麻各半两为末，合捣丸成小挺子，如麦子大，每用一锭，井华水服。如疮热紧急，五七锭葱汤下亦可，汗出即愈。如欲死者，用蜈蚣研末擦牙，去涎末立瘥。身如角弓反张，筋急口噤者，用守宫丸治之，守宫炙干七枚，南天星酒浸三日晒干一两，腻粉半钱，为末，以薄面糊绿豆大，每以七丸，酒灌下，少顷汗出得解，更与一服，再汗即瘥。或加白附子一两，以蜜丸。又方：用自己小便，日洗二三次，不妨入水。

张太尹传治破伤风神效方：用蛴螬将驼背捏住，口中吐水，就取抹疮，觉身痒汗出，无有不活者。子弟额上跌破成风，依此治之，时间即愈。

《医学正传》：治破伤风发热者，用蝉蜕炒研，酒服一钱，神效。

《本草》：治破伤风，用蟾二两半，切剁如泥，入花椒一两，同酒炒热，再入酒二盏半，温热服之，少顷通身汗出，神效。又方：用手足十指甲，香油炒研，热酒调呷，汗出便好。

危氏香胶散：治破伤风，口噤强直者，用鱼胶烧存性一两，麝香少许，为末，每服二钱，苏木煎酒调下，仍煮一钱封疮口效。

刘氏《保寿堂方》：治破伤风，神效无比。腊月取狐目阴干，临时用两目一副，炭火微烧存性为末，无灰酒服之。狐肝亦效，金乌散中用之。

《梅师方》：治破伤风疮，角弓反张，牙噤肢强者，用鼠一头，和尾烧灰，以腊猪油和傅之。

《衍义》方：治破伤风，用乱发如鸡子大，以无油器中熬焦黑研，以好酒一盏沃之，入何首乌末二钱，灌之，少顷再灌。

陈藏器云：凡人破伤及有疮，着草上秋露春雨，顿不痒痛，乃中风及毒水，身必角弓反张，急以盐豉和面涂于疮上，炙出恶水，知痛痒而瘥。又云：刺疮伤风伤水作肿，以鲤鱼目烧灰傅之，汗出即愈。

《种德堂方》：治刀疮伤湿，有溃烂不生肌者，用寒水石一两，黄丹二钱，为末洗敷，甚者加龙骨、孩儿茶各一钱。

《瑞竹堂方》：治破伤风湿如疟者，以黄蜡一块，酒化服，与玉真散对服尤妙。

《简便方》：治破伤风湿，用新杀猪肉，乘热割片贴患处，连换三次，其肿立消。

《圣济总录》：治小儿破伤风病拘急口噤，用无心草半两，白附子炮二钱半，为末，每服一字，薄荷酒下。

汤火伤

耀山曰：汤火伤，系热毒之伤也。初起切忌敷贴寒凉，继而恐防毒气内攻。未发泡者轻，护肌肉，散热毒；已成疮者重，外以收湿生肌，内以解毒为主。按《选粹》云：但此皆卒然遭遇，未有不耗散元神，凉血解毒剂中，安神之药所不可少也。

申斗垣曰：火之为性，最为猛烈，万物顷刻成灰，何况人之皮肉，经此灼燔，皮焦肉卷，苦痛难熬，轻则成疮，重则致命。若滚汤沸油热粥，失误常遭其害，令人皮溻肉烂，重亦难医。又见贫苦烤火御寒，炽令火气入内，成疮作痛出汗，宜制柏油加薄荷末掺之。

钱青枪《丹方》曰：汤火伤，饮冷水者必死，浸冷水中必烂至骨。愚按：人遭火泡甚者，其身入水即死，因火毒逼入内也。

顾世澄曰：凡被火伤闷绝者，急用童便灌之，或自己小便，名轮回酒灌之，或温水和蜜灌之，甚则以酒烫热入浴缸内，令伤人浸酒中，虽极者得不死。若发热作渴，小便赤涩，用四物汤加连翘、栀子、甘草，滋阴养血以消其毒。若伤处肉死而不作痛者，用四君子汤加当归、川芎、连翘，健其脾胃以消其毒。若伤处死肉不溃，用八珍汤加白芷，补气排脓；如不应，加肉桂；如不敛，仍用四君子加芎、归、黄芪，健脾养胃生肌；不应，加炮姜。若小儿被伤，目睫头摇，加芎、归、山栀，健脾胃，清肝火。又曰：凡被火伤之人，宜用羌活一两煎服，俾火毒得汗外泄，庶免内攻。

《济急方》：治汤火伤疮，用炭末，香油调涂。

《救急方》：用栀子末，鸡子清浓扫之。

谈野翁方：治汤火泡伤，用醋调黄土涂之。又方：用小老鼠，泥包烧研，菜油调敷之。

《多能鄙事》：治汤火伤，用青瓷碗片为末，水飞过，和桐油敷之。又方：用银朱研细，菜油调敷，二次愈。

《活幼口议》：治汤火伤，用瓷器埋灶内，炭火铺一夜，为末，加黄丹调敷。

寇氏《衍义》：治汤火泡伤，用饼炉中灰，麻油调敷，不得着水，仍避风。又方：澄石灰清水，和香油搅匀，涂之自愈。如枪砂入肉，涂之亦出，真奇方也。

孙真人方：治炮伤，用胡粉，羊髓和涂之。

赵真人方：治汤火伤，用白及末，油调敷之。

《积德堂方》：治汤火泡伤，用青竹烧油，同铁锈搽之。

《肘后方》：治火泡汤伤，用年久石灰傅之，或加油调。如未成疮者，黍米、女曲等分，各炒焦研末，鸡子白调傅。又方：用馒头饼烧存性研末，油调涂傅之。又方：用柳树皮烧灰涂之，亦可以根白皮煎猪脂频傅之。又方：令不痛易愈无痕，用人精、鹰屎白，日日涂之。

《卫生易简方》：治汤火伤，用寒水石烧研傅之，或用稻草灰，冷水淘七遍，带湿摊上，干即易。若疮湿，焙干油敷，二三次可愈。又龚氏《易简方》：用虎骨炙焦研傅，神效。

李楼奇方：治汤火伤，用甘草煎蜜涂之。

杨诚《经验方》：治汤火泡伤，用皂矾和凉水浇之，其疼即止，肿亦消。或用瓶盛麻油，以箸就树夹黄葵花，收入瓶内，勿犯人手，密封之，遇有伤者，以油涂之甚妙。又《经验秘方》：鸡子清和酒调洗，勤洗即易生肌，或主傅之。

《卫生宝鉴方》：治汤火伤，用苦参末，油调敷之。

《和剂局方》：治汤火伤疮焮赤溃烂，用此生肌拔毒，当归一两，入麻油四两煎焦去滓，加黄蜡一两搅成膏，出火毒贴之。按此即当归膏也。

《本事方》：治火泡汤烫，用刘寄奴捣末，先以糯米浆，鸡翎扫上，后乃掺末，并不痛，亦无痕，大验。又云：凡汤火伤，先以盐末护肉不坏为妙。又法：用陈酱涂之，但愈后有黑癜。

《食物本草》：治汤火伤，用葵菜为末傅之。

《夷坚志》：治汤火泡伤，用庄浪大黄生研，蜜调涂之，不惟止痛，又且灭瘢，此乃金山寺神人所传之方也。

藏器曰：蜀水花，即鸬鹚屎也，涂汤火疮痕效。

《古今录验》：治汤火伤疮，用蓖麻仁、蛤粉等分研膏，汤伤以油调，火伤以水调傅之。

《外台秘要》：治汤泡火伤，用白蔹傅之。又方：用胡麻生研如泥涂之。又方：用竹蛀末傅之。又方：用猪胆调黄柏末涂之。

李时珍：治汤火伤，用垣衣，即墙上青苔衣也，烧灰，油调敷。

《医方摘要》：治汤伤火泡，用瓦松、生柏叶同捣傅，干者为末。又方：以五月五日，掐黄瓜入瓶内，封挂檐下，取水刷之。

汪树峰云：余幼时误坠烈火中，半体皆伤，诸治不效，得此方始愈，以厚酬获此方。用平时老黄瓜不拘多少，入瓷瓶内收藏，自烂为水，涂伤处立时止痛，即不起泡。

《海上方》：治汤火伤，用石花焙研傅之。又方：用丝瓜叶焙干研末，入辰砂一钱蜜调，生者捣傅亦好。

《千金方》：治汤火灼伤未成疮者，用小麦炒黑，研入腻粉，油调涂之，慎勿犯水。又方：用大麦炒黑，研为细末调搽。又方：用死鼠头，以腊月猪油煎令消尽傅之，则不作瘢，神效。又方：令不痛易愈无瘢，用女人精汁频频涂之。如火烧闷绝不省人事者，新尿顿服二三升，良。

《毒秘录》：治汤火伤，用大豆煮汁饮之，易愈无瘢。又《秘方》：即以酸醋淋洗，并以醋泥涂之甚妙，亦无瘢。

《袖珍方》：用猪毛烧灰，麻油调涂，留窍出毒则无痕。

孙光宪《琐言》云：一婢抱儿落炭火上烧灼，以醋泥傅之，旋愈无痕。

杨起《简便单方》：治汤火伤，用菜子油调蚯蚓屎搽之。又《简便方》：用连毛兔皮烧存性，研傅之，神效。

濒湖《集简方》：治汤火伤，用旧葫芦瓢烧灰傅之。

《本草图经》：治汤火伤，用柏叶生捣涂之，系定三日，止痛灭瘢。又方：用佛指甲草，研贴之良。

《医学正传》：治汤火伤，用经霜桑叶，烧存性为末，油调傅之。

《澹寮方》：治汤火伤，用多年干白螺蛳壳煅研，油调傅之。

《集验方》：治汤火疮，用鸡子黄炒取油，入腻粉搅匀傅之，永除瘢痕。

《斗门方》：治汤火疮，用白胶，即鹿角胶，水煎令稠，待冷涂之。

《日华子》：治泡火伤疮，用猪油入蜡傅伤处，灭痕极良。

《梅师方》：治汤火伤疮，用狗毛剪细，以烊胶和毛傅之，痂落即瘥。

姚和众方：治汤火烧灼，用湿牛屎捣涂之。

《奇效方》：治汤火伤，用荞麦面炒黄研细，水和傅之，如神。又方：用芙蓉花末，油调敷之。

崔行功《纂要》：治汤火伤，用粟米炒焦，投水澄取汁，煎稠如糖傅之。一方：用半生半炒研末，酒调傅之。

《秘方》：治爆竹热锡汤火伤目珠，痛不可忍，用炉甘石煅一钱，冰片三分，研细点上，立刻止痛。

鸟枪打伤，铅子在内，危在顷刻者，按《金鉴》服三黄宝蜡丸一钱酒下，安睡汗出即愈，外敷用香油烊化扫患处效，服后忌冷水、烧酒，犯者无功。如炮伤人，仍用孙真人方，胡粉，羊髓和涂之。

吴天序方：用面和作圈，围受伤处，以白苋菜捣烂纳围内，不过三四次，铅子即出。或蜂蜜冲酒服，饮醉亦出。又方：或以水银灌入伤处，随水银流出矣。又方：治铁枪子伤人，着肉里者，以大吸铁石吸之，其子自出。

汤泼受伤救急方：用水蚌置盘中，口向上，俟其自开口，挑一二分麝香蚌内，即化为水，再入冰、麝少许，用鸡翎粘扫伤处，痛楚自减，此急救最验第一方也。如火气已退，将用下蚌壳烧灰存性，研细末，入冰、麝少许，油调亦效。

油伤火灼，痛不可忍，《梅师方》：用石膏末傅之良。又方：以白蜜涂之。

热油火灼者，除痛生肌，《肘后方》用丹参八两锉，以水微调，取羊脂二斤，煎三上三下，涂之。

火疮未起者，《千金》用栀子仁烧研，麻油和封之；已成疮者，烧白糖灰粉之。《救急方》：用杭粉，头油调涂之，柏油亦可。

火烧成疮者，《千金方》用炒面入栀子仁末，和油敷之。《小品方》：白糖烧灰粉之，即燥易瘥。《千金髓》用榆白皮嚼涂之。

火疮败坏者，《圣惠方》用云母粉傅之绝妙。

火疮灭瘢，《圣惠方》用赤地利末，油调涂之。

火伤破烂者，东垣独胜散：用生白矾研极细，麻油调敷。

花火伤肌者，《圣济总录》用生萝卜捣涂之。又治汤火伤灼。

火烧肉烂者，《选粹》云：用榔树皮一斤，细茶四两，白水十碗，煎极浓黄兼红色，去滓候冷，将鹅翎蘸水，不时扫上，五七次住痛，三、五十次即愈，脱去粗皮，其口自合。若遍身烧烂，恐火毒攻心，将此水药饮一二碗。

火疮成痛者，外科罂粟膏涂之，痛止。用罂粟花十五朵，无花以壳代之，香油四两，将罂粟炸枯滤净，入白蜡三钱，轻粉二钱搅匀，用时挑膏于手心捺化，涂伤处，绵纸封盖，其痛自止。

外敷禁忌，切勿以冷水冷物及井底泥激之甚，热气遇冷则入愈深，轻者挛缩，重则直逼火毒攻心而速之死矣。

内服汤药，按《洞天奥旨》救焚汤，治火烧伤，当归五钱，丹皮三钱，生地五钱，甘草二钱，苦参二钱，槐花三钱，黄连一钱，生萝卜汁一碗，同煎服。又外消汤，治汤烫油灼等症神效，地榆五钱，白及三钱，柏叶三钱，炒栀子二钱，白芍五钱，当归五钱，生甘草一钱，水煎服，轻减半。按《秘录》雷真君逐火丹，治无意之中忽为汤火所伤，遍身溃烂，与鬼为邻，服之可以起死回生，用当归四两，白茯苓、黄芪各三两，制大黄、生甘草各五钱，荆芥穗炒黑、黄芩、防风各三钱，水煎服，一剂痛减半，二剂全减，三剂全愈，此至圣至神之方也。

按《外科心法》注云：火毒热气攻里者，令人烦躁作呕便秘，甚则神昏闷绝，以新童便灌之，轻者大豆汁饮之，甚者四顺清凉饮通利二便，或榔树皮、细茶煎汤服之。

歌曰：四顺清凉攻里强，口渴便秘火泡疮；防风栀子连翘草，归芍灯心羌大黄。

刀伤出血孙真人《海上方》歌诀：

刀伤出血不能停，下子秋蛾效最灵；研碎烧灰伤处贴，即时定止见安平。金疮刀斧偶伤残，只用黄丹对白矾；最好生肌兼止痛，即使伤处见平安。

刺毒肿痛：

刺毒肿痛叫声连，无血无脓不得眠；研烂松香为细末，帛封其上免灾愆。

骨头痛：

骨头打碎最艰难，寻破山鞋莫等闲；火里烧灰油和贴，管教哭脸变欢颜。

接骨：

接骨谁知甚药佳，急须觅取大虾蟆；生捣如泥涂患处，杉皮夹定甚堪夸。

破伤风：

破伤风病莫迟延，脱壳秋蝉三二钱；紧了牙关难治矣，烧灰酒下便安然。

汤火烧：

汤火烧淋痛可怜，杨梅皮末使油抟；又将好酒调来洗，目下应知即便安。汤火浇烧不可当，肉皮溃烂痛非常；鸡清好酒来淋洗，信是神仙海上方。

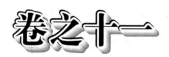

啮 伤 总 论

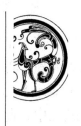

　　耀山曰：人之疾病疮痍，非受于风寒暑湿之外感，即受于喜怒哀乐之内伤。所以古圣人察阴阳，分表里，详五脏六腑之俞穴，明经络，辨盛衰，叙三诊九候之脉法，述本草以备医药，立方法以救民瘼，完且备矣。至于蛇蝎犬噬，兽啮虫螫，以及射工、溪毒等类，此皆意外之变，防不及避之患也。与感受七情六欲者似有间，而较之金疮蹉折，治法固殊，受伤之因，大略相埒。是以虑蜂尾之入体，甚于刀箭，诗人尚且寒心；讵蝮口之螫手，毒如狼虎，壮士遽然断腕。故周官设赤犮氏，除墙壁狸螋之属，壶涿氏，除水虫狐蜮之属，以及逐瘈狗，驱猛兽，皆古人思患预防而又辟之也。何今之医家置诸勿论？余不揣冒昧，爰集虫兽诸伤，附于跌打损伤之末，统纂先贤之叙述，遍索灵效之奇方，删其繁复，参以己意，稍为发明，庶使罹遭其害者，开卷了然，从其便而用之，无不应手即瘳，是虽于内外方脉无关，而济人之心则一也。

蛇蠚伤

耀山曰：蛇生水草木土之中。陶弘景云：蝮蛇白斑黄颔尖口，虺形短而扁，毒与虺同，蛇类甚众，惟此二种及青蝰为猛，不即疗多死。藏器云：蝮蛇锦文，亦有与地同色者，众蛇之中，此独胎产，着足断足，着手断手，不尔合身糜烂。七八月毒盛时，啮树以泄其毒，树便死。又呼涎沫于草木上，着人成疮身肿，名曰蛇漠疮，卒难治疗，方与蛇螫同。柳子厚蝮蛇文云：口兼蜂虿，色混泥涂；其头蹙恶，其腹次且；褰鼻钩牙，穴出榛居；蓄怒而蟠，衔毒而趋。亦颇尽其状也。

王充《论衡》曰：蝮蛇含太阳火气而生，故利牙有毒。

《字说》云：蝮，触之则复，其害人也，人亦复之，故谓蝮。

张文仲云：恶蛇甚多，则五月，青蝰、苍虺、白颈、大蜴；六七月，白蝰、文蝮、黑甲、赤目、黄口、反钩、三角之类，皆毒之猛烈者。又南方有呴蛇，人若伤之不死，终身伺其主，虽百众人中亦来取之，惟百里外免耳。

《抱朴子》云：蛇类最多，惟蝮中人甚急，但即时以刀割去疮肉，投于地，其沸如火炙，须臾焦尽，人乃活。

《读律佩觹》云：黄风蛇尾，入人鼻窍，即死无救。

《说铃》云：圆蛇形如石卵，斑烂可爱，误持之，得人气化为蛇，啮人即毙，尸不敢收，恐触其气而毙。

郑板桥云：粤中有蛇，好与人比较长短，胜则啮人，不胜则自死。山行者以伞具上冲，蛇不胜而死。

苏颂曰：东间一种千岁蝮，状如蝮而短，有四脚，能跳来啮人，人或中之必死。其啮已，即跳木作声，云"斫木斫木"者，不可救也；若云"博叔博叔"，犹可急治之；用细辛、雄黄等分为末，纳疮中，日三四易之。按《字林》云：睺听，形如蜥蜴，出魏兴，居树立，见人则跳来，啮已还树垂听，闻哭声乃去，即此也。其状头尾一般大，如捣衣杵，俗名合木蛇，长一二尺，又曰斫木蛇，又名望板归，救之用嫩黄荆叶，捣烂敷之。

张文仲云：钩蛇尾如钩，能钩人兽入水食之。枙蛇形似枙，长七八尺，中人必死，削船枙煮浸之即愈。

葛洪云：竹根蛇谓之青蜂，最毒，喜缘竹木，与竹同色，大者长四五尺，其尾三四寸。有异点者即熇尾蛇，毒尤猛烈，中之者急灸艾三四壮，毒即不行，仍以药傅之。昔园丘多蛇，广成子教傅雄黄末立愈。

《纲目》云：鳞蛇、千岁蝮、苟印、蜥蜴皆有足，三角蛇有角，鸡冠蛇头上有冠，最毒。又云：蛇蟠人足，淋以热尿，或沃以热汤，则自解；蛇入人窍，灸以艾炷，或辣以椒末，则自出。内解蛇毒之药，则雄黄、贝母、大蒜、薤白、苍耳、柏根白皮；外治蛇蠚之药，则大青、鹤虱、苦苣、堇菜、射罔、姜黄、白矾、黑豆叶、黄荆叶、蛇含草、辟虺雷、犬粪、鹅粪、蔡苴、机粪。

苏恭云：蝮蛇疮毒心闷，捣络石茎叶汁服，并洗之，立瘥。并傅刀斧伤疮。

《瑞竹堂方》：治毒蛇、射工、沙虱等伤人，口噤目黑，手足直，毒气入腹，用白矾、甘草等分为末，冷水服二钱。

《急救方》：治蝘蜓蛇咬，用桑柴灰汁，白矾调敷。

《汤氏宝书》：治诸蛇伤毒，用桂心、栝蒌等分为末，竹筒密塞，遇毒蛇伤即傅之。塞不密，即不中用也。

东坡良方：治虫蛇兽毒及蛊毒，生明矾、明雄黄等分，于端午日研末，黄蜡和丸梧桐子大，每服七丸，热水送下，或以灯上烧开，滴伤处神效。

濒湖《集简方》：治蛇伤，用山漆研末，水饮服三钱，仍嚼涂之。又方：用鹦嘴烧存性，一半酒服，一半涂之。又方：用艾叶灸伤处数壮，甚良。又方：用小青一握细研，入香白芷末半两，酒调服，手按患处，候黄水出为效。又方：捣都管草涂之。

《药性》：治蛇咬伤，用白颈蚯蚓炒为末，油和涂之。

洪迈《夷坚志》云：临川有人被蝮伤，即昏死，一臂如股，少顷遍身皮胀黄黑色。一道人以新汲水调香白芷末一斤灌之，觉脐中撮撮然，黄水自口出，腥秽逆人，良久消缩如故。以麦门冬汤调尤妙，仍以末搽之。又经山寺僧为蛇伤，一脚溃烂，百药不愈，一游僧以新水数洗净腐败，见白筋，挹干，以白芷末入胆矾、麝香少许掺之，恶水涌出，日日如此，一月平复。

《袖珍方》：治恶蛇虺伤，广木香不拘多少，煎水服，效不可述。又方：用青木香半两，煎汤饮，或捣封之。

《千金方》：治蛇虺伤人，以紫苏叶捣汁饮之。又方：用葵叶捣汁服之。又方：用姜末傅之，干即易。又方：用胡荽苗、合口椒等分捣涂之。又方：如溃久者，用小茴香捣末傅之。又方：用楮叶、麻叶合捣取汁渍之。又方：用梳垢一团，尿和傅上，仍炙梳出汗熨之。又方：以人屎厚封之即消。又方：如蛇入七孔，割母猪尾血滴入即出也。

《直指方》：蛇咬，用贝母半两酒服，仍以渣敷之甚妙。

《摘玄方》：治蛇虺咬伤，用青麻嫩头捣汁，和酒等分服三盏，以渣敷之，毒从窍中出，以渣弃水中，即不发。看伤处有窍是雄蛇，无窍是雌蛇，以针挑破伤处成窍敷药。又方：用小青、大青、牛膝叶同捣汁，和酒服，以渣敷之。

《唐本草》：治蛇伤，用水蓼捣敷之。蛇毒入腹心闷，绞汁服之妙。

苏恭云：益母草捣敷蛇虺毒伤效。

《易简方》：治恶蛇咬伤，用地菘，即天名精，捣敷之。又方：用龙脑薄荷研末酒服，并涂之。

刘禹锡《传信方》：治蛇咬，烧刀矛头令赤，置白矾于上，汁出热滴之，立瘥，此神验之方也。贞元三十二年，有两僧流南方，到邓州俱为蛇啮，令用此法便瘥。

《神应经》云：毒蛇伤，先灸伤处三壮，后以隔蒜灸之。

《古今录验》：治蛇虺螫伤，用葵根捣汁涂之。

李时珍云：蛇狗咬伤，用山豆根研汁涂之良。又云：蕨根烧灰，油调敷蛇蝎伤。又云：九龙草，生红子如杨梅者，又蛇眼草，生古井边，叶背有红圈者，并黄药子、荔枝草，并傅蛇犬咬伤。又萝藦，俗名羊角花藤，取白汁涂之，又葛蔓俗呼赖勒藤，捣涂之，并效。又食蛇鼠尿涂之，又鸩喙刮末涂之，登时愈也。

崔氏方：治毒蛇伤，用独茎狼子根或叶捣烂，腊猪脂和涂，立瘥。又《海上方》：治蛇咬肿闷欲死，用重台六分，续随子仁七粒，捣筛为散，酒服方寸匕，兼唾和少许，涂咬处立效。又方：用醋草，即酢酱草，捣傅亦效。又方：用泥蛤蚧捣烂敷咬伤即好。

《梅师方》：治蛇咬，用射罔傅之，频易，血出即愈。

万毕术方：治蛇咬伤疮，用生堇杵汁涂之。《淮南子》云：蝮蛇螫人，傅以和堇即愈。

《外台秘要》方：治毒蛇伤啮，用菰蒋草根烧灰傅之。又方：用生虾蟆一枚，捣烂傅之。

《肘后方》：治毒蛇螫伤，牙入肉中，痛不可堪者，勿令人知，私以荇叶覆其上，穿以包包之，一时折牙自出也。又方：用小蒜捣汁服，以渣敷之。又方：以闭口椒及叶，捣烂封之良。又方：如蛇牙入肉中，痛不可堪，捣虾蟆肝敷之，立出。

《济急良方》：治毒蛇螫伤，急饮好清油一二钱解毒，然后用药。如无药，用烟管烧热滴油搽之，屡验。

《寿域方》云：半边莲治蛇虺伤，捣汁饮之，以滓敷之。

《捕蛇师传方》：用川山甲、木香各一钱五分，为末酒服。又方：用全蝎二个，蜈蚣一条炙，研末酒下即愈。

《抱朴子·内篇》云：相国张文蔚庄内有鼠狼穴，养四子为蛇所吞，鼠狼雌雄情切，乃于穴外扮山壅穴，俟蛇出头，度其回转不便，当腰咬断，而劈腹衔出四子，尚有气，置于穴外，衔豆叶嚼而敷之，皆活。后人以豆叶治蛇咬，盖本于此。又云：入山辟蛇，以麝香丸着足爪中有效。因麝啖蛇，故以压之也。又方：用呷蛇龟尾，刮末傅之便愈。

《圣惠方》：治蛇咬蝎螫，用雄黄三钱，信石一钱，皂角子、巴豆各四十九粒，耳塞、麝香各少许，上于五月五日，择不闻鸡犬妇人声处，捣为细末，藏杏子核内封之，用时以针挑出，上于痛处，大有神效。

丹溪云：毒蛇恶虫咬，用猪膏莓捣汁傅之。

《世医方》：治诸般蛇咬，此方传之于捕蛇者，倘如药味不全亦可用。大青、小青、青木香、乌桕叶、火炊草、山蕨萁、过山龙、地蜈蚣、天门冬、白芍药、香薷，共为细末，用生白酒调服，渣罨咬处，屡效。

《证治准绳》：治诸蛇虫毒伤，初咬敷药，用柏树叶、鱼腥草、地菘、皱面草、草决明，共一处研细，傅伤处极佳。如毒入腹者，用青黛、雄黄等分，新汲水调服二钱立效。又方：用苍耳草嫩叶一握捣汁，温酒和饮，其渣厚傅伤处。如眼黑口噤，手脚强直，腹内成块者，灌之即愈。又方：用地榆，生绞汁饮，及浓煎渍之，半日愈。又方：用丝瓜根擂汁，调酒饮醉立愈。又方：用好醋一二碗服，令毒气不随血走。又云：蛇咬忌食酸物、梅子，犯之大痛。未知谁是。

《广利方》：治蛇咬成疮，用暖酒淋洗疮上，日三次。又方：用干姜、雄黄等分为末，袋盛佩之，遇螫即以傅之便定。又方：用蜘蛛捣烂傅之，甚效。

徐玉方：治毒蛇螫伤，用薤白捣傅。又方：以竹筒合疮上，溶蜡灌之效。

《集验方》：治诸蛇螫人，用紫苋捣汁饮一升，以滓涂之。

《经验方》：治毒蛇伤螫，用野鼠屎，水调涂之。

《大明》云：凡蛇蝎所咬，用铅炙熨之良。又方：取桑叶挪烂涂之。又方：取楮树皮间白汁，治蛇虫蜂蝎犬咬等伤。又方：用扁豆叶捣烂封之。皆效。

《救急方》：治蛇螫肿痛，用蒲公英捣烂贴之。又方：治蛇咬，毒攻入腹，以两刀于水中相摩，饮其汁即愈。

《救急易方》：治恶蛇虫伤，用鱼腥草、皱面草、槐树叶、草决明，一处杵烂傅之，神验。

《胜金方》：治蛇咬毒疮，用吴茱萸一两为末，冷水和作三服，立安。

谈野翁《试验方》：治毒蛇望板归螫伤，满身洪肿发泡，用黄荆嫩头捣汁，涂泡上，渣备咬处，即消。此法出《肘后方》，云治诸蛇亦灵。

《古今医鉴》云：扛板归草，蔓生有刺，叶尖，子圆黑，蛇伤至死，酒调服，渣敷。

《必效方》：治蛇虺咬伤，用生蚕蛾研傅之。

《兵部手集》：治蛇伤，用鸡子一个，轻敲小孔合之。

《金鉴》云：蛇咬，即饮好醋，扎住两头，使毒不走，服后药效。昔有人被毒蛇所伤，良久昏瞆，一老僧以酒调药二钱灌之遂苏，仍以滓傅咬处，少顷复灌二钱，其苦皆去。问之，乃五灵脂一两，雄黄半两同为末耳。其后有中蛇毒者用之咸效。

《金匮钩玄》方：治毒蛇伤螫，以五灵脂末涂之，立愈。

《寿域方》：治蛇虫螫伤，用人耳垢、蚯蚓屎和涂，出尽黄水立愈。牛耳垢亦傅毒蛇螫人，猪耳垢亦效。

《医方摘要》：治毒蛇螫伤，急以小便洗去血，随取口中唾，频频涂之。又方：以小便洗净后，用牙垩封而护之甚妙，且不肿痛。

《日华子》云：蛇咬者，以热尿淋洗患处效。孙真人云：以妇人尿疮上更效。或用葱叶加盐研傅之亦效。

《急救方》：治蛇伤手足，恐毒内攻，用绢绳扎住伤处，勿使毒入心腹，令人口含米醋或烧酒，吮吸其毒，俟红淡肿消为度，以姜末敷之，吸毒者麻油解之。

陈藏器云：田中三叶草及江南千金锄，并可捣敷蛇蝎虫咬。又方：用赤地利茎叶捣汁服，以渣敷之。又方：用椰桐叶捣烂封之，虫咬伤者亦效。又方：用秦皮同叶煮汤洗蛇咬，并研末敷之。又方：捣蚤休涂之，蛇虺毒得此治之即休，故名。又方：捣韭汁涂之，亦涂蝎蜇恶虫螫伤等毒。又方：捣千金子叶敷之，兼治犬咬。

又方：用海根草，酒水磨服，并傅之，亦傅犬咬。又方：用紫金皮煎汁服，并洗。又方：用双头鹿腹中屎涂之，皆效。又方：用盐药敷之，亦效。

寇宗奭《本草》云：天蛇毒疮，似癞非癞，以秦皮煮汁一斗饮之即瘥。按沈存中《笔谈》云：天蛇不知何物，人遭其螫，仍为露水所濡，则遍身溃烂，或云草间花蜘蛛者非矣。又云：天蛇生幽阴之地，遇雨后则出，越人深畏之，其大如箸而匾，长三四尺，色黄，浇之以醋则死，或以石灰掺之亦死。

《纲目》云：广西一吏为虫所毒，举身溃烂。一医视之曰：天蛇所螫，不可为矣。虽以药傅其一处，以钳拔出如蛇者十余条，而疾终不起。又云：钱塘一田夫忽病癞，遍身溃烂，号呼欲绝。西溪寺僧视之曰：此天蛇毒，非癞也。以秦皮煮汁一斗，令其恣饮，一日减半，三日顿愈。

刘松篁《经效方》云：会水弯陈玉田妻病天蛇毒，一老翁用水蛇一条，去头尾，取中截如手指长，剖去骨肉，勿令病者见，以蛇皮包手指，自然束紧，以纸外裹之，顿觉遍身皆凉，其病即愈。数日后解视，手指有一沟如小绳，蛇皮内宛然有一小蛇头目也。

《奇效方》：治天蛇头疮，生手指头上，用蜈蚣一条，烧烟熏一二次即愈，或用蜈蚣为末，猪胆汁调涂之。

《济急方》：治天蛇头，指痛臭甚者，用黑豆生研为末，入蚕茧内笼之。

《救急方》：治天蛇头毒，用落苏即金丝草、忍冬藤、五爪龙、紫葛、天荞麦等分切碎，用绝好醋浓煎，先熏后洗效。

蜂　叮　伤

耀山曰：蜂类甚多，其尾皆有针锋，故曰蜂。古语云：蜂虿垂芒，其毒在尾。酿蜜者谓之蜜蜂，有三种：在林木或在墙穴中作房曰野蜂，在人家以器收养者曰家蜂，在山岩高峻处曰石蜜，皆群居有王而色青苍。土蜂即马蜂也，巴间呼为蟺蜂，在地中作房，亦能酿蜜，赤黑色，大者螫人最毒。色黑而肥大如指，在人家穴橡柱而居，谓之乌蜂。穴竹而窠，谓之竹蜂。色黄而腰细，在人家檐作房群居，谓之小黄蜂。在树上作窠五六层至八九层，大者如瓮，小者如桶，黄黑色，长寸许，谓之大黄蜂。穴土者曰土蜂，巢木者曰木蜂，或名牛舌蜂，或名玄瓠蜂，或名革蜂、壶蜂、草蜂、石蜂、沙蜂，皆随居处形色而命名也。螫马牛及人，乃至欲死。赤翅蜂出岭南，状如土蜂，翅赤头黑，大如螃蟹，穿土为窠，此毒蜂穴土而居者。一种独蜂，作窠于木，亦此类也，其窠大如鹅卵，皮厚，苍黄色，只有一个蜂，大如石燕子，俗名九里蜂，人马被螫立亡。又一种独脚蜂，《酉阳杂俎》云：岭南毒菌，夜有光，经雨则腐化为巨蜂，黑色，其喙若锯，长三分，啮人甚毒。又一种蛤蜂，出巴中，在褰鼻蛇穴内，其毒倍常，中人手足辄断，中心胸则圮裂，非方药可疗。故元稹诗云：巴蛇蟠窟穴，穴下有巢蜂。近树禽垂翅，依原兽绝踪。微遭断手足，厚毒破心胸。昔有招魂句，那知眼自逢。此蜂之毒如此，附见于此，养生远害者不可不知。

《内经》云：蜂虿之毒，皆属于火。《别录》：治蜂虿，用三叶草，生田中，茎小，高三尺，根黑色，捣敷之良。

《千金方》：治蜂叮，反手取地上土敷之，或入醋调。又方：以瓦摩其上，唾二七遍，置瓦于故处。又方：嚼盐涂之。又方：用蜂房为末，猪膏和敷，或煎水洗，皆验。又方：用牛屎，苦酒和敷。

《摘玄方》：治沙蜂叮螫，用朱砂，水涂之。又方：治壶蜂叮螫，用苦荬汁涂之。

《证治要诀》：治蜂虿伤人，用人参末傅之。又方：用蟹壳烧存性研末，蜜调涂之。

《客中间集》云：蚯蚓粪，井水调涂蜂螫伤痛立止。昔人见蜂为蛛所冒，蛛受蜂螫堕地，足抵蚯蚓粪掩伤处，须臾健行，卒哜其蜂于网，信乎物亦有知也。

《外台秘要》：治蜂虿螫伤，用薄荷叶挼贴之。

《集验方》：治蜂虿螫伤，用野苋挼擦之。

张文仲方：治蜂虿螫人，赤痛不止，马齿苋捣熟封之妙。《日华本草》用冬瓜叶捣敷之，亦妙。

沈括《笔谈》云：处士刘阳隐居王屋山，见一蜘蛛为蜂所螫坠地，腹膨欲裂，徐行入草，啮破芋梗，以疮就啮处磨之，良久腹消如故，自后用治蜂螫有验。

《圣惠方》：治蜂螫，用牛酥涂之。

《肘后方》：治毒蜂螫人，嚼青蒿封之即安。又方：以五月五日午，收蜀葵花、石榴花、艾心，等分阴干为末，水调涂之。又方：用牛角䚡，烧灰醋和傅之。又方：以人屎洗之。俱效。

赵原阳《济急方》：治毒蜂螫伤，以青油搽之妙。又方：急饮清醋一二碗，令毒气不散，然后用药。

《广利方》：治毒蜂螫人，暖酒淋洗疮上，一日三次。又方：以活蜘蛛安放螫处，吸出其毒，或捣烂涂之。

《救急方》：治九里蜂毒，用皂角钻孔，贴叮处，以艾灸孔上，三五壮即安。

蝎 螫 伤

耀山曰：蝎，毒虫也。长尾为虿，短尾为蝎，行毒曰螫。葛洪云：蝎前曰螫。陈州古仓，有蝎形如钱，螫人必死，蜗能食之。时珍云：蝎形如水黾，八足而长，尾有节，色青。陶隐居《集验方》言：蝎有雌雄，雄者螫人，痛在一处，用井泥傅之；雌者，痛牵诸处，用瓦沟下泥傅之。或在手足，以冷水渍之，微暖即易；在身，以水浸布拓之，皆验。《古今录验》云：被蝎螫者，但以木碗合之神验，不传之方也。

华佗治彭城夫人方：治蝎螫，用温汤水渍之，数易，至旦愈。出《魏志》华佗传。

《肘后方》：治蝎虿螫人，用醋调黄丹涂之。又方：捣小蒜汁服，以滓傅之。

《兵部手集》：治蝎伤，用鸡子敲小孔合之，立瘥。

《千金方》：治蝎虿叮螫，以水调硇砂涂之，立愈。又方：捣葵菜汁服之。又方：捣蜗牛涂之，痛立止。

《传信方》：治蝎螫，刀上烧白矾汁点之，立瘥。

钱相公《箧中方》：治蝎螫，以半夏末，水调涂之，立止。

《医学心镜》：治蝎刺螫人，用醋磨附子汁傅之。

《古今录验》：治蝎虿螫痛，用苦李仁嚼烂涂之良。

《杏林摘要》：治蝎螫作痛，用川椒嚼细涂之，微麻即止。又《简便方》以白糖放伤处，用指一捺，痛即止。

《广利方》：治蝎咬，以蜘蛛研汁涂之，并以活蜘蛛安咬处吸其毒良。又方：预佩干姜雄黄末，遇螫傅之。

《青囊》：治虿蝎螫伤，端午日午时，收壁虎一枚，以鸡胆开一窍盛之，阴干，每以一星敷上即止，神效。

《卫生宝鉴》：治蝎螫痛楚，用乌贼骨一钱，白矾二分，为末嗡鼻，在左壁者嗡左鼻，在右壁者嗡右鼻。

《心镜》：治蝎螫作痛，用猫儿屎涂之，三五次即愈。

《圣惠方》：治桑蝎螫人，用丁香研末，白蜜调涂，良效。

时珍云：捣千金子叶，傅蝎螫立止。

《梅师方》：蝎螫，用射罔傅之，频易，血出即愈。

《捷法》：以灯火灸之，或挤去毒水，热膏药贴之，或用盐点大眼角，左点左，右点右，或盐汤溃伤处，皆效。

狐刺伤

耀山曰：狐刺，乃螳螂之精，尿于竹木诸物之间，干久有毒成刺，人手足误触之，则成疮肿，疼痛欲死而不可忍。或云：此刺有雌、雄二种，雄者只有一个，雌者生有五六七个，疮内皆有乱丝，疮外必然有刺。《大成》书载此伤曰狐狸刺。螳螂又名野狐鼻涕，故名，即恶刺之类也。

苏颂曰：治恶刺及狐尿刺疮，用蒲公英白汁涂之即愈。方出孙思邈《千金方》。其序云：邈以贞观五年七月十五日夜，以左手中指背触着庭木，至晓遂患痛不可忍，经十日，痛日深，疮日高大，色如熟小豆，用此方治之，手下则愈，痛除疮亦即瘥，未十日而平复如故。杨炎《南行方》亦著其功效。

《大明》云：黄瓜根捣烂，傅狐刺毒肿，神效。

《古今录验》：治狐刺尿疮，用曲末和独头蒜，杵如麦粒，纳疮孔中，虫出即愈。

《必效方》：治狐尿疮痛，用杏仁研烂，煮一两沸，及热浸之，冷即易。

《肘后方》：治狐尿刺人，肿痛欲死，用桑灰汁渍之，冷即易。又方：用热蜡着疮，并烟熏之，令汁出即愈。又方：用破乌鸡拓之良。

陈藏器《本草》：治狐尿刺疮，用麻鞋网绳如枣大，妇人内衣有血者手大一片，钩头棘针二七枚，并烧研，以猪脂调傅，当有虫出。又方：取蚁蛭土七粒，和醋搽之，亦效。

《千金方》：治狐尿刺疮痛甚者，热白马尿渍之。又方：以乌驴尿顿热渍之，俱效。

蝼 溺 伤

耀山曰：蠷螋，状如小蜈蚣，色青黑，长足，能溺人影，令人发疮，如热痱而大，若绕腰匝不可疗，山中者溺毒更猛，惟扁豆叶傅之即瘥。时珍云：蠷螋喜伏毡毹之下，故得此名，或作蛷螋。按《周礼》赤犮氏，凡隙屋除其狸虫蛷螋之属，乃求而搜之也。其虫隐居墙壁及器物下，长不及寸，二须六足，足在腹前，尾有叉歧，能夹人物，俗名搜夹子。其溺射人影，令人生疮，身作寒热。古方用犀角汁、鸡肠草汁、马鞭草汁、梨叶汁、茶叶末、紫草末、羊髭灰、鹿角末、燕窠土，但得一品涂之皆效。

孙真人云：予曾六月中得此疮，经五六日，治不愈。有人教画地作蠷螋形，以刀细腹中土，以唾和涂之，再涂即愈。方知万物相感，莫晓其由也。又《千金方》：用豆豉傅之良。又方：以醋和胡粉傅之。又方：用槐白皮，醋浸半日洗之。又方：其状如茱萸，中央白脓，恶寒壮热者，以犀角磨汁涂之。

《外台秘要》：治蠷螋尿疮，绕身汁出，以燕窝中土，和猪脂、苦酒傅之。又方：用鹿角灰，苦酒调服，亦效。

《集玄方》：治蠷螋尿疮，以蜈蚣窠，水调傅之。

《食疗本草》：治蠷螋尿疮，以盐汤浸绵拓疮上，以瘥为度。

陶弘景云：鸡肠草治蠷螋溺疮，捣敷之。

杨氏方：治蠷螋尿疮绕腰者，以败酱草煎汁涂之良。

《备急方》：治蠷螋尿疮，如绕身匝即死，以蒺藜叶捣傅之。无叶，以子代之。

《医说》：治蠷螋咬伤成疮，用大黄末涂之。

《伤寒类要》：治蠷螋尿疮，用大麦嚼烂傅之，日三上，良效。

《纲目》：用马鞭草捣涂之效。

《胜金方》云：蠷螋尿疮，初如糁粟，渐大如豆，更大如火烙浆泡，疼痛至甚者，速以草茶，并腊茶俱可，以生油调傅，药至痛乃止。

《箧中方》：治蠷螋尿疮，出黄水，用梨叶一握，捣烂涂之，干即易之。

《琐碎录》：治蠷螋尿疮，用乌鸡翅毛烧灰，油调傅之，虫畏鸡故也。

《兵部手集》：治蠷螋尿疮，以鸡子敲孔合之，立瘥。

陈藏器云：磨刀石上垽，一名龙白泉粉，傅蠷螋尿疮有效。又方：用豨莶草捣傅之。又方：用鱼腥草捣汁涂之。又方：用故蓑衣结烧灰，油和傅之。

《汇纂》：治上症，用唾磨刀上铁锈涂之，神效。

蜈　蚣　伤

耀山曰：蜈蚣背光黑绿色，身扁而长，黑头赤足黄腹，性畏蜓蚰螺，不敢过其所行之路，触之即死。李时珍云：蜈蚣西南处处有之，春出冬蛰，节节有足，双须歧尾，性畏蜘蛛，以溺射之，即烂断也，南方有极大者，而本草失载。按段成式《酉阳杂俎》云：绥定县蜈蚣大者，能以气吸蛇及蝎蜥，相去三四尺，骨肉自消。沈怀远《南越志》云：南方晋安有山，出蜈蚣，大者长丈余，能啖牛。葛洪《遐观赋》云：南方蜈蚣大者长百步，头如车箱。张采《明道杂志》云：黄州岐亭有拘罗山，出大蜈蚣，褻丈尺。《蔡绦丛话》云：峤南蜈蚣，大者二三尺，螫人至死，惟见托胎虫，则局缩不敢行，虫乃登首啖其脑而食之。查托胎虫即蜒蚰螺，故人以此虫捣涂蜈蚣伤，疼痛立止。蜈蚣能制龙、蛇、蝎蜥，而畏蜒蚰、蜘蛛，亦《庄子》所谓物畏其天，《阴符经》所谓禽之制在气也。

《集效方》：治蜈蚣螫伤，用蚯蚓泥傅之效。

《集简方》：治蜈蚣螫伤，画地作王字，取土掺之即愈。

《千金方》：治蜈蚣螫人，用井底泥频傅之。

陶弘景云：蜈蚣啮人，以桑汁入白盐涂之即愈。

《医学集成》：治蜈蚣咬伤，嚼人参涂之。又方：用白蔹皮贴之，俱效。

《梅师方》：治蜈蚣咬人，嚼盐涂之，或盐汤浸之妙。又方：或用独头蒜摩之即止。

《袖珍方》：治蜈蚣咬伤，嚼香附涂之，立效。

《古今录验》：治蜈蚣伤，用蛇含草挪傅之。

《箧中方》：治蜈蚣咬毒，用醋磨生铁傅之。又方：用鸡冠血涂之。又方：用头垢、苦参，酒调傅之。

《肘后方》：治蜈蚣咬疮，嚼小蒜涂之良。又方：用马苋叶汁涂之。

陆氏《积德堂方》：治蜈蚣螫伤，用菜子油倾地上，擦地上油搽之即好。勿令四眼见。

谈野翁方：治蜈蚣螫人，取灰苋叶擦之即止。

《多能鄙事》：治蜈蚣咬伤，用胡椒嚼烂封之，即不痛。

杨起《简便方》：治蜈蚣伤，用楝树枝叶汁涂之良。

《外台秘要》：治蜈蚣伤螫，用麻履底炙热揩之即安。

《广利方》：治蜈蚣咬伤，研蜘蛛涂之，或用活者吸毒，皆效。

濒湖《集简方》：治蜈蚣螫咬，用头发烧烟熏之。又方：捣都管草涂之解毒。又方；取桑树皮中白汁涂之，并治蛇、蜘蛛咬伤。又方：研蜗牛涂之，兼治蝎虿毒伤。又方：用地蜈蚣草，入盐少许捣涂，或末傅之。

《汇纂方》：被蜈蚣毒者，用乌鸡屎或雄鸡涎涂之，皆效。又唾墨画鸡味啄之，止痛。

蜈蚣入耳，《梅师方》用炙猪肪掩耳，即出。如蜈蚣入腹，用猪血灌之，或饱食少顷，饮桐油当吐出。按《三元延寿书》：治误吞蜈蚣，猪、羊血灌之即吐出。昔有店妇，吹火筒中有蜈蚣入腹，店妇仆地，号叫可畏，道人刘复真用此法而愈。

《别录》云：桑叶汁能解蜈蚣毒，腐木汁涂之亦效。

蜘 蛛 伤

耀山曰：蜘蛛处处有之，其类甚多，《尔雅》但分四种而已。在檐角篱边，空中作圆网，大腹灰色，似此蜘蛛，可入药用。在孔穴中及草木稠密处作网，吞丝为蒂，花斑色，谓之草蜘蛛。在墙壁间作窠如钱形，似蜘蛛而扁，斑色，八足而长，谓之蟏子。穴地为窠，网结其中，仰捍其盖，待蝇蠓过而捕之入穴，闭与地一色，谓之土蜘蛛。宗奭云：蜘蛛皆有毒，遗尿着人，令人生疮。苏恭云：剑南山东，为此所咬，疮中出丝，屡有死者。段成式云：深山蜘蛛有大如车轮者，能食人物。李时珍云：蜘蛛啮人甚毒，往往见于典籍。

刘禹锡《传信方》云：判官张延赏为斑蜘蛛咬颈上，一宿有二赤脉绕项下至心前，头面肿如数斗，几至不救。一人以大蓝汁，入麝香、雄黄，取一蛛投入，随化为水，遂以点咬处，两日悉愈。又云：贞元十年，崔从质员外言：有人被蜘蛛咬，腹大如孕妇，有僧教饮羊乳，数日而平。

《直指方》：治蜘蛛咬并蜂虿蝎螫等伤，先将咬伤缚定，以贝母，酒煎五钱服，以滓傅之，甚妙。

刘郁《西域记》云：赤水儿城有虫如蛛，毒中人则烦渴，饮水立死，惟饮葡萄酒至醉吐则解。此与李绛所言，蜘蛛毒人，饮酒至醉则愈之意同。

郑晓《吾学编》云：西域赛兰地方，夏秋间，草生小蜘蛛甚毒，啮为痛声彻地，土人诵咒，以薄荷枝拂之，或以羊肝遍擦其体，经一日夜痛方止，愈后皮脱如蜕，牛马被伤辄死也。

元稹《长庆集》云：巴中蜘蛛大而毒甚者，身运数寸，踦长数倍，竹木被网皆死，中人疮痏痒倍常，惟以醋调雄黄涂之，仍用鼠负虫食其丝则愈，不急救之，毒及心能杀人也。

《西域闻见录》云：新疆八叉虫，在在有之，形类土蜘蛛，色褐而圆，八爪微短，紫口，口有四歧，啮铁有声，遍身黄绿为章，皮里通明如茧蚕，生湿地沟渠及人家多年土壁中，大者如鸡子，小者如胡桃，每遇大风，则出穴逐风而行，入人屋宇，行急如飞，怒则八足耸立逐人，寻常于人身上往来，切不可动，听其自去，亦竟无恙。倘少动触之，辄噬人最为毒恶，痛彻心髓，须臾不救，通身溃烂而死。如噬人轻，则取其虫碎之，尚无大害。若噬人时吐白丝于疮口，或噬人后走向水中呼吸，则人必死矣。或曰茜草捣汁服之，并敷疮口可愈。究之中其毒而生者，百无一二。回子云：唯求阿浑诵经可活。然吾尝闻回子有被其毒者，皆请阿浑诵经，乃经未终，而其人已终矣。按此虫能吐丝，非蜘蛛而何，故附之。

《坤舆外纪》云：意大理亚国，有蜘蛛类，名大懒毒辣。凡螫人受其毒，即如风狂，或嬉笑，或跳舞，或仰卧，或奔走，其毒中人气血，比年必发。疗其疾者，以各人本性所喜音乐解之，此亦边侥诵经之流也。

李氏《三元书》云：草上花蜘蛛丝最毒，能缠断牛尾。有人遗尿，丝缠其阴，至断烂也。又《沈存中笔谈》言草上花蜘蛛为天蛇毒，则误矣。

《摘玄方》云：花蜘蛛咬人，其毒与毒蛇无异，用野縑丝，即道人头，捣汁一盏服，仍以渣傅之。

《太平广记》：治壁镜毒人至死，用白矾末涂之良。按壁镜即壁钱，蟢子窠也。

《汇纂》云：壁钱虫似蜘蛛，俗名蟢子，或云有毒，咬人必死，惟以桑柴灰煎取汁，调白矾末傅之妙。

《朝野金载》：治蜘蛛伤人，用雄黄末傅之。

《兵部手集》云：蜘蛛咬人遍身成疮者，饮好酒至醉，则虫于肉中，似小米自出也。又方：以生鸡子敲孔合之，立愈。

《纲目》云：山豆根治蜘蛛咬伤并蛇狗伤，并涂之。

《经验后方》：治蜘蛛咬疮，用胡麻研烂傅之。

《普济方》：治蜘蛛咬毒，用麻油和盐擦之。

《证类本草》：治蜘蛛咬，用胡孙屎涂之。

《箧中方》：治蜘蛛咬毒，用醋磨生铁傅之。又方：刺鸡冠血傅之，亦效。

《广利方》：治蜘蛛疮毒，以热酒淋洗，一日三次良。

《图经》云：露筋草，其根味辛涩，性凉，治蜘蛛、蜈蚣伤，焙研末，白矾水调贴之。

《生生编》：治蜘蛛疮毒，用牛乳饮之良。

陈藏器云：被蜘蛛咬者，恐毒入内，捣蔓菁子为末，酒服，亦以油和敷之，故蔓菁园中无蜘蛛，是其相畏也。又方：用久臭人溺，于大瓮中浸之，仍取乌鸡屎炒，浸酒服之，不尔恐毒杀人也。又方：用蜂窝土涂之效。又方：用驴尿泥涂之亦效。又方：用小蓟汁服之亦佳。又方：捣豨莶草傅之。又方：捣合欢木皮为末，和铛下墨，以生油调傅之。又方：取土蜂烧为末，油和傅之。言此物能食蜘蛛，取其相伏也。又云：鬼针草生池畔，方茎，叶有丫，子作钗脚形，着人衣如针，北人谓之鬼针，南人谓之鬼钗，杵汁服，并傅之，兼涂蝎螫蛇咬等伤。又方：捣楒桐叶封之亦效。

《千金方》：治蜘蛛咬人，用炮姜切片贴之良。

谭氏《小儿方》：治蜘蛛咬疮，遍身皆有，以葱一枚切去尖头，将蚯蚓入叶中，紧捏两头勿令泄气，频摇动，即化为水，以点咬处甚效。

《备急方》：治蜘蛛咬毒，以羊棰叶捣敷之，立愈。

蚰蜒伤

耀山曰：蚰蜒，非蜒蚰蠃也。状如蜈蚣，色黄不斑，其足无数，好脂油香，故入人耳及诸窍中，亦百足之类也。李时珍云：处处有之，墙屋烂草中尤多，身圆不扁，尾后秃而无歧，大者长寸余，触之踡屈如环。其入人耳，用龙脑、地龙、硇砂，单吹之皆效，或以驴乳灌之即化为水，或以香物引之。《淮南子》云：菖蒲去蚤虱而来蛉蛩。即此虫也。扬雄《方言》云：一名入耳。又一种草鞋虫，形亦相似而身扁，亦能入人耳中。

《圣惠方》：治蚰蜒入耳，用黄丹、酥、蜜、杏仁等分熬膏，绵裹包塞之，闻香即出。又方：用莴苣菜干者一分，雄黄一分，为末，糊丸枣核大，蘸生油塞耳中，引出。又方：以地龙入葱内化水点入，则蚰蜒亦化为水。又方：以生油调鸡心血滴耳即出。又方：用牛乳少少滴入即出。若入腹者，饮一二升，即化为水。

《圣济录》：治蚰蜒入耳，用硇砂、胆矾等分为末，每次一字，虫化为水。

《梅师方》：治蚰蜒入耳，用胡麻炒研作袋枕之。

李绛《兵部手集》：治蚰蜒入耳，用小蒜洗净捣汁滴之，未出再滴。

《卫生宝鉴》：治蚰蜒入耳，用鼠妇，即湿生虫，研烂涂耳边自出，或摊纸上作拈，安入耳亦出。

《瑞竹堂方》：治蚰蜒入耳，用蜗牛椎烂，置于耳边即出。

《广利方》云：华陀用牛酪灌入即出。若入腹，则饮二升，即化为黄水。

刘禹锡《传信方》：用胡麻油作煎饼枕卧，须臾自出。李元淳尚书在河阳日，蚰蜒入耳，无计可为，用此方乃愈。

《汇纂》：按此虫毒，北方尤多。闻京东一童养幼妇，懒而好睡，因蚰蜒入腹，面黄身瘦，常窃食物，体如痨瘵。一日私窃油炙面饼，欲食，适见伊姑进室，同客坐谈，遽急无措，藏饼于臀下坐之，许久客去，虫已引出在外，其病若失，遂愈。

蚯 蚓 伤

耀山曰：蚯蚓乃土之精，无心之虫也。上食槁壤，下饮黄泉；孟夏出穴，仲冬蛰结；晴则夜鸣，雨则先出。《本草衍义》言此物有毒。有小儿阴肿，为此物所吹，取雄鸭涎抹之即消。被咬成疮者，白鸭血、鸭屎涂之即愈。

《经验方》云：蚯蚓咬人，形如大风，须眉皆落，惟以石灰水浸之良。昔浙江将军张韶病此，每夕蚯蚓鸣于体中，有僧教以盐汤浸之，数遍遂瘥。

寇宗奭云：崇宁末年，陇州兵士暑月跣足，为蚯蚓所中，遂至不救。后数日又有人被其毒，或教以盐汤浸之，并饮一杯，乃愈也。

古方：治蚓吹小儿阴肿，用吹火筒吹之即消。

《摘玄方》：治蚯蚓气呵者，用漆草捣烂，入黄丹酓之。

射　工　伤

耀山曰：射工又名蜮，溪鬼虫也。《诗》云：如鬼如蜮，则不可得。即此物也。《博物志》云：射工，江南山溪水中甲虫也，长一二寸，口有弩形，以气射人影，令人发疮，不治杀人。《周礼》：壶涿氏掌除水虫，以炮土之鼓驱之，以焚石投之。即此虫也。葛洪《肘后方》云：江南射工毒虫，在山间水中，人行或浴，则此虫含沙射人形影则病，有四种。初得皆如伤寒，或似中恶。一种遍身有黑黡子，四边悉赤，犯之如刺；一种作疮，久即穿陷；一种突起如杯；一种如火灼燎疮也。李时珍曰：蟾蜍、鸳鸯能食之，鹅鸭能辟之。

《肘后方》云：射工虫在溪间，射人影成病，或口噤不能语，或恶寒热，四肢拘急，身体有疮，取水上浮走豉母虫一枚，口中含之便瘥，已死亦活。此虫正黑如大豆，浮游水上也，今有水虫大如豆而光黑，即此矣。名豉母者，亦象豆形也。又方：取白鸡矢白者二枚，以饴和涂疮上效。又方：用鼠妇虫、豆豉、巴豆各三枚，脂和涂之。又方：用皂荚长尺二者，苦酒一升，煎汁熬如饴，去滓涂之。又方：用知母连根叶煮汤浴之，兼治溪毒，末服、汁饮皆可。以末投水，夏涉无害。

《千金方》：治射工中人成疮者，取蒜切片贴疮，灸七壮效。又方：用芥菜子末和酒厚涂之，半日痛即止。又方：用鬼臼叶一把，苦酒渍，捣取汁服一升，日三次。又方：用狼牙草，冬取根，夏取叶，捣汁饮四、五合，并傅之。又方：用大蜈蚣炙干为末，和酢傅之。

《杜台卿赋》云：鸂鶒寻邪而逐害。此鸟专食短狐，所居之处，无复毒气，人家宜畜之，一名紫鸳鸯，其肉食之，能治短狐毒。短狐，即射工也。

《斗门方》：治水弩射人，用熊胆涂之，更以雄黄同酒磨服即愈。水弩，亦射工也。

卢氏方：治射工中人成疮者，以鸡肠草捣涂之，经日即愈。

《集验方》：治射工中人，状如伤寒，寒热发疮，偏在一处，异于常者，取赤苋合茎叶捣汁，饮一升，日再服之。

姚僧坦《集验方》：治中射工毒生疮者，用乌翣、升麻各二两，水三升，煎二升，温服，以滓敷疮上。

《胜金方》：治毒蛇、溪毒、沙虱、射工所伤，口噤眼黑，手足强直，毒攻腹内，逡巡不救，用苍耳嫩苗一握取汁，和酒温灌之，以滓厚敷伤处。

《抱朴子》云：吴楚之地，暑湿郁蒸，多毒虫及射工、沙虱之类，但以雄黄、大蒜等分，合捣一丸佩之，或已中者涂之良。

《瑞竹堂方》：治射工、沙虱等伤人，口噤目黑，手足直，毒气入腹者，用白矾、甘草等分为末，冷水服二钱。

陶弘景云：治中射工毒者，以鹅血饮之，并涂其身。时珍云：鸭血亦效。又云：溪鬼虫喙及鹅毛，佩之能辟射工毒，茅苞、知母俱能辟之。

《日华子》云：中射工、溪毒者，用盐葱叶研傅之。

葛洪《肘后方》云：溪毒中人，一名中水，一名中湿，一名中溪，一名水病，似射工而无物，春月多病之。初起头痛恶寒，状如伤寒，二三日则腹中生虫，食人下部，渐蚀五脏，注下不禁，虽良医不能疗也。初得则下部若有疮正赤如截肉，为阳毒最急；若疮如虫啮，为阴毒少缓，皆杀人，不过二十日。方家用药，与伤寒、温病相似，或以小蒜煮汤浴之，及诸药方。又云：初得恶寒，头目微疼，旦醒暮剧，手足逆冷，三日则生虫食下部，不痒不痛，过六七日，虫食五脏，注下不禁，以小蒜三升煮微熟，大熟则无力，以浴身，若身发赤斑文者，毋以他病治之也。又方：初起头痛恶寒，心烦拘急，日轻夜重，用梅叶捣汁三升饮之良。又方：用雄牛膝茎紫色节大者一把，以酒、水各一杯，同捣绞汁温服，日三次。又云：中其毒者，用蛇莓根捣末服之，并导下部，亦可饮汁一二升。夏月欲入水，先以少末投中流，更无所畏。又辟射工，家中以器贮之水浴身，亦宜投少许，是无害矣。又方：捣兰青汁，遍傅头身令匝效。

《箧中方》：治中水毒病，初起头痛恶寒，拘急心烦，用梨叶一把捣烂，以酒一盏搅饮之效。

时珍曰：中溪毒者，酒煎石蒜半斤，服取吐良。

367

《外台秘要》：治中溪毒生疮，用山慈姑叶捣烂涂之。按此草生于冬，叶如蒜。

陈藏器：治溪毒，煮草石蚕根食之良，又服羚羊角亦良。

姚僧坦《集验方》云：中水毒病，手足冷至膝肘即是，以浮萍日干为末，饮服方寸匕良。

《南中志》云：永昌郡有禁水，惟十一二月可渡，余月则杀人，其气有恶物作声，不见其形，中人则青烂，名曰鬼弹，乃溪毒等类。葛洪所云溪毒似射工而无物者，皆此属也。

《便用良方》：治鬼箭风痛，以红花、白芷、防风、威灵仙各二钱，用酒煮服取汁，三服全愈，切忌针挑火淬。俗传方法：用向阳桃叶嫩头七个，异姓乱头发一团，食盐一字，擦之成块，其痛立止，将药用刀斩之即愈。又方：用山栀子七个，桃树脑七个，白面一撮，共捣成饼贴之，次日将药分作七丸，投火内烧之立愈。按陈藏器云：鬼打卒死，用刀鞘二三寸，烧末水服，腰刀者弥佳。又方：用铁椎柄和桃奴、鬼箭等作丸服之。又方：用粟米，即小米，为粉，和水滤汁服，治卒得鬼打。又《肘后方》云：鬼击中恶，卒然着人，如刀刺状，胸胁腹内疗刺切痛，不可按抑，或即吐血鼻血下血，一名鬼排，以熟艾如鸡子大三枚，水五升，煎二升，顿服。又方：如上症者，用醇酒吹两鼻内良。又方：用乌鸡冠血沥口中令咽，仍破此鸡拓心下，冷乃弃之道边妙。又《风俗通》云：鬼排卒死，用乌雄鸡血涂心下即苏。又孙真人《千金方》云：鬼击成病，腹中烦满欲绝，以雄黄粉酒服一刀圭，日三服，血化为水也。
又方：以醋少许吹鼻中效。又《救急方》云：鬼击中
恶，以盐一盏，水二盏和服，以冷水噀之即苏。又《百
一方》云：鬼击之病，胁腹绞痛，或即吐血、衄血、下
血，以白犬头取热血一升饮之。又李楼《怪病奇方》
云：鬼击身青，用金银花一两，水煎饮之。又孟诜《食
疗》云：鬼毒风气，用独头蒜一枚，和雄黄、杏仁研为
丸，空腹饮下三丸，静坐少时当下，毛出即安。大抵皆
鬼弹鬼箭之类，乃天地间之厉气，不可不知，故并
附之。

沙 虱 伤

耀山曰：按郭义恭《广志》云：沙虱在水中，色
赤，大不过虮，入人皮中杀人。葛洪《抱朴子》云：
虱，水陆皆有之，雨后人晨暮践沙，必着人，如毛发刺
人，便入皮里，可以针挑取之，正赤如丹，不挑入肉能
杀人。凡遇有此虫处行，还以火炙身，则虫随火去也。
《录异记》云：潭、袁、处、吉等州有沙虫，即毒蛇鳞
甲中虫，蛇被苦，每入急水中碾出，人中其毒，三日即
死，此亦沙虱之类也。

《肘后方》云：山水间多沙虱甚细，略不见，人入
水中及行草中，此虫多着人，钻入皮里，令人皮上如芒
针刺，赤如黍豆，刺三日之后，寒热发疮，虫渐入骨则
杀人。岭南人初有此，以茅叶或竹叶挑刮去之，仍涂苦
苣汁；已深者，针挑取虫子，正如疥虫也。又方：以雄
黄、大蒜等分，合捣涂之亦良。又方：用莴苣菜捣汁涂

之良。又方：用斑蝥二枚，一枚末服，一枚烧至烟尽，研末敷疮中，立瘥。

《千金方》：治中沙虱毒，以射罔傅之佳。

陶弘景云：溪毒、沙虫等毒，用蘘荷叶捣汁服，并涂之。

陈藏器云：鹧鸪毛及屎，烧灰水服，治溪毒、沙虱、水弩、射工、蜮、短狐、虾须等病，亦可将鸟近病人，即能唉人身讫，以物承之，即有沙出，其沙射人之箭也。又可笼鸟近人，令鸟气相吸。又云：已上数病，大略相似，俱是山水间虫，含沙射影所致，亦有无水处患者。或如疟，或如天行寒热，或有疮无疮。但夜卧时，以手摩身体有辣痛处，熟视当有赤点如针头，急捻之，以芋叶入内刮出细沙，以蒜封之即愈，否则寒热渐深也。惟虾须疮最毒，十活一二，桂岭独多。但早觉时，以芋及甘蔗叶，屈角入肉，勾出其根如虾须状，则愈。迟则根入至骨，有如丁肿，最恶好着人隐处。时珍曰：水弩、短狐、射工、蜮，一物也，陈氏分为四，非矣。溪毒，有气无形。沙虱，沙中细虫也。

百 虫 伤

耀山云：有足曰虫，无足曰豸，种类甚伙。有可供饷食者，见于经传；有功于药用者，载于本草；有蠹贼果禾者，叙于农书；有害于人者，悉详于医方。是择其尤者，另立专条。又有微细之虫，及不可以名状者，伤人肢体，入人孔窍，汇集一门，谓之百虫伤。

陈藏器云：凡遇诸虫咬者，用盐卤水，或盐药，或尿坑泥，或百舌窠及粪，或鸡屎白，或鹳骨及嘴，得一品涂之，皆效。

《开宝》方：解恶虫蛇螫毒，挪天名精傅之。

苏颂曰：兰汁，治虫豸伤。刘禹锡著其法云：取大兰汁一碗，入雄黄、麝香二物少许，以点咬处，仍细服其汁，神异之极也。

《寿域神方》云：旱芹菜，日干为末，糊丸梧桐子大，每服四十丸，空心温酒下，大杀百虫毒。

《古今录验》：治诸毒虫伤，用青黛、雄黄等分研末，新汲水服二钱。

《济急方》：治百虫咬伤，以灯火熏之，出水妙。

《圣惠方》：治恶虫咬人，以紫草煎油涂之。又方：以牛酥和血涂之。

《集简方》：治诸虫咬伤，用艾灸数壮甚良。

《经验后方》：治诸虫咬伤，用油麻，即芝麻，研傅之。

《救急易方》：治恶虫伤，用鱼腥草、皱面草、槐树叶、草决明，共捣烂傅之。

虫蚁螫伤，《集简方》用头垢封之。《寿域方》用耳中垢同蚯蚓屎和涂，出尽黄水立愈。又土槟榔、穿山甲、山豆根、檐溜下泥、地上土，并涂蚁咬。

蚕咬成疮，《广利方》用蜜调麝香傅之。陈藏器云：蚕咬人，毒入肉，取苎根汁饮之即愈。又苦苣莴菜、赤薜荔、预知子、椰桐皮、百部、豨莶草、灰藋，并涂蚕咬。又紫金皮，洗蚕咬疮，皆效。苏颂云：蚕咬，用田父脊背上白汁和蚁子灰涂之。

蜗牛咬伤，毒行遍身者，陈藏器《本草》用蓼子煎水浸之立愈。不可近阴，令弱也。

蝼蛄咬人，《圣惠方》用醋调石灰涂之效。或用灰蘿、槲叶、梨叶、盐药，并涂蝼蛄咬伤效。

毛虫螫人，赤痛不止，《灵苑方》用马齿苋捣熟封之妙。《外台秘要》用豆豉心嚼傅，少顷见豉中有毛即瘥。按毛虫即载虫，亦名射工，谓其毛能螫人也。在树上者，背有五色斑毛，俗名杨瘌，有毒能刺螫人，红肿辣痛，即剖虫腹，取肠涂之立愈。在瓦内者，色黑而小，名瓦瘌，螫人亦疼，亦取其肠涂之即止。又苦葱、韭汁、青黛、食茱萸、松脂、雄黄、燕窠土、牛耳垢、狐屎，并傅恶载虫伤。又草犀捣汁服，能解恶载毒。

蚋蟆咬伤，元稹《长庆集》云：蜀中小蚊名蚋子，又小而黑者为蟆子；微不可见，与尘相浮上下者为浮尘子，皆巢于巴蛇鳞中，能透衣入人肌肤，咬成疮毒，人极苦之，惟捣楸叶傅之即瘥。又祝穆《方舆胜览》云：云南乌蒙峡中多毒蛇，鳞中有虫名黄蝇，有毒，啮人成疮，但勿搔，以冷水沃之，擦盐少许即愈。闽小纪曰：没子，江南人谓之蟆，京都曰白蛉，俗名金刚钻，愈搔愈痒愈咬，惟磨白矾，痒即止，虫勿咬。

诸蛭疮毒，苏恭云：有水蛭、草蛭，大者长尺许，并能咂牛、马、人血。其草蛭在深山草中，行即着胫股，不觉，入于肉中，产育为害，山人自有疗法。张果《医说》云：南方多雨，有物曰木蛭，大类鼻涕，生于古木之上，闻人气闪闪而动，人过其下，堕人体间，立即成疮，久则遍体，惟以朱砂、麝香涂之即愈，此山蛭也。李石《续博物志》云：南方水痴，似鼻涕，闻人气闪闪而动，就人体成疮，亦用前方而愈，此即草蛭也。陈藏器云：茧中蛹卤汁，治山蛭入肉。山人自有疗法，盖此法也。保升云：别有石蛭生石中，泥蛭生泥中，二蛭头光腰粗色赤，误食之，令人眼中生烟，渐至枯损。按：水蛭生水田中，有大小两种，大者长四五寸，重二三两，俗名牛搭膊；小者如豌豆荚，俗名马蟥。并吸牛、马、人血，惟畏食盐、石灰。被螫者，血任其流则无毒，否则成疮。《千金方》云：山中草木枝上有石蛭，着人足则穿肌，入肉中害人。但以蜡猪膏和盐涂足胫趾，即不着人也。陈藏器云：预带一筒，取一蛭入中，并持干海苔一片，亦辟诸蛭。若误吞蛭入腹，以黄泥水、浸兰水、牛血、羊血、鸡血、狗涎蘸蒸饼，但以一品服之即下。外敷，惟以朱砂涂之立愈。

百虫入耳中，以生油调铜绿滴之，古钱煎猪油滴之，醋和胆矾滴之，半夏浸麻油滴之，油浸百部滴之，香油同稻草灰滴之，川椒浸醋滴之，苍耳汁、葱汁、韭汁、桃叶汁、莴苣汁、姜汁、酱汁、人尿、人乳、车脂、苦醋、猫尿、鸡冠血，并一味滴之，胡椒末吹之，石斛插耳烧烟熏之，鳝头烧灰绵裹塞之，铁刀声在耳畔鸣之。蚁入耳者，穿山甲灰吹之，杏仁油滴之，灯心浸油钩之。蛆入耳者，皂矾末吹之。蝇入耳者，鳝血调皂角滴之。蚤入耳者，菖蒲塞之。虱入耳者，稻草灰汁滴之。马蝗入耳，田泥枕之。水银入耳，生金引之。

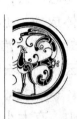

卷之十二

狗咬伤

耀山曰：狗类不一，其性皆同。豺见之跪，虎食之醉，犬食番木鳖则死，物性制伏如此。诸犬皆能咬人，若被咬伤，皮破血出，肿痛而已。惟疯癫之狗伤人，毒如蛇螫，皮或不破，血或不出，旬日之内，人亦发狂，叫如犬吠，至九死一生之候，不可不急治。是犬因毒蛇冬含土伏穴，春则出穴，连涎吐于草间，犬食之中毒发狂，遇人即咬，名为瘈狗。按毒中犬心经者舌出，毒中肝经者眼赤，毒中脾经者流涎，毒中肺经者声哑，毒中肾经者尾垂。凡被咬者，顶上即有红发，须先拔去，急以通利解毒为主，或用番木鳖磨水服，并选良方治之，则无害矣。

藏器云：犬咬疮，用屋漏水洗，更以浇屋檐，取滴下土傅之效。又云：猘犬咬，用床脚下土和水傅之，灸七壮。又方：用豨莶草捣涂之。又方：以五月五日采一百种草阴干烧灰，和石灰为团煅研，傅犬咬并治金疮止血皆效。又方：治犬狂狗咬者，乞百家箸煎汁饮之灵效。或刮肉店墩上油腻，拌砂糖敷良。

《千金方》：治犬咬血出，以新汲水洗至血止，绵裹之。又方：治犬咬伤人，用苦酒和石灰傅之，或热汤和之，俱效。

《肘后方》：治犬伤人，用白矾末纳入裹之，止痛尤妙。重发者，用蔓菁根捣汁服之佳。

《梅师方》：治犬咬伤，煮地榆汁并为末傅之效，又白汤服末，日三次效，忌酒。

《便民图纂》：治狗咬昏闷者，浸椒水调莽草末傅之。

葛洪方：治犬咬伤，以薤白捣汁饮之，并涂之，日三服，瘥乃止。

寇氏云：狗咬伤成疮，嚼杏仁涂之妙，或嚼白果仁涂之亦效。

葛氏方：治犬咬疮发，以黄蜡溶灌入疮中良。

《别录》云：治狗啮疮，用虎脂油傅之效。

《经验方》：治犬咬，用旧屋瓦上刮下青苔屑按之即止。又方：治狗咬，风伤肿痛者，用人参置桑柴炭上烧存性，以碗复定少顷，为末掺之立瘥。

《图经》云：见肿消草，春生苗，叶茎皆紫色，高一二尺，叶似桑而光，面青背紫，治狗咬，捣叶贴之，良效。

《日华子》：治犬咬，以热尿淋洗，或嚼秫米傅之，并良。

陶弘景云：治狗啮疮，用乌柿，即火熏干柿饼也，捣烂傅之。

《肘后方》：治恶犬咬伤，用蓼叶捣泥傅之。

《千金方》：治恶犬咬伤，以莨菪子七枚吞之，日三服。

《小品方》：治恶犬咬伤，用虎骨刮末，水服方寸匕，并傅之。又方：用狼骨刮末，水服亦效。

蔺氏《经验方》：治恶犬咬伤，用左盘龙，即人屎也，厚封之，数日即愈。按：毒蛇、狂狗咬伤，莫妙乎此。

李时珍曰：治猘犬伤发狂，刮虎牙末，水服方寸匕。又云：凡被狂犬咬者，愈后永不可食葵菜，食之即发，慎之！

苏恭方：傅狂犬伤，用蚯蚓泥，吸出犬毛神效。又方：用葛根捣汁饮，并末傅之。又方：用葱茎白捣烂涂之。

《救急良方》：治疯狗咬伤，用雄黄五钱，麝香二钱，为末酒下，作二服。

《本经》曰：白兔藿，即白葛，治猘狗毒，诸药莫敌，兼治蛇虺蜂虿等毒。

《济急方》：治疯犬咬毒，用胆矾末傅之，立愈。

《百一方》：治猘犬咬伤，用生地黄汁，饭饼涂之，百度乃愈。

《外台秘要》：治狂犬咬人，用莨菪根捣傅，日三上。又方：用故梳、韭根各二枚，水二升，煮一升，顿服。又方：用蚺蛇脯为末，水服五分，日三服。无蚺蛇，他蛇亦可。又方：用蛸皮、头发等分烧灰，水服。

《生生编》：治疯狗咬伤，用瓦松、雄黄研贴，即不发。

《小品方》：治猘犬伤人，饮生姜汁即解，或以干姜末水二匕，并以姜炙热熨之。

《千金方》：治猘犬伤毒，用乌梅末，酒服三钱。又方：用自死蛇一枚，烧焦为末，纳入疮孔中。又方：用头垢、蝟皮等分烧灰，水服一杯，口噤者灌之。如重发者，以头垢少许纳疮中，用热牛屎封之。又方，用紫苏叶嚼傅之。

《质实谈耳》云：海角春间犬吸毒辄疯，被其啮者，往往孕小犬，弥月腹痛不可忍，多悬梁投井而死。有仙怜之，标灵异于嘉定道院以示其方，因名集仙宫。宫后尝有二丐，植枯竹一枝，旁覆以碗，数日即生叶，逾年成林。道士见而讶之，建瑞竹轩以志其祥。又发其覆碗，则治疯犬方在焉。方载桃仁、滑石各三钱，朱砂、雄黄、炙川山甲各二钱，方八三枚，斑蝥七个，麝香五分，共研为末，每服三分，调以醇酒。凡遇疯犬，非其夙冤，服之得活。王宗濂题其轩云：一枝枯竹寄天趺，直节干云密影重，解说手中通造化，底须归敕葛坡龙。以述其事。按疯犬伤人，甚于蛇蛊，初或不觉，毒即入腹，发则如狂，似与蓄血症热结膀胱似狂非狂相类。绅绎此方，以桃仁破血，滑石利水为君；朱砂镇惊，雄黄解毒为臣；佐以山甲，透经络，通表里，无所不到；使以斑蝥毒虫，直达下窍，麝香通关，搜逐毒物。方八即番木鳖子，其性泻热而能毒狗，物受其制，而疾得瘳矣。遍究方书，巧妙无逾于此。

《辨证奇闻》云：人有为癫狗所伤者，人必发癫如狂之症，世人以为其人必生小狗于腹中，此误传也。因发癫狂，人如狗状，见人则咬，逢女则嬲，大小便闭，出恭虚努，似若生产艰难，人遂信腹中生狗不能产而死，又谓腹痛者乃小狗内咬也，岂不可笑哉？其实狗误食毒物发癫。夫犬性最热，或食性热之物而狂，人被所伤，热毒之气传染于人，最可畏之病也。然而得其法以解热毒，则病去如扫，逢异人传授奇方，不敢自秘，谨传以救世焉。用木鳖子三个切片土炒，斑蝥七个去头足，糯米一撮炒，生大黄五钱，刘寄奴五钱，茯苓五钱，麝香一分，各研细末和匀，黄酒调服三钱，一服而毒气全消，至神之方也。毒未净，必须多服数剂，忌色欲发物。是方用木鳖、斑蝥者，以犬最畏二物也。况木鳖大凉泻热，得大黄以迅扫之。寄奴善逐恶血，尤走水窍，佐茯苓利水更速。麝香通窍，引斑蝥毒虫，攻毒从小便而出也，病即愈矣。按此方乃太医院院使钱松所传，与前方稍异，其称为活命仙丹，非无因也。

《梅师方》：治狂狗咬伤，用桃白皮一握，水三升，煎一升服。又方：用栀子皮烧研、石硫黄等分，为末傅之，日三次，又方：用鼠屎二升，烧末傅之。

《仙传外科》：治猘犬咬伤，用紫荆皮末，沙糖调涂留口退肿，口中仍嚼杏仁咽下，毒去则愈。

《肘后方》：治猘犬咬伤，每七日一发，生食虾蟆脍绝良，亦可烧炙食之，勿令本人知之，自后再不发也。

《袖珍方》：治疯犬伤，即用虾蟆后足捣烂，水调服之，先于顶心拔去血发三两根，则小便内见沫矣。

又方：用蓖麻子五十粒去壳，以井花水研膏，先以盐水洗净痛处，乃贴此膏。

《简便方》：治猘狗咬伤，七日当一发，三七日不发乃脱也。急于无风处，以冷水洗净，即服韭汁一碗，隔七日又一碗，四十九日共服七碗，须百日忌酸咸，一年内忌食鱼腥，终身忌食狗肉，方得保全，否则十有九死。徐本斋云：此法出《肘后方》，有疯犬一日咬三人，止一人用此得活，亲见有效。

谈野翁方：凡疯犬咬伤，不治即死，用红娘子二个，斑蝥五个，并去翅足，若四十岁各加一个，五十岁各加二个，青娘子三个去翅足，四十岁加一个，五十六岁加二个，海马半个，续随子一分，乳香、沉香、桔梗各半分，酥油少许，为末，十岁者作四服，十五岁作三服，二十岁作二服，三十岁作一服。

《卫生易简方》云：凡疯狗咬伤，此乃九死一生之病，急用斑蝥七枚，以糯米炒黄，去米为末，酒一盏，煎半盏，空心温服，取下小狗肉三四十枚为尽，如数少，数日再服，七次无狗形，永不再发矣，累试累效。

《医方大成》：用大斑蝥三七枚，去头翅足，用糯米一勺略炒过，去斑蝥，别以斑蝥七枚，如前炒色变，复去之，别以七枚，如前炒至青烟为度；去蝥，只以米为粉，用冷水入青油少许，空心调服，须臾再进一服，以小便利下毒物为度，如不利再进；利后肚疼，急用冷水调青靛服之，以解其毒，否则有伤，黄连水亦可解，但不宜服一切热物也。

《医宗金鉴》云：犬因五脏受毒而成疯犬，故经其咬，必致伤人，九死一生之证也。初被咬时，急就咬处刺令出毒血，以口含浆水吮洗伤处，或以拔法拔之，或以人尿淋洗，拭干，即用核桃壳半边，以人粪填满，罨在咬处，上着艾火灸之，壳焦粪干再易，灸至百壮，以玉真散唾津调敷，次日再灸，渐灸至三五百壮为度。于初灸时即服扶危散，逐恶物血片从小水中出。若毒物血片堵塞茎中，致小水涩滞如淋者，即服琥珀碧玉散以通利之。被咬之人，顶心有红发一根，速当拔去。一法用豆豉研末，香油调稠，丸如弹子大，常揩拭所咬处，掐开看豉丸内若有狗毛茸茸然，此系毒气已出，再揩至无茸毛方止，甚效。始终禁忌必当慎重，终身忌食狗肉及蚕蛹、赤豆，百日内忌见麻物，忌饮酒，三年内忌食一切毒物及房事。可常食杏仁以防其毒。若治迟，犬毒入心，烦乱腹胀，口吐白沫者，用虎头骨、虎牙、虎胫骨为末，酒调二钱服之。若发狂叫唤，人声似犬声，眼神露白者逆，终始犯禁忌不救。扶危散：以斑蝥按日数用之，如犬咬已竟七日用七个，十日用十个，去翅足，加糯米同炒去米，滑石一两水飞，雄黄一钱，麝香二分，共研细末，每服一钱，温酒调下，不饮酒者米汤调下。琥珀碧玉散：滑石六两，甘草一两，琥珀五钱，青黛八分，共研细末，每服三钱，灯心煎汤调下。又疯犬咬伤拔法：用砂烧酒壶两个，盛多半壶烧酒，先以一壶上火令滚无声，倾去酒，即按在破伤疮口，拔出污黑血水，满则自落，再以次壶仍按疮口，轮流提拔，以尽为度，其证立愈。玉真散：原方天南星、防风二味等分，今加白芷、白附、天麻、羌活，亦等分为末，除外敷，亦可热酒冲服，热童便调服亦效，每用三钱，并治破伤中风发痉皆效。俗传：鸡子加斑蝥七个蒸食甚效，治痹亦效。孙真人云：猘犬啮，恶血未尽，灸百壮，以后日灸一壮，若不血出，刺出其血，百日灸乃止，禁饮酒、猪犬肉、蚕蛹、鱼腥、油腻。《针灸大成》云：猘犬伤，毒不出，发寒热，速以三姓人灸所咬处及外丘、光明二穴，穴在足外踝上七寸、五寸等处，或针刺出血亦效。

马 咬 伤

耀山曰：马，火畜也。牡者曰骘、曰儿；牝者曰骒、曰骒、曰草。去势曰骟，因牡马力猛骠健，若非骟之以缓其性，人难骑驭，近之非踢则咬。或马遇未常见之物而惊，谓之错眼；或绊脱笼络奔驰而逸，谓之失缰。拦收不慎，被咬者亦有之，其痛甚于他伤，旋即成疮。按马齿能拔疔根，其毒可知。且马汗、马气皆有大毒，马口之涎能无毒乎？被其咬伤者，未有不兼受其涎毒也。此外骡大于驴而健于马，倘或被驴、骡咬伤者，治法与马同。

孙真人方：治马咬成疮，用苦低草，即益母草，切细和醋涂之。

《医说》：治马咬成疮，用独颗栗子烧研傅之。

《肘后方》：治马咬成疮肿痛者，用鸡冠血涂之，牝马用雌鸡，牡马用雄鸡。

《圣惠方》：治马咬人疮入心者，用马齿苋煮食之。

《医学入门》：治马咬人疮，取人屎或马屎烧灰敷之。又方：用马鞭子、马鞭梢及挽手烧灰，猪油调，俱效。

李时珍曰：凡马咬人疮，及马汗入疮，剥死马骨刺伤人，毒攻欲死者，用马屎绞汁和猪脂涂之。驴涎入疮与马同，用冬瓜皮干为末敷之，煎汤洗亦可。

孟诜曰：凡生马血入人肉中，一二日便肿起，连心即死。昔有人剥马伤手，血入肉中，一夜致死。其方用粟干烧灰，淋汁浸洗，出去白沫乃愈。

《肘后方》：治马气入疮，或马汗马毛入疮，皆致肿痛烦热，入腹则杀人，多饮醇酒至醉即愈。

《经验方》：治马汗入疮作痛，用乌梅连核捣烂，以头醋和傅，仍先刺疮出去紫血。

《集验方》：治马汗入疮，用鸡毛灰，酒服方寸匕。又方：治剥马刺伤，马血入疮，以妇人月水涂之，神效。

《千金方》：治马汗入疮，或马毛入疮肿痛，入腹杀人，以冷水浸之，频易水，仍饮好酒立瘥。又方：治马汗入疮，肿痛欲死，用沸汤温洗即瘥。又方：治马血入疮，用人粪一鸡子大服之，并涂之，亦瘥。

《摘玄方》：治马汗入疮，用石灰傅之效。

《灵苑方》：治马汗入疮肿痛，急疗之，迟则毒深，以生乌头末傅疮口效。

《博济方》：治驴马汗毒所伤疮肿，用白矾飞过，黄丹炒紫，等分贴之。

又方：或驴或骡或马咬人，或骨刺伤，取其尿洗之，以粪涂之，或饮其粪汁亦佳。

《经验方》：治马涎入疮，用雄黄、白矾各一钱，乌梅三个，巴豆一个，合研，以油调半钱，傅之良。

猪 咬 伤

耀山曰：无豕不成家，会意字也。天下之猪，固家养供膳之畜，虽易地而殊名，性总趋下而喜秽，本无大毒，亦不噬人，逼之大紧，偶或反咬，伤人者少，方故不多。惟山中野猪能伤人，豪猪箭亦能射人，书无方法，若以比类而施医药，法亦不相甚远矣。

《千金方》：治猪啮成疮，用松脂炼作饼贴之良。

叶氏《摘玄方》：治猪咬成疮，用龟版烧存性，研为细末，以香油调和搽之极妙，檐溜下泥涂之亦妙。

猫 咬 伤

耀山曰：猫乃扑鼠之小兽也，狸身而虎面，柔毛而利齿。每见掩卷之余，抛线之暇，或戏弄于阶前，或爱玩于膝上。倘一朝反面，肆其牙爪，奈何。备此一方，以待不虞。

《寿域方》：治猫咬成疮，用雄鼠屎，即两头尖者，烧为灰研细，油和傅之，曾经效验。薄荷汁涂之亦效。

鼠 咬 伤

耀山曰：鼠者，尖喙善穴，短足善窃，虽曰无牙，穿墙越壁，在仓者谷米侵蚀，入房者衣衫破裂，潜匿于厨者杯盘狼籍，误食其余者体生鼠瘘，偶被其咬者皮破血出，欲治其愈者猫麝两物。

按：鼠类最毒者，莫如鼩鼠。李时珍曰：鼩乃鼠之最小者，啮人不痛，故又名甘口鼠，今处处有之。陈藏器曰：䗪极细，卒不可见，食人及牛马等皮肤成疮，至死不觉。《尔雅》云：有螫毒。《左传》云：食效牛角者，皆此物也。《博物志》云：食人死肤，令人患恶疮。医书云：正月食鼠残，多为鼠瘘，小孔下血者，皆此病也。治之之法，以猪膏摩之，及食狸肉为妙。䗪之为物虽微，其为人害甚大，故详述之。

赵氏方：治鼠咬成疮，用猫头烧灰，油调傅之，以瘥为度。又《寿域方》：以猫屎揉之即愈。

《经验方》：治鼠咬成疮，用麝香封之妙。

救急易方：治鼠咬成疮，用猫毛烧灰，入麝香少许，唾和封之，猫须亦可，桐油涂之亦效，又能辟鼠。

狼 咬 伤

耀山曰：《纲目》云：狼，豺属也。处处有之，北方尤多，南人呼为毛狗是矣。其居有穴，其形大如犬，而锐头尖喙，白颊骈胁，高前广后，脚不甚高，其色杂黄黑，亦有苍灰色者，其声能大能小，能作儿啼以魅人，其性善顾而食戾践借。其伤人也，治法稍与虎同。

《肘后方》：治狼伤人，用干姜末傅之良。

陈藏器云：治狼咬成疮，用月经衣烧为末，酒服方寸匕，日三服。又云：人畜为虎狼等伤，恐毒入内，取芭芒，即今之芊茇也，用茎杂葛根浓汁服，亦可生捣汁服，皆效。

《摘玄方》：治狼虎伤人成疮，用水化沙糖一碗服之，并外涂之，并效。

熊 爪 伤

耀山曰：熊者，雄也。有猪熊、狗熊、人熊、马熊，各因形似以为别也。而性轻捷，好攀缘上高木，冬蛰于穴，春月乃出，每升木引气自快，见人则颠倒自投于地。其最猛者曰黑，即人熊也，力能拔木，遇人则人立而㩫之，鲜不被其伤者。搜集各方，以备山居者用。

《医说》：治熊爪伤人，用独颗栗子烧灰，研细傅之。

葛氏方：治熊爪伤，用粟米嚼烂涂之。

《肘后方》：治熊咬伤，用生铁，水煮令有味，以水洗之。

张文仲《备急方》：治熊黑伤人，用蒴藋一大把，以水一升浸，须臾取汁饮，以渣傅之。按：蒴藋即陆英，生田野，所在有之，春抽苗，茎有节，节间有枝，每枝五叶，大如水芹，花白，子初青如绿豆颗，每朵如盏面大，平生有一二百子，十月方红熟。

虎 噬 伤

耀山曰：《格物论》云：虎，山兽之君也。状如猫而大如牛，黄质黑章，锯齿钩牙爪，须健而尖，舌大如掌，生倒刺，项短鼻䶀，夜视目有光，吼啸风生，百兽震恐。或云虎噬物，随月旬上下而啮其首尾；其搏物，三跃不中则舍之。死于虎则为伥鬼，导虎而行。食狗则醉，狗乃虎之酒也。闻羊角烟则走，恶其臭也。虎乃害人之兽，而蝟鼠能制之，智无大小也。凡虎伤者，多在颈项，必有深孔数个，黑烂而痛不可忍，急用生猪油塞之，猪肉填之亦可。

《本草纲目》：治虎爪伤人，用刺猬脂日日傅之，内服香油取效，或用小磨麻油涂之亦可。

赵原阳《济急方》：治虎爪伤人，先吃清油一碗，仍以油淋洗疮口，清油即脂麻油也。

《医说》：治虎爪伤，用独颗栗子烧存性，研为细末，用油调敷。

《洗冤集录》云：虎爪抓伤，用水化砂糖涂之。

葛氏治虎爪伤，嚼栗涂之良效。

《肘后方》：治虎咬伤人，以生铁数斤，煮水令有味，以水洗之妙。又方：用白矾末，纳入伤处裹之，止痛尤妙。又方：用干姜末傅之亦妙。

《梅师方》：治虎咬伤，用地榆煮汁频饮，并为末傅之。亦可为末，白汤送服，日三次，忌酒。又方：以生葛煮浓汁洗之，仍捣末，水服方寸匕，日夜五、六服。又方：但饮酒常令大醉，当吐毛出愈。

濒湖《集简方》：用山漆，即三七也，研末，米饮汁送服三钱，仍嚼山漆渣涂之。

《秘览方》：治虎伤人疮，内服生姜汁，外以汁洗之，用白矾末傅上神效。

唐瑶《经验方》：治虎伤人疮，用蛴螬研末傅之，一日三上旋愈。古方：捣青松汁数斗，内饮外敷即效。

《本草拾遗》：治虎狼伤人，用妇人月经衣烧为末，日三次服方寸匕。《千金方》：用青布卷烧，入竹筒熏之。

陈藏器云：凡人被蛇犬虎狼毒刺恶虫等啮，以铁浆服之，毒不入内也。又云：荞菜敷禽兽伤，立愈。

《异苑》云：治虎伤蛇噬垂死者，以人气呵禁之，皆安。

《石室秘录》云：人被虎咬伤，血必大出，其伤口立时溃烂，其痛不可当，急用猪肉贴之，随贴随化，随化随易，速用地榆一斤为细末，加入三七末三两，苦参末四两，和匀掺之，随湿随掺，血即止而痛即定。盖地榆凉血，苦参止痛，三七末止血，合三者之长，故奏功实神。

按《物理小识》云：虎畏尖，不越篱，犹狼见圈而避去。虎闻春空硙声，则齿酸不能食，遇张伞而不敢犯，盖虎疑也。闻人呵喝声，虎则伏匿不动，守虎待张及深山樵采、行旅过者，恒用此法。

孙真人《海上方》歌诀

蛇伤：

　　若人苦被毒蛇伤，独蒜原来力甚良，

　　切作片儿遮患处，艾烧七炷便安康。

蜈蚣蛇蝎伤：

　　蜈蚣蛇蝎毒非常，咬着人时痛莫当，

　　我有灵丹随手好，自然姜汁和雄黄。

犬伤：

　　犬伤何必苦忧煎，我有仙方只口传，

　　刮取砖青和牛粪，傅于伤处即时痊。

　　人遭犬咬痛堪怜，去壳蓖麻五十圆，

　　烂捣成膏伤处贴，又方虎骨可同传。

颠犬所伤人最苦，雄黄五钱麝五钱，

酒调二钱作二服，不服灌鼻亦安然。

细辛荜拨及雄黄，用酒研来入麝香，

不问蛇伤并犬咬，当时吃了便安康。

鼠咬：

鼠咬肉皮最不良，毒攻疼痛肿难当，

急将猫粪填痕内，端的公然不作疮。

补　遗

耀山云：按症立方，配以君臣佐使，行经入络，各有专能，合而成功，果称神奇。然药有单行独效者，其功胜倍，其药最广。盖以群药而疗一症，不若一味而治多病为简便也。古云：多品合丸，其力不专。俗云：识得单方一味，可以气杀名医。是集凡关损伤咬伤者，古方备录，似属无漏。外有先世秘传，以及名家口授试验之方，法古证今，重为考订，详其根叶枝苗，叙其性效功能，一一补述，非敢云全，聊以备选，庶使阅之者，无复遗憾也。

水，在井泉初汲者曰井华水，在江河新汲者曰新汲水，治坠损肠出，冷喷其身面，则肠自入。金疮血出不止，冷水浸之即止，又故布蘸热汤脅之亦止。犬咬血出，以冷水洗至血止，绵裹之效，屋漏水洗亦效。打伤眼睛突出一二寸者，以新汲水灌渍睛中，数易自入。蝎虿螫伤，以水浸故布拓之，暖即易之愈，热汤渍之亦愈。蛇绕不解，热汤淋之即解。磨刀水治蛇咬毒攻入腹。猪槽水疗蛇咬疮，浸之。

赤土，山土也，主汤火伤，研末涂之，或井底泥涂之，或醋调黄土涂之，并效。黄土者，掘地三尺下土也，治攧扑欲死，黄土蒸热布裹熨之。杖疮未破，干黄土与童便入鸡子清调涂，干则易之。地上土，治蜈蚣、蠼螋、蜂、蚁螫伤。蚯蚓屎，名六一泥，治蛇、犬、蜈蚣咬伤。屎坑泥，治蜂蝎诸虫咬，取涂之。床脚下土，治猘犬咬，和水傅之，灸七壮。檐溜下泥，治猪咬蜂螫蚁叮蛇伤毒，并取涂之。土蜂窠、驴尿泥，并涂蜘蛛咬。门臼尘、香炉灰，并止金疮血。田中泥烧作瓦，屋上年深者兽头瓦，研末涂汤火伤。墙脚下便溺处瓦，醋煅为末，酒服，治折伤，接骨神效。

黑铅，治蛇蝎所咬，灸热熨之。铅性又能入肉，故女子以铅珠纤耳，即自穿孔；实女无窍者，以铅作铤，逐日纤之，久久自开。凡人诸窍被伤而闭塞者，以铅针纤之，无不通矣。

赤铜屑，能焊人骨及六畜有损者，细研酒服，直入骨损处，后六畜死，犹有焊痕可验。又定州崔务坠马折足，医者取铜末和酒服之遂瘥，及亡后十年改葬，视其胫骨折处，犹有铜束之也。

自然铜，治折伤，消瘀血，续筋骨。昔有人以自然铜饲折翅胡雁，后遂飞去。今人治跌打扑损，研细水飞过，同当归、没药等分，以酒调服，仍以手摩痛处神效。恐新出火者有火毒，与金毒相煽，挟以香药之热毒，虽有接骨之功，宜防燥散之祸。李时珍曰：自然铜接骨之功，与铜屑同，不可诬也。但接骨之后，不可常服，即便理气活血可耳。白铜矿、菜花铜，皆天生者，亦自然铜之类，并治伤损，续筋骨。又钱花铆，乃铸钱炉中黄沫，煅研酓之，能续筋骨。

铜钴鉧，即铜熨斗也，治折伤，接骨，捣末研飞，和少酒服二方寸匕效。

铁衣，即铁锈也，治汤火伤，青竹油磨搽之；蠼螋尿疮，唾涎磨搽之；蜘蛛咬，蒜磨涂之；蜈蚣咬，醋磨涂之，并效。铁浆，铁渍水之汁也，治蛇咬虎狼毒刺恶虫等啮，服之毒不入内也，兼解诸毒入腹。

玉有五色，汉朝者古，能疗金疮，摩瘢痕。昔献帝遭李漼乱被伤，伏后刮玉钗以覆于疮，应手即愈。又《王莽遗孔休玉》曰：君面有疵，美玉可以灭瘢。

雄黄，能杀百毒，辟百邪，人佩之鬼神不敢近，入山林，虎狼伏，涉川水，毒不敢伤，雌黄亦杀蜂、蛇毒。

无名异，川广山中小黑石子也，治金疮折伤，止痛接骨。昔人见山鸡被网，损其足脱去，衔一石摩其损处遂愈，人因传之。按《物理小识》云：无名异出西海州，烧炭之下，百木之精也，一名药木胶。胡人折鸡胫，磨酒沃之，逡巡能行。是则无名异有石者、木者两种。又蜜栗子，状如蛇黄而有刺，上有金线缠之，紫褐色，亦无名异之类也，治金疮折伤皆有效。

花乳石，一名花蕊石，刮末止金疮血，以硫黄制为散，治一切金刃箭簇伤，及打扑伤损，狗咬至死者，以药掺伤处，其血化为黄水，再掺便活，更不疼痛。如内损血入脏腑，煎童便入酒少许，热调一钱服立效。牲畜抵伤肠出不损者，急纳入，桑白皮线缝之，掺药血止立活，此石之功，非寻常草木之比也。

石灰，陈久者良，千年者佳，疗金疮止血大效。古墓中石灰名地龙骨，以大黄制为桃花散，止血第一。水龙骨，即舱船油石灰，治金疮跌扑伤损，破皮出血，煅过研细水飞，掺之即愈，又名败船茹，刮末治金疮，功同牛胆石灰。按李时珍曰：石灰乃止血之神品也，但不可着水，着水恐即腐烂。

代赭石，血分药也，火煅醋制，内服平肝，外敷止金疮血，长肌肉。

菩萨石，其质六棱，大如枣栗，映日莹洁，小者如樱，五色粲然，亦石英之类也。消扑损瘀血，水磨服之，蛇虫蜂蝎狼犬毒箭等伤，并研末傅之。

滑石，发表利水，行滞逐凝血，止金疮血出。

石青，即画家所用之大青，治折跌痈肿，金疮不瘥。

石蚕，生海岸石旁，状如蚕，其实石也，治金疮，止血生肌有效。

石油，色如肉汁，作雄硫气，针箭入肉药中用之。

盐药，生海西南，雷、罗诸州山谷，似芒消末细，入口极冷，治蛇虺恶虫药箭镞毒，并摩傅之，甚者水化服。又解独白草箭毒，按毒白草，即草乌也。

特蓬杀，味苦寒无毒，主折伤，内损瘀血，烦闷欲死者，酒消服。南人毒箭中人，及深山大蝮伤人，速将病人顶上，十字劈出血水，药末敷之，并傅伤处，当上下出黄水数升，则闷解。俚人重之，以竹筒盛带于腰，以防毒箭。出贺州山内石上，形如碎石，乃硇砂之类也。

半边莲，小草也，生阴湿地，细梗引蔓，节节生细叶，秋开小花，淡红紫色，止有半边，如莲花状，故名。又呼急解索，治蛇虺伤，捣汁饮，以滓围敷之。又鬼臼，名独脚莲，亦治蛇毒并射工中人。或有谓半枝莲者，诸书无考，恐俗传之讹也。

蛇含草，治蛇虺蜂毒，蜈蚣蝎伤，及金疮出血，并捣傅之。昔有田父，见一蛇被伤，一蛇含一草着疮上，经日伤蛇乃活而去，田父因取草治蛇疮皆验，遂名蛇含草也。其叶似龙牙而小，背紫色，故俗名小龙牙，又名紫背龙牙，当用细叶有黄花者佳，人家种之，辟蛇。《抱朴子》云：蛇含膏能连断指，方俟考。

蚕茧草，生湿地，如蓼大，茎赤花白，治诸虫如蚕类咬人，恐毒入腹，煮服之，亦可捣傅。

蛇茧草，生平地，叶似苦枝而小，节赤，高一二尺，种之辟蛇，治蛇虺毒虫等螫，取根叶捣傅咬处，当下黄水愈。关东一种，状如芋，茎方节赤，挪傅蛇毒如摘，亦似蛇茧草。又一种草，茎圆节赤似芋，亦傅蛇毒，皆同类异种也。

蛇莓草，附地蔓生，节节生根，每枝三叶，叶有齿刻，开小黄花，结实鲜红，捣汁饮，治射工溪毒，傅蛇伤及汤火伤。

蛇床子，能散踢扑瘀血，煎服汤洗皆可。

蛇眼草，生古井中及年久阴下处，形如淡竹叶，背后皆是红圈，如蛇眼状，治蛇咬，捣烂傅患处。蛇鱼草，其苗叶未详，治金疮血出不止，捣傅之。

草犀根，生衢、婺、洪、饶间及岭南海中，苗高二三尺，独茎对叶而生，如灯台草，根若细辛，治虎狼虫虺所伤，溪毒野虫恶刺等毒，并宜烧研服之。临死者亦得活，其解毒之功如犀角，故名草犀，生水中者名水犀。

菴䕡子，叶似菊叶而薄，多细丫，面背皆青，高者四五尺，其茎白色如艾茎而粗，八九月开淡黄细花，细实如艾实，实中有细子，极易繁衍，艺花者以之接菊，人家种之辟蛇，擂酒饮，治闪挫腰痛。孙思邈《千金翼》、韦宙《独行方》，主腕折瘀血，并单用菴䕡子，煮汁服，亦可末服。今人治打扑，多用此法，或饮或散，其效最速。

滴滴金，即金沸草，其叶捣傅金疮出血。

野鸡冠，即青葙子，其茎叶止金疮血。

铁扫帚，一名蠡实，生荒野中，就地丛生，一本二、三十茎，苗高三四尺，叶中抽茎，开花结实，根细长，黄色可作刷故名，其实止金疮血，傅蛇虫咬。

牛蒡子之根叶捣碎，傅杖疮金疮，永不畏风。又名恶实，处处有之，叶大如芋叶而长，实似葡萄核而褐色，根有极大者，可作菜茹。

苍耳子之茎叶，捣汁服，治溪毒；和酒服，治沙虱射工等所伤；煮酒服，治狂犬咬毒。其叶似胡荽，白花细茎蔓生，可煮为茹，滑而少味。

豨莶草，捣烂傅虎伤、狗咬、蜘蛛咬、蚕咬、蠼螋尿疮。此草气臭如猪而味莶，故谓之豨莶，又名虎膏、狗膏，皆因其气似，及治虎狗伤也。

天南星，治金疮折伤瘀血，生捣傅之，又涂蛇虫咬毒皆效。

半夏，生捣止金疮血，傅打扑肿，消瘀滞痕，能治五绝急病。五绝者，缢死、溺死、压死、冻死、惊死。并以半夏末纳入鼻中，心温者一日可活也。按：南星、半夏亦能散血，故破伤打扑皆主之。

菩萨草，生江浙州郡，凌冬不凋，秋冬有花直出，赤子如蒻头，冬月采根，治诸虫伤，捣汁饮，并傅之。

玉簪花叶，治蛇虺螫伤，捣汁和酒服，以渣傅之，中心留空泄气。

荨麻草，生江宁山野中，其茎有刺，高二三尺，叶似花桑，或青或紫，背紫者入药，上有毛芒，触人如蜂虿螫蠚，以人溺濯之即解，治蛇毒，捣烂涂之。

坐拿草，生江西及滁州，六月开紫花结实，采其苗入药，治打扑伤损，能懵人，食其心则醒。

押不芦草，形似人参，生漠北回回地，酒服少许，即通身麻痹，加以刀斧亦不知，后以少药投之则醒。昔华佗能剚肠涤胃以治疾者，必此药也。用于接骨上髎，可免痛苦，惜其解醒之药不知何物也。

茉莉花根，以酒磨服一寸，则昏迷一日而醒，二寸二日，三寸三日。凡踢损骨节脱臼接骨者，用此则不知痛，或加羊踯躅、菖蒲等药酒服，以接骨上髎者用之。因踯躅有大毒，借石菖蒲引入心经，速于麻痹，不知疼痛，后用人参、甘草等剂解之，正气足而毒气退，其昏迷即解。

八角金盘，生江浙诸处，本高二三尺，秋开细白花，叶如臭梧桐而有八角，故名。凡跌打损伤疼痛，取近根皮煎服，即昏迷不苏，身如酒醉，次日可愈，惟弱者酌用之。《本草从新》云：此药味苦辛，性温毒烈，其气猛悍，能开壅塞停积，虚人慎之。

草乌头，形如乌嘴，其气锋锐，宜其通经络，利关节，寻蹊达径而直抵病所，煎为射罔，能杀禽兽，非气之锋锐捷利，能如是乎。凡风寒湿痹，宿痰死血，是其专司，跌打损伤方中亦有用者。昔富阳县吏，不问跌打闪挫，伤在何部，用白末药一小包，约重一二分，酒送服之，当即周身赶动，次日便愈，后有求其方者，乃草乌末也。

山芝麻，即闹羊花子，又名土连翘，有大毒，能祛皮肤中贼风痛痹。一农者以山芝麻用烧酒浸炒研末，酒服一匙，概治跌打损伤，疼痛难忍，求者接踵，因此秘以谋生，嗣用重礼，始得其方，然而医书频见，更添有他药也。按：草乌头、山芝麻，乃至毒之药也，用之有当，果称神效，倘少过剂，性命攸关。解乌头毒者，用饴糖冲汤服之。解山芝麻毒者，煎栀子汤服之。因羊食而踯躅，故曰闹羊，亦名羊踯躅。

大虫杖，即虎杖，治扑损瘀血作痛及坠跌昏闷有效，并研末酒服。生田野下湿地，其茎似荭蓼，其叶圆似杏，其枝黄似柳，其花状似菊，色似桃花。

合子草，生岸旁，叶尖花白，子中有两片，如盒子样，捣傅蛇咬伤妙。

鲜葛根，捣傅蛇虫啮，署毒箭伤，绞汁饮，治猘狗伤，并末傅之。五月五日午时，取根为屑，疗金疮断血，挪叶止金疮血亦效。

猫儿卵，即白蔹也，治刀箭疮，扑损打伤，及汤火伤，出恶刺。其苗作蔓，茎赤，叶如小桑，五月开花，七月结实，根如鸡鸭卵而长，三五枚同一窠，皮黑肉白。一种赤蔹，功用皆同。

鹅抱根，生山林下，附石作蔓，叶似大豆，其根形似莱菔，大者如三升器，小者如拳，捣末酒服，解蛮箭药毒，有效。

黄药子，其茎高二三尺，柔而有节，似藤非藤，叶大如拳，长三寸许，其根外褐内黄，治蛇犬咬毒，研水服，并涂之。又海药仁，亦治蛇毒，破血消肿。

白药子，出原州，苗叶似苦苣，抽赤茎，长似葫芦蔓，开白花，结子亦名瓜蒌，治刀斧折伤，干末傅之，能止血痛。会州者叶如白蔹，厥突国者良，潞州者次。

羊婆奶，一名萝摩，即江浙之羊角花藤也，其实似角，嫩时有白浆，裂时如瓢，其中一子有一条白绒，长寸许，俗名婆婆针线袋儿。捣子傅金疮，止血，捣汁傅蛇虫咬毒即消，蜘蛛伤频治不愈者，捣封二三度，能烂丝毒，即化作脓也。

山慈姑，叶如水仙花之叶，叶枯后，中抽一茎如箭竿，高尺许，茎端开花白色，亦有红色、黄色者，上有黑点，乃众花簇成一朵，如丝纽成，三月结子，有三棱，四月苗枯，其根状如慈姑，治蛇虫狂犬咬伤，其叶治溪毒生疮。

茅针花，夏花者为茅，秋花者为菅，二物功用相近。初生茅时，谓之茅针，挪傅金疮止血；花老时茸茸然，罨刀伤止痛；茅根捣服名茅花汤，治扑损瘀血。

地榆，其叶似榆而长，初生布地，故名。功能止血，可作金疮膏，捣汁涂虎犬蛇虫伤。

紫参，幽芳也，五葩连萼，状如飞禽，俗名五鸟花，其根止金疮血，生肌定痛。

金不换，产广西，木本高三尺，叶厚有三叉，生石隙中，味苦性凉，治跌打损伤，磨浓汁服之，又能止血，与三七苗名金不换者，性味不同。

三七，又名山漆，谓其能合金疮，如漆粘物也。一名金不换，贵重之称也。生广西南丹诸州番洞深山中。其根似白及者为参三七，有节者谓之水漆。此药近时始出南人军中，用为金疮要药，云有奇功。又云：凡杖扑伤损瘀血淋漓者，即嚼烂罨之立止，青肿者即消散，并治蛇伤虎咬，其叶亦治折伤跌扑出血，傅之即止，青肿经夜即散，功与根同。近传一种草，春生苗，夏高三四尺，叶似菊艾而劲厚，有歧尖，茎有赤棱，夏秋开花，花蕊如金丝盘纽可爱，而气不香，花干则吐絮，如苦荬絮，根叶味甘，治金疮折伤出血，及上下血病甚效，云是三七，而根大如牛蒡根，与南中来不类，恐是刘寄奴之属，甚易繁衍。

刘寄奴，一茎直上，叶似苍术，尖长糙涩而深，背淡，九月茎端分开数枝，一枝攒簇十朵小花，白瓣黄蕊，如小菊花状，花罢有白絮，其子细长，亦如苦荬子，六七月采苗及花子，通用止金疮血极效，兼治折伤瘀血在腹内者及汤火灼伤，并有殊功。按李延寿《南史》云：宋高祖刘裕，小字寄奴，微时伐荻新州，遇一大蛇，射之，明日往，闻杵臼声，寻之，见童子数人皆青衣，于榛林中捣药，问其故。答曰：我主为刘寄奴所射，今合药傅之。裕曰：神何不杀之？曰：寄奴王者，不可杀也。裕叱之，童子皆散，乃收药而反，每遇金疮傅之即愈，人因称此药为刘寄奴。

山荞麦，即赤地利，又名五毒草，茎赤，叶青似荞麦叶，开白花亦如荞麦，结子青色，根若菝葜，皮紫赤，肉黄赤，用根醋摩傅蛇犬虫蚕毒，亦可捣茎叶傅之，防毒内攻，急煮汁饮之。

石龙藤，即络石也，贴石而生，冬夏常青，其蔓折之有白汁，其叶细而厚，实黑而圆，有团叶、尖叶两种，功用皆同，治蝮蛇疮毒，心闷者煎汁服，并洗之，刀斧伤疮，为末傅之立瘥。

甜藤叶，生江南山林下，蔓如葛，味甘寒无毒，煎汁服，治剥马血毒入肉，捣烂傅蛇虫咬伤。

苦芺，凡物稺曰芺，此物嫩时可食，故以名之。初生有白毛，入夏抽茎有毛，开白花甚繁，结细实，烧灰疗金疮极验。

清风藤，一名青藤，生台州天台山，其苗蔓延木上，四时常青，治风湿麻痹，损伤肿痛，酒浸服。

紫金藤，又名山甘草，生福州山中，春初单生，叶青色，至冬凋落，其藤似枯条，采皮晒干，用消损伤瘀血，煎汁服之。

折伤木，生资州山谷，藤绕树木上，叶似莽草叶而光厚，采茎治伤折，筋骨疼痛，散血补血，酒、水各半煮浓汁饮之。

落雁木，生南海山野中，蔓生，四边如刀削，藤高丈余，叶形如茶，无花实，取茎叶，治折伤内损诸疾，煮汁服之。

每始王木，生资州，藤绕树木上，叶似萝藦叶，治跌打伤折筋骨，能生肌破血止痛，以酒、水各半，煮浓汁饮之。

千里及藤，生道旁篱落间，叶细而厚，宣湖间有之，捣烂傅狂犬毒，蛇咬伤。

风延莓，生南海山野中，蔓绕草木上，细叶，治蛇毒溪毒瘴气，并宜煎服。

万一藤，生岭南，蔓如小豆，一名万吉，主蛇咬，杵末，水和傅之。

紫背浮萍，晒干为末，傅汤火伤疮；煎汁和酒服，治打扑损伤。

田字草，生浅水，叶四分，故俗名天打头，治蛇毒入腹者，捣汁饮之。又田鸡草，即咸酸草，能活死蛙得名，生阴地，叶比花草子细小，治损伤，捣烂挫之。

虾蟆兰，叶如兰，虾蟆好居其下，故名，又名地菘，一名天明精，俗名鼓槌头草，根曰土牛膝，主金疮止血，解恶虫蛇螫毒，挪以傅之，立效。《异苑》云：宋元嘉中，青州刘愦射一獐，剖五脏，以此草塞之，蹶然而起，愦怪而拔草，便倒，如此三度，愦因密移此草种之，主折伤，愈多人，故又名刘愦草。

凤仙花，毒草也，虫蠹不食叶，蜂蝶不近花，故人家种之，以辟蛇虺，花白者良。治蛇伤，擂酒服之，其毒即解，根叶治杖扑肿痛，捣烂涂之，功能散血通经，软坚透骨，俗名透骨草者，即此花也。

白芷，芳草也，干高五寸以上，春生叶相对，婆娑紫色，阔三指许，花白微黄，入伏后结子，立秋后苗枯，二月、八月采根暴干用，治蛇伤，内服外敷皆效。又有用鲜白芷者，人所不知。浙东鉴湖，专门治毒蛇蠚伤，以整个鲜白芷在伤处同水擦洗，俟红肿消退，以雄黄、白矾等分为末，油调涂之立效。

猴姜，又名骨碎补，因开元皇帝以其主伤折，补骨碎，故命此名，内服外敷皆效。

当归，治恶血上冲，仓卒取效，气血昏乱者服之即定，能使气血各有所归，当归之名因此。凡伤胎去血，金疮去血，拔牙去血，一切去血过多，心烦眩运，闷绝不省人事，当归二两，川芎一两，每用五钱，水七分，酒三分，煎七分，热服。如妊娠伤动，服此探之，不损则痛止，已损便立下，故谓神效佛手散。

川芎，乃血中之气药，血虚者宜之，气郁者亦宜之。如跌扑举重，损胎不安，或子死腹中者，川芎为末，酒服方寸匕，须臾一二服，立出，不损者即安。

芍药，白者益脾，能于土中泻木；赤者散邪，能行血中之滞。凡跌打损伤方中皆宜用之，各有妙处。若金疮血出，白者炒黄为末，酒或米饮服二钱，仍以末傅疮上即止，良验。

鲜地黄叶，如山白菜，凡坠堕跕折，瘀血内留，鼻衄吐红，皆捣汁饮之。如物伤睛突，捣烂连渣罨之。又竹木毒箭入肉及猘犬咬伤，并可捣汁饮，并涂之。其叶亦可捣傅损伤咬伤。按张鷟《朝野佥载》云：雉被鹰伤，衔地黄叶点之。效能盖本于此。《苏沈良方》言：《列仙传》有山图者，入山采药折足，仙人教令服地黄、元参、当归、羌活而愈，因久服，遂度世。东坡称其药性中和，有补虚益血祛风之功，故名之曰四神丹。

牡丹皮，能消扑损瘀血，接续筋骨，金疮内漏，泻血分之伏火，伏火即相火也，有四物之功，乃伤科之要药也。

郁金，破恶血，止金疮，姜黄，治扑损瘀血，功用皆相近。但郁金入心治血，而姜黄兼入脾治气，又能入臂治痛，理血中之气可知。

蓬术，消瘀血，止扑损痛，及内损恶血，三棱亦消扑损瘀血。但三棱色白属金，破血中之气，蓬术入肝，兼治气中之血，为不同尔。

马兰，生苗，赤茎白根紫花，长叶有刻齿，状似泽兰，但不香尔。破宿血，养新血，合金疮，止鼻红，涂蛇咬，皆有殊功。

鹿蹄，一名秦王试剑草，叶似堇菜而颇大，背紫色，春生紫花，结青实，如天茄子，捣涂金疮出血，并一切蛇虫犬咬毒。

马鞭草，生下湿地，方茎对节，叶似益母草，开细紫花，作穗如车前穗，其子如蓬蒿子，治金疮行血活血，捣烂涂蠷螋尿疮。

猪腰子，生郁州，蔓生结荚，内子若猪之内肾状，酷似之，长三四寸，色紫而肉坚，治毒箭伤，研细酒服一二钱，并涂之。

老鹳草，出齐地，味苦辛，去风活血，疏经络，续筋骨，治损伤麻痹等症，浸酒服，大有殊功。又鹤顶草，即灰藋之红心者，捣烂涂诸虫咬成疮者，煎汤洗之。

鸭跖草，一名竹叶菜，处处平地有之，三四月生苗，紫茎，四五月开花，如蛾形，深碧色可爱，其花取汁作画，色如黛，其叶治蛇犬咬毒，捣汁服，滓涂之。

葵，一名滑菜，言其性也。凡被狂犬咬者，永不可食，食之即发。其叶为末，傅汤火伤，捣汁服，治蛇蝎螫，其根捣涂蛇虺螫伤。蜀葵苗，捣烂涂火疮，烧研傅金疮。蜀葵花，有红白紫褐各色，治蜂蝎毒。黄蜀葵，一名秋蜀，花叶与蜀葵全殊，另一种也，叶如蓖麻叶，花大如碗，鹅黄色，紫心六瓣，旦开午收暮落，其花浸油涂汤火灼伤，其子研酒服，治打扑伤损。龙葵，一名苦葵，又名老鸦眼睛草，叶如茄叶，开小白花，黄蕊，结子正圆，大如五味子，其茎、叶、根并治跌扑伤损，消肿散血，捣汁服，以渣傅之。菟葵，一名天葵，状如葵菜而叶大如钱，其花单瓣而小，止虎蛇毒，捣汁饮之。

按：初虞世《古今录验》云：五月五前斋戒看桑树下，有菟葵，至五日午时至桑下，咒曰：系黎乎俱当苏婆诃。咒毕，乃以手摩桑阴一遍，口啮菟葵及五叶草，嚼熟，以唾涂手，揩令遍；再斋七日，不得洗手。后有虫蝎蚤咬伤者，以此手摩之即愈也。按：此与端午前一日，不语寻见莨菪，祝曰：先生你却在这里。祝毕，以桑灰围记之，次早日未出时，仍不语，以镵取出，洗净合丸，配象末以出箭头之意稍同。然咒祝之法，未可深信。

蓼，亦菜类也，其类甚多，有青蓼、香蓼、水蓼、马蓼、紫蓼、赤蓼、木蓼七种。紫、赤二蓼，叶小狭而厚；青、香二蓼，叶亦相似而俱薄；马、水二蓼，叶俱阔大，上有黑点；木蓼一名天蓼，蔓生，叶似柘叶。六蓼花俱红白，子皆大如胡麻，赤黑而尖扁，惟木蓼花黄白，子皮青滑。诸蓼并冬死，惟香蓼宿根重生，可为生菜。蓼子煎水，浸蜗牛咬毒；其苗捣烂，涂狐尿疮；其叶捣烂如泥，傅恶犬咬伤。水蓼生于浅水泽中，今造酒家取叶以水浸汁，和面作曲，其叶捣敷蛇伤，并汁服，止蛇毒入腹。又海根，叶似马蓼，根似菝葜而小，亦治蛇咬犬毒，酒及水磨服并傅之。

威灵仙，蔓生，茎如钗股，花开六出，浅紫色或碧白色，其根多须，去众风，通十二经脉，朝服暮效。同独蒜、香油捣烂，热酒冲服，治破伤风病，汗出即愈。同川乌头、五灵脂共为末，醋糊为丸，如梧桐子大，治打扑伤损，痛不可忍，或手足麻痹，时发疼痛者，每服七丸，盐汤下，忌茶。

五爪龙，《唐本草》名乌蔹莓，其藤柔而有棱，一枝一须，凡五叶，叶圆尖而光，有疏齿，面青背淡，结苞成簇，花大如粟，四出，结实大如龙葵子，生青熟紫，其根白色，大如指，捣之多涎滑，根叶通用，捣傅诸虫咬伤，汁和童便冲酒服，治跌打损伤，取汗即愈。

过山龙，即茜草，生苗蔓延数尺，方茎中空，有筋，外有细刺，每节五叶而糙涩，其根紫赤色，治跌扑伤折瘀血，此药专于行瘀活血，故又名血见愁。

血见愁，又名草血竭，田野寺院及阶砌间皆有之，小草也，就地而生，赤茎黄花黑实，状如蒺藜之朵，断茎有汁，俗名红筋瓣苋也，治金刃扑损出血，能散血止血，研烂涂之。按《子不语》言：京师徽州会馆范姓为鬼所祟，夜半疑盗，呼奴起，奴即挥刀斫之，误伤主人，浑身血流不止，奄奄待毙。有吴姓苍头，教采墙下血见愁草傅之，血止遂苏。后苍头溲于墙下，被鬼责曰：与你何干，而卖弄血见愁耶？可见药草有灵，而鬼亦无能为也。

金疮小草，止金疮血，取叶挪傅之，或和石灰杵为丸，日晒干，刮末傅之，煮汁服，断血瘀。生江南村落田野间下湿地，高一二寸许，如莽而叶短，春夏间有浅紫花，长一粳米许。

井中苔及萍蓝，疗汤火伤灼疮，因菜蓝既以解毒，在井中者尤佳。

茆草，味辛无毒，主治折伤金疮。

唐夷草，味苦无毒，主疗蹉折，但不知其何形色也。

金荃草，味苦平无毒，治金疮内漏，一名叶金草。

火焰草，一名景天，疗金疮止血，亦涂蛇咬。

兔肝草，初生细叶，软似兔肝，一名鸡肝，味甘平无毒，治金疮止血。

千金锄，生江南，高二三尺，主蛇蝎虫咬毒，捣傅疮上，生肌止痛。

　　藘药，生胡国，似干茅，黄赤色，味咸温无毒，主折伤内损，生肤止痛，诸损血病，水煮服之，亦捣傅伤处。《外台秘要》治坠马内损，取藘药末一两，牛乳一盏，煎服皆愈。藘音磕，藘，崩损也。

　　胡堇草，生密州东武山田中，枝叶似小堇菜，花紫色似翘轺花，一枝七叶，花出两三茎，春采苗，捣汁涂金疮。凡打扑损伤，筋骨肿痛，同松枝、乳香、乱发灰、花桑柴炭，共捣为丸弹子大，每酒服一丸，痛止。

　　撮石合草，生眉州平田中，茎高二尺以来，叶似谷叶，十二月萌芽，二月有花，不结实，其苗味甘无毒，疗金疮。

　　露筋草，生施州，株高三尺以来，春生苗，随即开花，结子碧绿色，四时不凋，其根味辛涩，性凉无毒，主蜘蛛蜈蚣伤，焙研，以白矾水调贴之。

　　九龙草，生平泽，结红子如杨梅，其苗解诸毒。凡折伤骨筋者，捣罨患处。蛇虺咬伤者，捣汁入雄黄二钱服，其痛立止。

　　荔枝草，治蛇咬犬伤及破伤风，取草一握约三两，以酒二碗，煎一碗服，取汗出效。

　　爵床，一名香苏，原野甚多，方茎对节，与大叶香薷一样，但香薷搓之香气，而爵床搓之不香微臭，以此为别，俗名赤眼老母草，治杖疮，捣汁涂之，立瘥。

　　天芥菜，生平野，小叶如芥状，味苦，一名鸡痫粘，治蛇伤同金沸草，入盐捣傅之。

　　山枇杷柴，草药也，治汤火伤，取皮焙研末，蜜调傅之。

辟虺雷，出川中，根似苍术，解蛇毒有威，故曰雷。

阿儿只，出西域，状如苦参，治打扑伤损及妇人损胎，用豆许咽之，自消。

阿息儿，出西域，状如地骨皮，治金疮脓不出，嚼烂涂之即出。

奴哥撒儿，出西域，状如桔梗，治金疮及肠与筋断者，嚼烂傅之自续也。

黄麻根及叶，捣汁服，治挝打瘀血，心腹满，气短及踠折骨痛，不可忍者。

苎麻，剥取其皮，可以绩纻缉布，其根署毒箭及蛇虫咬，其叶治金疮折伤，血出瘀血。

鬼油麻，即漏芦也，此草秋后即黑，异于众草，故有漏芦之称，治扑伤，续筋骨，止血生肌。

大蓟、小蓟，二草虽相似，功力有殊，叶并多刺，花如髻，心中出花头，如红蓝花而青紫色，北人呼为千针草。但大蓟高三四尺，叶皱，小蓟高一尺许，叶不皱，以此为异。大蓟治扑损瘀血作运，研酒服之；小蓟捣合金疮，及蜘蛛蝎毒服之亦佳。

大接骨草、小接骨草，功用皆同，茎叶全殊。大接骨草，春生苗，茎叶皆紫色，高一二尺，叶似桑而光，面青背紫赤，与见肿消相似，疑是一物也。小接骨草，生阴地，茎青白色，又名白接骨，叶如薄荷，根如玉竹而无节，捣烂粘如胶，俗名落得打。并治跌打闪挫，伤筋动骨，并用根，内煎服，外捣敷有效。四季花，又名接骨草，花小叶细色白，午开子落，其枝叶捣汁，可治跌打损伤。又山蒴藋、攀倒甑，俱名接骨草，然有接骨之名，惜无接骨之方。又续断亦名接骨，以节节断皮黄皱者真，治金疮内漏，续折伤筋骨，止恶血腰痛，外敷内服皆可。

金楷榄，产于广西，乃藤根也，形如泽泻，味苦性大寒，能解毒，一切蛇蝎毒虫咬伤，磨涂痛立止。

透骨草，生田野间，春长苗高尺余，茎圆，叶尖有齿，至夏抽三四穗，花黄色，结实三棱，类蓖麻子，五月采苗，治筋骨疼痛拘挛，有透骨搜风之功，故名。

龙舌草，生南方池泽中，叶如菘，抽茎出水，开白花，根生水底，似胡萝卜而香，治汤火灼伤，捣涂之。

兔儿酸，一名穿地鳞，所在田野皆有之，苗比水荭矮短，节密，叶亦稠而瘦小，可作菜食，根赤黄色有节，治伤筋折骨，今人接骨药中多用之。

堇堇菜，生田野中，苗初塌地，至夏叶间撺葶，开紫花，结三瓣角儿，其子如芥而小，茶褐色，其角类箭头，故一名箭头草，捣涂蛇虫伤毒大效。

绿豆粉，治汤火伤，兼能接骨。昔汴州市民陈汾，素奉观音甚虔，出游跌折一足，痛苦叫号菩萨，夜梦一僧登门问所苦。汾曰：不幸损一足，贫乏不能延医。僧曰：不用过忧，吾有一方，乃接骨膏，正可治汝。便买绿豆粉，于新锅内炒令紫色，新汲水调成稀膏，厚敷伤处遍满，贴以白纸，将杉木皮缚定，其效如神。汾如法修合，用之即愈。

红曲，本草不载，法出近世。以白粳米淘浸作堆，覆以布帛，候热即开摊晒，如此数次，其米蒸变为赤，鲜红可爱，酿酒破恶血，行药势，治打扑损伤效。

米醋，又名苦酒，五谷及诸果皆可酿，入药用米醋，为其谷气全也。凡跌打损伤及金疮出血昏运者，室中用火炭盆，沃以醋气为佳，盖酸益血也，又醋磨雄黄，涂蜂虿毒，亦取其收而不散之义。

豆酱，按酱者将也，能制食物之毒，如将之平暴恶也，故圣人不得其酱不食，亦兼取其杀饮食百药之毒也。酱多以豆作，纯麦者少，入药当以豆酱陈久者良，治蛇虫蜂虿等毒。汁灌耳中，治飞蛾虫蚁入耳。涂猘犬咬及汤火伤灼未成疮者有效。

饴餹，乃糯、粳、秫、粟、麦、麻，并堪熬造，惟以糯米作者入药。《释名》云：餹之清者曰饴，稠者曰饧。治打损瘀血者，熬焦酒服，能下恶血。按《集异记》云：刑曹进，河朔健将也，为飞矢中目，拔矢而镞留于中，钳之不动，痛困俟死。忽梦胡僧令以米汁注之必愈。广询于人，并无悟者。一日一僧丐食，肖所梦者，叩之，僧云：但以寒食饧点之。如法用之，清凉，顿减酸楚，至夜疮痒，用力一钳而出，旬日乃瘥。

酒糟，凡糯、秫、菽、粟、麦，皆可蒸酿酒醋，熬煎饧饴，化成糟粕，入药须用酒糟而未榨干者，加少盐收之，署扑损瘀血，傅蛇咬蜂叮毒。按酒糟有曲蘖之性，能活血行经止痛，故治伤损有功。

葱，一名和事草，其茎白，涂猘犬咬，制蚯蚓毒。其叶煨研，傅金疮水入軃肿，盐研，傅蛇虫伤及中射工溪毒。煨葱，治打扑损伤，见《传信方》云：昔李相席间按球，伤拇指并爪甲劈裂，遽索金创药裹之，强索饮酒而面色愈青，忍痛不止，有军吏言用新葱，煻火煨热罨之，三易面色却赤，云已不痛，凡十数度，用热葱并涕缠裹其指，遂毕席笑语。又《经验方》云：石城尉因试马损大指，血出淋漓，用此方再易而痛止，翌日洗面，不见痕迹。又宋推官、鲍县尹皆能此方，每有杀伤气未绝者，亟令用此，活人甚众。又凡损伤皮破血出而患破伤风者，或患破伤湿者，身发寒热，面目肿胀，手足牵搐，即取连须葱捣烂炒热罨之立愈。又茖葱，野葱也，山原平地皆有之，生沙地者名沙葱，生水泽者名水葱，疗诸恶蚕、狐尿刺毒，山溪中沙虱、射工等毒，煮汁浸或捣傅大效，亦兼小蒜、茱萸辈，不独用也。

姜，能疆御百邪，故谓之姜，初生嫩者曰子姜，宿根谓之母姜，鲜者曰生姜，晒过谓之干姜也。生姜治跌扑损伤，捣汁和酒调生面贴之；如闪拗手足者，生姜同葱白捣烂，和面炒热崮之；如刀斧金疮，用生姜嚼烂傅之勿动，次日即生肉甚妙；如虎伤人疮，内服生姜汁，外以汁洗净，用白矾末傅之；如猘犬伤人，饮生姜汁，其毒即解；如蝮蛇蠚人，捣生姜傅上，干即易之；如蜘蛛咬人，切生姜片贴之。干姜治虎狼伤人，研末傅之；如癫狗咬人，急服干姜末二匙，并以姜炙热熨之；又干姜同雄黄等分为末，袋盛佩之，遇蛇蝎螫咬，即以傅之便安。又生姜叶同当归为末，亦治打伤瘀血，温酒服之即愈。

蒜，有大、小二种，功用大略相同。大蒜治金疮中风，角弓反张，取蒜用酒煮极烂，连滓服之，得汗即瘥；射工溪毒，切蒜片贴上灸之；蛇虺蠚伤，嚼蒜封之；蜈蝎螫伤，以蒜摩之。小蒜亦治水毒、射工中人，或煎汤浴，或切片贴灸之；蛇蝎蜈蚣螫人，或捣汁服之，或嚼烂涂之；蚰蜒入耳，以汁滴之，皆效。昔华陀见人病噎，食不得下，令取饼店家蒜虀饮之，立吐一蛇。又夏子益《奇疾方》云：人头面上有光，他人手足近之如火炽者，用蒜汁和酒服之，当吐出如蛇状。观此，蒜乃吐蛊要药，以治蛇虺蛊蠹伤，并患水毒入腹闭闷者，服之无不立效。

薤白，其叶类葱而根如蒜，与蜜同捣涂汤火伤效。

韭汁，和童便服，治损伤血病，亦涂蛇蝎恶虫毒。

藕，花曰莲，其叶曰荷，其根曰藕，捣膏罨金疮并折伤。瘀血积在胸腹，唾血无数者，干藕为末，酒服一匙，二服即愈。坠跌积血心胃，呕血下血者，用干莲花为末，酒服一匙，其效如神。恶血攻心，闷乱疼痛者，以干荷叶烧存性，每服一钱，热童便一盏，食前调下，利下恶物为度，亦止金疮血。藕节，消瘀血，解热毒。按宋时太官作血羹，庖人削藕皮，误落血中，遂散涣不凝，故医人用以破血多效也。

慈姑叶，一名剪刀草，治蛇虫咬，捣烂封之效。

芥菜子，治扑损瘀血腰痛，和生姜研烂贴之；射工毒，丸服之，或捣末和醋涂之，随手有效，白者尤良。

甜瓜叶，治打伤损折，为末酒服，去瘀血神效。

苦李核仁，治僵仆踒折，瘀血骨痛，服之；蝎虿螫痛，嚼烂涂之；恶刺疮痛，李叶同枣叶，捣汁点之。

甜杏仁，能散能降，故解肌散风润燥消积，治伤损药中用之。治堕伤用杏树枝一握，水一升，煮减半，入酒三合，和匀分服，大效。

白梅肉，嚼烂傅刺在肉中，研烂傅刀箭伤出血。

桃仁，苦以泄滞血，甘以生新血，乃手足厥阴经血分药也。故破凝血者用之，其功有四：治热入血室，一也；泄腹中滞血，二也；除皮肤血热燥痒，三也；行皮肤凝滞之血，四也。是伤科之要药也。

栗子，疗筋骨断碎，肿痛瘀血，生嚼涂之有效。其一球三颗中扁者名栗楔，生嚼罯恶刺，出箭头。

梨，味甘酸无毒，切片贴汤火伤，止痛不烂。

乌柿，柿音士，火熏干者，疗金疮火疮，生肉止痛，又治狗啮疮。圆眼核，研末，止血；壳烧灰，涂烫火伤效。

杨梅树皮，烧灰油调涂汤火伤。杨梅核，捣碎如泥，傅一切损伤，止血生肌，令无瘢痕。

樱桃叶，治蛇咬，捣汁饮，并敷之。

胡桃肉，味甘气热，皮涩肉润，捣碎和酒温服，治压扑伤损，顿服便瘥；烧黑研傅火烧成疮，亦效；同古文钱嚼碎，治闪挫腰痛，而方书不载。

乌桕树根白皮，煎服，通大小便，解蛇毒。

杉树皮，治金疮血出及汤火伤灼，取老树皮烧存性，研傅之，或入鸡子清调傅之，一二日愈。

降真香，折伤金疮家多用其节，云可代没药、血竭。按《名医录》云：周崇班被海寇刃伤，血出不止，筋如断，骨如折，用花蕊石散不效。军士李高用紫金散罨之，血止痛定，明日结痂如铁遂愈，且无瘢痕。叩其方，则用紫藤香，瓷瓦刮下研末尔。云即降香之最佳者，曾救万人。罗天益《卫生宝鉴》亦取此方，云甚效也。加五倍子等分为末，名金疮神效方。

乳香，一名熏陆香，其树类松，以斧斫树，脂溢于外，结而成圆，如乳头透明者佳。猱猊兽常唼之，此兽斫刺不死，以杖打皮不伤，而骨碎乃死。观此，则乳香之治折伤，虽能活血止痛，亦其性然也。杨清叟云：凡人筋不伸者，敷药宜加乳香，其性能伸。

没药，亦树脂也，状如神香，赤黑色者佳。凡金刃所伤，打损跌坠马，筋骨疼痛，心腹血瘀者，并宜研烂，热酒调服，推陈致新，能生好血。按没药，大概通滞血，血滞则气壅瘀，气壅瘀则经络满急，经络满急故痛且肿。凡打扑跌跌皆伤经络，气血不行，瘀壅作肿痛。且乳香活血，没药散血，皆能止痛消肿，故二药每每相兼而用。

血竭，一名麒麟竭，乃木之脂液，如人之膏血也。凡伤折打损，一切内伤疼痛，并宜酒服，其味甘咸而走血，盖手、足厥阴药也，肝与心包皆主血故尔。按血竭除血痛，为和血之圣药是矣。乳香、没药，虽主血病而兼入气分，此则专于血分者也。

质汗，番语也，出西番，煎桎乳、松泪、甘草、地黄并热血成之。番人试药，以小儿断一足，以药纳口中，将足蹋之，当时能走者良。治金疮伤折，瘀血内损，补筋肉，消恶血，下血气，止腹痛，并以酒消服之，亦傅病处。又莳质汗，草药也，生信州，叶青花白，七月采根，治风肿行血有效。《近效方》云：土质汗，即益母草膏也，益母乃手、足厥阴血分药也，治折伤内损，有瘀血天阴则痛之神方也。又孛露国有树生脂膏，极香烈，名拔尔撒摩，敷诸伤损，一日肌肉复合，亦质汗之类，故附之。

白杨木，叶圆而肥大有尖，其皮微白，用铜刀刮去粗皮，煎酒服，治扑损瘀血，煎膏可续筋骨。若折伤血沥在骨肉间，痛不可忍者，杂五木为汤，浸损处。五木者，桑、槐、桃、楮、柳也。又移杨木，叶圆而弱，治跌损瘀血，痛不可忍，取白皮火炙，酒浸服之。又松杨木，其材如松，其身如杨，叶如梨叶，其木亦治折伤，能破恶血，养好血。又水杨木，即青杨木也，叶长而细，又名蒲柳，其皮及根，治金疮痛楚，水煎服之。柳，小杨也，枝弱垂流，故谓之柳，叶狭长而青，其华谓之絮，止金疮血，其叶煎膏，长肉止痛，续筋骨。又柽柳叶，细丝，花水红色，其树脂汁谓之柽乳，合质汗药用之，治金疮。

接骨木，一名续骨木，树高一二丈许，木体轻虚无心，斫枝扦之便活，花叶如陆英、蒴藋辈，故又名木蒴藋，治折伤，续筋骨，消瘀血，一切血不行或不止，并煮汁服。

合欢木，此树叶如皂荚及槐，极细，五月花发红白色，上有丝茸，秋实作荚子极薄细，所在山谷皆有之。其皮治折伤疼痛，研末酒服二钱匕，和血消肿止痛；油调，涂蜘蛛咬；煎膏，续筋骨。按：合欢木皮属土，补阴之功甚捷，长肌肉，续筋骨，概可见矣。与白蜡同入膏用甚效，而外科家未曾录用，何也？

桑树叶，捣罨扑损瘀血，挪烂涂蛇虫伤，服汁解蜈蜈毒，烧末敷汤火伤。皮中白汁涂金刃所伤燥痛，须臾血出，仍以白皮裹之甚良，又涂蛇、蜈蚣、蜘蛛伤有验。桑枝沥，和酒服，治破伤中风。桑柴灰，敷金疮止血生肌。桑根白皮，作线缝金疮肠出，更以鸡血涂之。唐安金藏剖腹，用此法而愈。

谷树，一名谷桑，原名楮，其皮作纸，故纸名楮。其实如杨梅，捣烂止金疮血。其叶同麻叶，捣汁渍蝼蛇螫伤。皮间白汁，傅蛇虫蜂蝎犬咬。

槐实，名槐角，补绝伤火疮。木根皮，灸破伤风。槐胶亦治破伤风，口眼歪，腰背强，汤饮丸服皆可。

梛桐皮，治蚕咬，毒气入腹。其叶主蛇虫蜘蛛咬毒，捣烂封之。海桐花，止金疮血，其皮洗损伤，皆效。

紫荆皮，即紫荆树之皮也，治伤眼青肿，猘犬咬伤，并涂蛇虺虫蚕毒，并煮汁服，亦可汁洗。

金雀花，蔓本，开黄花，小如蛾，治跌打损伤，上部用横根，臂亦同，下部用直根，捣烂滤汁，冲酒服之。按此本草无考，岂别有名耶？

鬼箭羽，茎上四面有羽如箭，能破陈血，落胎，及产后血咬腹痛。按此能治血运血结血聚，以治跌打损伤，瘀在内者，无不可用。

买子木，出岭南邛州小谷中，其叶似柿，治折伤血内溜，续绝补骨止痛。按宋史渠州贡买子木并子，则子亦当与枝叶同功，而本草缺载，无从考访。

苏木，出苏方国，故名。少用则和血，多用则破血，治扑损瘀伤，研末能续断指，酒服疗破伤风。

松，乃木之公也。皮名赤龙鳞，煅灰治金疮杖疮火疮；松节治跌扑损伤；松脂治金疮，猪咬伤；松脂入地千年成琥珀，能利小便，下恶血，合金疮，生肌肉。宋高祖时，宁州贡琥珀枕，碎以赐军士，傅金疮。

竹，其类甚多，惟箽竹、淡竹、苦竹入药。竹肉谓之竹茹，治伤损内痛，妇人损胎；竹油谓之竹沥，治金疮中风，妇人胎动。

绯帛，乃红花所染之素丝缯缣也。治坠马及一切筋骨损者，取其活血破瘀，烧灰亦疗金疮出血。

青布，乃靛染之棉布也，烧烟熏虎狼咬疮，能出水；煮汁服，治毒箭伤人，能解毒，新者佳。炊单布，乃垫蒸笼底之布也，治坠马及一切筋骨伤损，张仲景方中用之。

裈裆，以浑覆为之，故曰裈，当其隐处者为之裆。洗汁饮解毒箭，男用女，女用男，童者良。炙热熨金疮伤重亦良。又因房惊疮者，烧灰敷之。

楮纸，烧灰止金疮血出，藤纸烧灰傅破伤出血，麻纸灰止诸失血，纸钱灰止血，纸煤头亦止血。厕纸乃出恭擦臀之手纸，治癫狗咬伤危在旦夕者，捡有粪者一百张，煎汤服之神效。余在京时，见被癫狗咬已成疯者，百治不效，有人教服此方，三四服寻愈，虽则世间之弃物，其有功用如此，故录之。

拨火杖，其上立之炭，刮傅金疮，止血生肉。吹火筒，治小儿阴被蚯蚓呵肿，令妇人以筒吹其肿处即消。

竹簟，治蜘蛛尿、蠼螋尿疮，取旧者烧灰傅之。竹篮取耳烧灰，傅狗咬疮。

白蜡，生肌止血，定痛补虚，续筋接骨。按白蜡属金，禀受收敛坚强之气，为外科要药，与合欢皮同，入长肌肉膏中用之，神效。

紫铆，乃紫梗树上虫蚁所结之胶也，煎汁作胭脂，其渣即火漆也，治金疮破积血，生肌止痛，与麒麟竭大同小异。

蜘网，乃蜘蛛丝结之网也，止金疮血出。昔裴旻山行，见蜘蛛结网如匹布，引弓射杀，断其丝数尺收之，部下有金疮者，剪方寸贴之，血立止也。

壁钱，似蜘蛛，作白幕如钱，贴墙壁间，北人呼为壁茧，乃蟢子窠也，止金疮出血不止。

蛴螬，治箭镞入骨之要药也，同炒巴豆捣涂，痛定则痒极而拔之立出。此方传于夏侯郓，郓初为阆州，有人额有箭痕，问之，云从马侍中征田悦中箭，侍中与此药立出，后以生肌膏傅之乃愈，因以方付郓云。又蝼蛄亦出肉中针刺箭镞，又天牛乃诸树蠹虫所化也，亦治箭镞入肉，并效。

蟅虫，一名地鳖，又名土鳖虫也，治折伤瘀血，焙为末，每服二三钱，接骨如神。方进士之七厘散，酒服七厘，称为神品也。又䗪虫即虻虫，咂血之虫也，故能逐瘀血，破血积。若蛇螫九窍有血出者，取虻虫初食牛马血腹满者二七枚，烧研汤服效。按此虫即药肆中所谓红娘子也。

马肉蛆，捣烂罨针箭入肉，乃臭马肉内之蛆也。

灶壁鸡，又名灶马，治竹刺入肉，取一枚捣傅之。

吉吊脂，《广州记》云：吊生岭南，蛇头龟身，水宿亦木栖，其脂至轻利，以铜及瓦器盛之浸出，惟鸡卵壳盛之不漏。其透物甚于醍醐，治踠跌折伤，内损瘀血，以脂涂上，炙手热摩之，即透而愈。

鲤鱼目，治刺伤风伤水作肿，烧灰傅之，汁出即愈。

鲋鱼肉，蒸下油，以瓶盛，埋土中，取涂汤火伤甚效。

乌鲗骨，即海螵蛸也，研末傅汤火伤，跌伤出血。

鲍鱼肉，即今之干鱼也，治坠堕骸蹶，踠折瘀血，血痹在四肢不散者，煮汁服之。骸与腿同。

海蛇，捣涂汤火伤。按海蛇即俗云海蜇头也。

蠵龟，又名屃赑，乃有力大龟也，其血疗俚人毒箭伤，凡中刀箭闷绝者，刺饮便安。其壳谓之龟筒，煮汁服，亦治中刀箭毒，因南人用燋铜及蛇汁毒作刀箭，亦多养此用解其毒。水龟血，和酒服，治打伤，以肉捣傅之。呷蛇龟，腹下横折，能自开合，好食蛇也，生研涂扑损筋脉伤，又生捣署蛇咬伤，以其食蛇故也，其尾辟蛇，蛇咬者则刮末傅之便愈，其甲烧灰，傅人咬疮烂。

鳖甲，治扑损瘀血。三足者曰能，治折伤止痛化血，生捣涂之。大者曰鼋，其甲杀百虫毒，续筋骨。小如钱而腹赤曰朱鳖，佩之刀剑不能伤。

蟹，能接续筋骨，生捣冲酒服之，外用捣烂炒热署之，或去壳同黄捣烂，微炒纳入疮中，筋即连也。

海蠃厣，谓之甲香，煮煿捣碎，同沉麝诸药花物合成，谓之甲煎，治蛇蜂蝎螫之疮，傅之。

鹳，乃鹤类也，其尾黑，故又名黑尻。其脚骨及嘴，治蛇虺咬，煮汁服，亦可烧灰末服。

阳鸟，出建州，似鹳而殊小，身黑颈长而白，其嘴烧灰酒服，治恶虫咬成疮。

鹰，鸷鸟也，小者为鹞，大者为鹰，其力在骨，烧灰酒服，治伤损，接骨神效。雕似鹰而大，尾长翅短，其色不一，鸷悍多力，其羽可为箭翎，其骨治折伤，接断骨，酒服二钱，骨接如初。鹗，雕类也，似鹰而土黄色，能翱翔水上，捕鱼食，江表人呼为食鱼鹰，即《诗经》之睢鸠也，其骨烧存性，同煅古文钱，等分为末，酒服一钱，接骨如神，而今医家罕用，惜哉。

鸩，生南海，大如雕，长颈赤喙，其毛有大毒，入腹即死，其喙带之杀腹蛇毒，遇蛇虿，刮末敷之立愈。

鸡，家禽也。乌雄鸡，捣烂揭折伤，涂竹木刺；黑雌鸡，亦治踒折骨痛；鸡冠血，治跌扑自缢，鬼击卒死，涂马咬及蜈蚣蜘蛛咬等疮；鸡血和酒饮，治筋骨折痛；同干人屎，涂金疮肠出；鸡屎白，灭瘢痕，涂蚯蚓毒，并敷射工、溪毒；鸡子敲孔，合蛛蝎蛇伤，蠼螋尿疮；鸡子清，涂汤火灼伤，鸡子黄熬油涂亦效，并傅杖疮已破；鸡子白皮，贴断舌有效。

鹅，乃家雁也，性能唼蛇及蚓，制射工，故养之能辟虫虺。《肘后方》云：人家养白鹅白鸭，可辟食射工，其毛其血皆效。又苍鹅屎，亦傅虫蛇咬毒。又天鹅绒毛，治刀杖金疮，贴之立愈。

猪耳垢，治蛇伤狗咬，涂之。猪齿研末，亦敷蛇咬。猪骨髓，摩扑损神效。

狗脑，治猘犬咬伤，取本狗脑敷之，后不复发。常狗肝同心、肾，捣涂狂犬咬，并效。狗胆能破血，凡血气痛及损伤者，热酒服半斤，瘀血尽下乃愈，又治刀箭疮。狗头骨煅灰，止血接骨，尾毛灰亦敷犬伤。

羊肉，不拘生熟，贴消伤肿；羊皮乘湿卧之，散打伤青肿；羊血治血闷欲绝，饮一升即活；羊乳灌蚰蜒入耳，饮之解蜘蛛咬毒；羊胡须烧灰和油，敷蠼螋尿疮；羊脑涂损伤肉刺；羊肾作粥，治胁破肠出，先以香油抹手送入，煎人参、枸杞子汁温淋之，吃羊肾粥十日即愈；羊肚治蛇伤手肿，用新剥带粪羊肚，割一口将手入浸，即时痛止肿消；羊角灰酒服，治打扑损伤；羊屎署竹刺入肉，治箭镞不出。

牛骨髓，傅折伤擦损痛甚者妙；牛蹄甲，治损伤，能接骨，用乳香、没药为末，入甲内烧灰，以黄米粉糊和成膏敷之；牛口涎，点损目破睛；黄牛屎，烧热裹跌磕伤损即效；湿牛屎，涂汤火烧灼；热牛屎，敷恶犬咬伤，即时痛止；牛屎烧灰，和醋敷蜂虿螫痛。

驴溺，浸蜘蛛咬疮良，又治狂犬咬伤，多饮取瘥。驴耳垢，刮取涂蝎螫。

骡屎，治打损破伤中风肿痛，炒焦裹熨之，冷即易。

鹿角，治伤损，生用则散热行血消肿，熟用则补虚强精活血。鹿血，治折伤，狂犬伤。

野猪黄，止金疮血。野猪齿，烧灰水服，治蛇咬毒。

羚羊肉，南人食之，可免蛇虫伤。

山羊血，治跌扑及伤力失血神效，出广西左江，生

419

得剖者心血为上，余血亦佳；如跳坠山谷跌死者，速剖之，其血已凝，力为又次；若迟取，则仍苏，复跳跃去矣。欲识真假，取鸡血半杯，投山羊血一米粒，过宿血变成水，或以久凝臭鸡血一块，投入山羊血过宿变成鲜血者真，伪以大黄和碱假充，挂水不散给人。古方亦有用者，《纲目》失载，诚缺文也。

狐狸目，治破伤中风，狐肝亦效。狐唇，治恶刺入肉，捣烂入盐封之。雄狐屎，烧灰油封，亦出恶刺。

山獭骨，解药箭毒，水研少许敷之立消。产宜州山峒中，一名插翘，性最淫毒，山中有此兽，诸牝兽悉避去。蛮丁壮健者，挟刃作妇人妆，诱其来，则扼杀之。峒獠甚珍重之，然本地亦不常有。

白獭髓，去瘢痕。吴主邓夫人，为如意伤颊，血流啼叫。太医云：得白獭髓，杂玉与琥珀傅之，当灭此痕。遂以百金购得白獭髓，合膏而痊。但琥珀太多，犹有赤点如痣。

牡鼠，雄鼠也，疗踒折，续筋骨，生捣傅之，三日一易；同猪脂煎膏，治打扑折伤；腊月以油煎入蜡，傅汤火伤，灭瘢痕极良；五月五日，用石灰捣收，傅金疮神效。鼠肝涂箭镞不出。鼠脑亦治针刺在肉不出，捣烂涂之即出；若箭镝针刀在咽喉胸膈诸隐处者，同肝捣涂之。

土坑，治毒箭伤。苗人以毒蛇含其矢镞而烧其尾，毒气聚于镞尖，中者必死。治法先掘土坑，用火烧温，将人纳其中，以瓷片划碎其体，久之毒出自愈。

树膏，白露国有树，生脂膏极香烈，名拨尔撒摩，

420

傅伤损，一昼夜肌肉复合如故。

吸毒石，《岭南杂记》云：毒蛇脑中石也，大如扁豆，能吸一切毒肿。今货者，乃土人捕此蛇，以土和肉舂成，大如围棋子，可吸蜈蚣蛇蝎等伤，置患处粘吸不动，毒尽自落。其石即以人乳浸之，乳变绿色，亟远弃之，着人畜亦毒也。不用乳浸，石即裂矣。一石可用数次。真脑中石，置蛇头不动为验。

脆蛇，奇物也，本草不载，方书罕录。先君子曾言：此蛇产云南，能接骨。偶阅《滇黔纪游》云：出土司中，长尺余，伏草莽间，见人辄跃起，跌为数段，少顷复合为一，色如白金，光亮可爱，误拾之触毒即毙。其出入有度，捕者置竹筒径侧，彼以为穴而入，急持之则完，缓则自碎，故名脆蛇。暴干以去疯疬，罔不效也。又可接断骨，价值兼金。郑燮脆蛇诗曰：为制人间妙药方，竹筒深锁挂枯墙，剪屠有毒餐无毒，究竟身从何处藏。可谓一证矣。

木乃伊，按陶九成《辍耕录》云：天方国有人，年七、八十岁，愿舍身济众者，绝不饮食，惟澡身啖蜜，经月便溺皆蜜，既死，国人殓以石棺，仍满用蜜浸之，镌年月于棺瘗之，俟百年后起封，则成蜜剂，遇人折伤肢体，服少许立愈，虽彼中亦不多得，亦谓之蜜人。陶氏所载如此，不知果有否，姑附卷末以俟博识。

按：医道乃仁术也，用药须当慎择，每使怪僻之物，非惟厥疾不瘳，而祸不旋踵矣。《本草纲目》曰：北虏战场中，多取人胆汁傅金疮，云极效，但不可再敷他药，必伤烂也。若先敷他药，即不可用此。此乃杀伤救急之法，虽于理无害，若收干者备用，未免不忍，君子不为也。又闻西夷另有一教，生则诱其入伙，死则取其眼睛，以充药物之用，更为忍心害理，不可以为训者也。陈承曰：《神农本草经》人部惟发髢一物，其余皆出后世医家，或禁术之流，奇怪之伦耳。近见医家用天灵盖治传尸病，未有一效，残忍伤神，殊非仁人之用心也。今伤科接骨方中，往往有用胎骨者，以为居奇自眩，希图厚利，殊不思古人以掩暴骨为仁德，每获阴报。而方伎之流，心乎利欲，乃收人骨为药饵，仁术固如此乎？且犬不食犬骨，而人食人骨，是人而不如犬乎？父之白骨，惟亲生子刺血沥骨上即掺入。又《酉阳杂俎》云：荆州一人损胫，张七政饮以药酒，破肉去骨一片，涂膏而愈。二年复痛，张曰：所取骨寒也。寻之尚在床下，以汤洗之，绵裹藏之，其痛遂止。气之相应如此，孰谓枯骨无知乎？凡有用胎骨者，亦当警戒。世守斯术者，苟有他药可易，则仁者之尽心也。

自　跋

天下之物理无穷，人生之见闻有限，往往智尽即以
为理止，犹以指测海，指竭而云水尽者也。夫医何独不
然。方余之留意于伤科而辑是编也，窃恐语之不详，法
之不备，缺然无以应人之求，于是乎汲汲焉博采诸家之
言，犹以为未足，复求专门之学，踵叩其秘传，既持方
而辨药石之醇疵，复指图而审肯綮之中否。岁月即久，
卷帙遂多，既具众理之说，必有一得可观。大抵引证辨
论，非特患其不备，尤且患其不醇，不备则如注书壁
中，而旨意欠明，不醇则如谈兵纸上，而观者不信，所
谓可观者安在哉。是故立法必归之于正，而道之左者删
之而无疑。戴记云：可言也，不可行，君子弗言也。况
不可宣之于口者，又岂可笔之于书乎。窃持此以谈医，
则见有取胳胬以为药饵，虽有效验，不仁而不可载也；
截兽体以续人体，虽有方书，不经而不用载也；效师巫
而假鬼神，虽有感应，不信而不必载也；崇符水之术，
惑世诬民，虽有奇异，不道而不敢载也；执村媪之见，
郢书燕说，虽亦幸中，不精而不足载也；至于刳肠剖
膹、刮骨洗脑等法，非神农家事，惟汉华陀有其术，不
传而无可载也。孔子曰：多闻阙疑，慎言其余，则寡
尤。区区之心，窃慕此耳。虽然余之决择，自以为綦慎
矣，庸讵知有识者视之，不以为繁芜而置之也；余之搜

罗，自以为殆遍矣，庸讵知有识者视之，不以为疏略而鄙之也。余之条分缕晰，自以为句斟而字酌矣，庸讵知有识者视之，不以为支离附会而弃之也。要之，以余之谫陋，其难其慎，所可自信者，如斯而已。若夫过出于不自知，而术精于所熟习，是以陶贞白仙人也，而志沙苑则未详，狄仆射名臣也，而治赘疣则甚捷，可知处世莫难于著述，成名当自有专家。今余之辑是编也，原以自考医学之得失，非敢就正于大雅君子也。倘四方渊博之士，不以疏愚忽之，惠然悯其所不足，而教其所不知，则医理庶不患其莫究，而闻见将日益广，是又余之厚幸也夫。是为跋。

晴川主人识

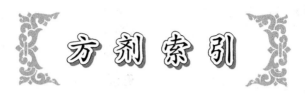

427